リウマチ・膠原病診療フロンティア
Bench to Bedside

―― 基礎と臨床をつなぐ13章 ――

監修
森信暁雄
京都大学医学部附属病院　免疫・膠原病内科　教授

編著
吉田常恭
京都大学医学部附属病院　免疫・膠原病内科

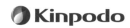

執筆者一覧

監修者

森信　暁雄　京都大学医学部附属病院　免疫・膠原病内科

編著者

吉田　常恭　京都大学医学部附属病院　免疫・膠原病内科

執筆者（掲載順）

山田　紗依子　東京大学医学部附属病院　アレルギーリウマチ内科

辻　英輝　京都大学医学部附属病院　免疫・膠原病内科

渡部　龍　大阪公立大学　膠原病・リウマチ内科

日和　良介　京都大学医学部附属病院　免疫・膠原病内科

河野　通仁　北海道大学病院　リウマチ・腎臓内科

藤枝　雄一郎　北海道大学大学院医学院・医学研究院　免疫・代謝内科学教室／
　　　　　　　北海道大学病院リウマチ腎臓内科

宮原　佑佳　九州大学病院　顎顔面口腔外科

森山　雅文　九州大学病院　顎顔面口腔外科

安部　沙織　筑波大学医学医療系　膠原病リウマチアレルギー内科学

坪井　洋人　筑波大学医学医療系　膠原病リウマチアレルギー内科学

松本　功　筑波大学医学医療系　膠原病リウマチアレルギー内科学

加藤　将　富山大学学術研究部医学系　内科学第一講座

鈴鹿　隆保　大阪医科薬科大学病院　リウマチ膠原病内科

市村　裕輝　東京女子医科大学　膠原病リウマチ内科

神谷　麻理　東京科学大学病院　膠原病・リウマチ内科

石﨑　淳　愛媛大学大学院医学系研究科　血液・免疫・感染症内科学
　　　　　（第一内科）

松本　紘太郎　慶應義塾大学医学部　リウマチ・膠原病内科

副島　裕太郎　横浜市立大学医学部　血液・免疫・感染症内科学教室

黒澤　陽一　新潟大学大学院医歯学総合研究科　腎・膠原病内科

田淵　裕也　Leeds Institute of Rheumatology and Musculoskeletal Medicine（英国）

秋山　光浩　慶應義塾大学医学部　リウマチ・膠原病内科

白柏　魅怜　京都大学医学部附属病院　免疫・膠原病内科

監修者のことば

　膠原病という名称が提唱されたのは1942年で、膠原線維の増生という病理学的特徴から名づけられました。当時、疾患は臓器に起こると認識されていたため、全身の膠原線維（結合組織）に病気の特徴があるとする考えは画期的なものでした。1947年にはSLE患者からLE細胞が発見され、翌年にはリウマチ患者からリウマトイド因子が発見されました。その後1964年に自己免疫疾患の概念が提唱されましたが、この時代に膠原病という新たな疾患概念と自己免疫研究は結びつき、膠原病の病因は自己免疫疾患であることが明らかにされました。その後、多くの疾患が膠原病類縁疾患と呼ばれるようになりましたが、中には自己抗体の存在が明らかでなく自己免疫では説明のつかない疾患もあります。そんな折、1999年に自己炎症症候群の概念が提唱されました。自己免疫でもアレルギーでもない疾患概念で、自然免疫系の活性化が病態の特徴です。現在では膠原病及び類縁疾患の病態は自己免疫と自己炎症という二つの病態の組み合わせとして説明されるようになりました。

　膠原病診療の進歩は、1940年代のステロイドの使用に始まります。ステロイドは今でも有効な薬ですが副作用も少なくありません。1970年代には抗がん剤を少量使用することによる免疫抑制療法が始まりました。免疫抑制薬の登場です。血管炎のシクロフォスファミド、関節リウマチに対するメトトレキサートなどの治療薬は免疫抑制薬の主役です。さらに、21世紀にはいると生物学的製剤の時代となりました。20世紀後半の免疫学と分子生物学の進歩は数々の免疫分子を明らかにしましたが、それらの分子の機能を単クローン抗体を用いてピンポイントに抑えることにより病勢を抑えるのが生物学的製剤です。今では膠原病治療に欠かせないものになっています。

　膠原病とその治療の歴史を簡単に振り返りましたが、今も膠原病の治療法開発と病態解明は続いています。技術と知識の進歩は今までになかったアイディアをもたらしてくれます。本書のタイトルである「フロンティア」には「最前線」とか「未開の地」といった意味があります。本書では気鋭の執筆陣がリウマチ・膠原病診療の最前線を記載してくださいました。読者の皆様が最前線に立ち目前に拡がる未開の地平線を展望されることと思います。

2025年2月

森信　暁雄

序文

　ここ10年で、リウマチ膠原病診療は飛躍的な進歩を遂げました。生物学的製剤やJAK阻害薬といった新しい治療薬の開発により、一部の疾患では臓器障害を残さずに寛解に至ることが可能となりました。さらに、現在進行中のCAR-T療法は、全身性エリテマトーデスのみならず、皮膚筋炎や全身性強皮症などの難治性疾患にも有効とされており、「寛解」だけでなく、免疫抑制薬を使用しない「完治」が期待される画期的な治療法として注目されています。

　診断技術の面でも、MRIや超音波などの画像モダリティの進化、バイオマーカーの開発、さらには分類基準の改訂により、リウマチ膠原病内科医は疾患の輪郭をより明確に描き、より早期に病態を把握し、介入できるようになりました。また、ゲノミクスの発展に伴い、VEXAS症候群のように新たな疾患が提唱され、21世紀においても疾患解明が続いています。同時に、リウマチ膠原病の疾患内でも不均一性があることが解明され、その層別化が進むことで、予後や治療反応性の予測が可能となり、個別化医療への道が大きく拓かれました。

　しかし、これらの進歩は決して偶然の産物ではありません。昼夜を問わず研究に励む臨床医や研究者たちの尽力が、その背景にあります。リウマチ膠原病の研究は、決して個人の地位や名声を目的としたものではなく、学問への純粋な好奇心と探求心に基づいていますが、その目的は、クリーンベンチで得られた知見が最終的に難治性疾患に苦しむ患者へ還元されることです。一方、免疫学の急速な発展とともに、リウマチ膠原病という広い領域の中でも研究分野が多岐にわたって枝分かれしています。これにより、一人の医師や研究者がすべてを網羅することは困難となり、各自が興味のある分野に特化し、分業・細分化が進んでいます。

　本書では、それぞれの分野における専門家に、最新の研究動向を詳細にまとめていただきました。ことわざに「餅は餅屋」というものがありますが、リウマチ膠原病領域の各専門家の視点を共有いただくことで、読者が今後5年先の診療の展

望を予測する一助となれば幸いです。

　最後に、ご寄稿いただいた先生方、そして企画・校正にご尽力いただいた編集部の皆様に、この場を借りて心より感謝申し上げます。特に、最初の企画から4年間という長きにわたり、忍耐強くお付き合いいただいた編集部の西堀智子さんには、深い感謝の意を表します。

2025年2月

吉田　常恭

目次

第1章
関節リウマチ

01　イムノミクス解析が切り開く病態と治療戦略（山田　紗依子）　2

はじめに ―――――――――――――――――――2
RA発症の免疫応答の機序の解明 ―――――――――4
RAのprecision medicineへ向けて ――――――――8
おわりに ―――――――――――――――――――10

02　液性・細胞性免疫の要点（辻　英輝）　13

はじめに ―――――――――――――――――――13
関節リウマチにおける自己抗体の性質 ―――――――13
自己抗体産生に関わる環境要因と遺伝的要因 ――――14
自己抗体の病態への関与 ―――――――――――――16
RFの新たな産生機序 ――――――――――――――16
細胞性免疫の寄与 ――――――――――――――――17
関節リウマチの治療と予防 ―――――――――――19
おわりに ―――――――――――――――――――20

第2章
巨細胞性動脈炎・高安動脈炎（渡部　龍）

はじめに ―――――――――――――――――――22
GCAの病態 ―――――――――――――――――――23
GCAの病態における近年のトピックス ――――――24
GCAの発症に関与する抗原 ―――――――――――25
GCAとTAKの病態生理における類似点と相違点 ――26
大型血管炎に対する治療のエビデンス ―――――――27
大型血管炎に期待される新規治療法 ――――――――27
おわりに ―――――――――――――――――――31

第3章
全身性エリテマトーデス

01　全身性エリテマトーデスにおける免疫異常の概略（日和　良介）　34

はじめに ―――――――――――――――――――34
SLEのオーバービュー ―――――――――――――34
SLEにおける自然免疫の異常 ――――――――――37
SLEにおける獲得免疫の異常 ――――――――――39
SLEの病態から考える治療標的 ―――――――――41
おわりに ―――――――――――――――――――42

02　全身性エリテマトーデスにおける細胞内代謝の病態関与（河野　通仁）　44

はじめに ―――――――――――――――――――44
全身性エリテマトーデス（SLE）の病態 ――――――44
全身性エリテマトーデスにおける細胞内代謝の役割 ―46
おわりに ―――――――――――――――――――53

第4章 抗リン脂質抗体症候群（藤枝 雄一郎）

はじめに―――――――――――――――――――――55
抗リン脂質抗体の病原性と血栓症・妊娠合併症発症のメカニズム―56
凝固・線溶系への影響――――――――――――――――58
補体経路の活性化―――――――――――――――――60
好中球細胞外トラップ（Neutrophil Extracellular Traps: NETs）―62
β2GPI/HLAクラスII複合体に対するネオセルフ抗体――――62
治療――――――――――――――――――――――63
新たな治療候補――――――――――――――――――63
おわりに――――――――――――――――――――65

第5章 シェーグレン症候群

01 唾液腺病変の病態を中心に（宮原 佑佳／森山 雅文）68

はじめに―――――――――――――――――――――68
SSの疫学――――――――――――――――――――68
SSの腺内（腺型）症状――――――――――――――――69
SSの病因・病態―――――――――――――――――――70
おわりに――――――――――――――――――――77

02 唾液腺外病変を中心に（安部 沙織／坪井 洋人／松本 功）79

はじめに―――――――――――――――――――――79
SSにおける腺外病変（extra-glandular form）――――――79
新規治療法に向けて―――――――――――――――――86
おわりに――――――――――――――――――――88

第6章 全身性強皮症（硬化症）

01 全般的病態、新規治療の可能性（特にPAHとILD）（加藤 将）90

はじめに―――――――――――――――――――――90
SScの全般的な病態――――――――――――――――90
SSc-ILDの病態―――――――――――――――――――92
SSc-PAHの病態―――――――――――――――――――93
現在の治療――――――――――――――――――――94
今後期待される治療――――――――――――――――94
おわりに――――――――――――――――――――96

02 全身性強皮症の動物モデルからわかること（鈴鹿 隆保）98

はじめに―――――――――――――――――――――98
SScモデルマウスの紹介――――――――――――――――99
誘導モデル――――――――――――――――――――100
自然発症モデル―――――――――――――――――――103
研究論文に使用されている強皮症マウスモデルの頻度―――106
全身性強皮症の病態理解と新規治療標的
－マウスモデルを用いた研究を交えて－――――――――107
おわりに――――――――――――――――――――111

vii

第7章 皮膚筋炎・多発筋炎

01 MDA5抗体陽性皮膚筋炎（筋無症候性皮膚筋炎）（吉田 常恭） 113

はじめに————————————————113
MDA5の役割と病原性—————————————114
抗MDA5抗体の産生機序と病原性————————116
MDA5-CADMの要因—————————————117
MDA5-CADMの病態—————————————119
MDA5-CADMとSARS-CoV-2の類似性と相違———122
MDA5-CADMのマウスモデル—————————123
MDA5-CADMの治療選択———————————123
おわりに————————————————124

02 筋炎特異自己抗体と自己抗体特異的マウスモデルの設立（市村 裕輝） 128

はじめに————————————————128
MSAsとIIMsの関連性————————————129
DM/PM病態を反映したモデルマウス——————131
おわりに————————————————136

03 多発性筋炎・免疫介在性壊死性筋症ほか（神谷 麻理） 137

はじめに————————————————137
IIMにおける筋傷害機序———————————138
プログラムされたネクローシスと筋細胞の細胞死研究———140
おわりに　〜ネクロトーシスの治療はIIMの新規治療標的となるか—146

第8章 ANCA関連血管炎

01 活動性・臓器障害のバイオマーカー、モデルマウスを中心に（石崎 淳） 150

はじめに————————————————150
ANCAの病原性（臨床的根拠）とエピトープ解析———151
ANCAの病原性に関する動物モデル———————151
動物モデルから新規治療薬の開発————————156
AAVにおける疾患活動性・再燃予測マーカー———157
おわりに————————————————163

02 AAVの病態：細胞性免疫を中心に（松本 紘太郎） 165

はじめに————————————————165
免疫細胞動態異常の概要———————————165
病態形成仮説————————————————166
治療標的となる免疫応答———————————167
EGPAの特殊性———————————————169
おわりに————————————————170

第9章 ベーチェット病（ベーチェット症候群）
（副島　裕太郎）

はじめに	173
ベーチェット病の病態生理	173
ベーチェット病治療薬の機序	179
ベーチェット病の動物モデル	181
おわりに	182

第10章 成人Still病

01　サイトカインストーム・補体を中心に（黒澤　陽一）185

はじめに	185
成人Still病の臨床　診断と合併症	185
AOSDの病態	187
成人Still病の治療	191
おわりに	191

02　細胞性免疫を中心に（坪井　洋人／松本　功）193

はじめに	194
ASDの病態形成の全体像	195
ASDにおける単球/マクロファージの活性化メカニズム	202
おわりに	206

第11章 脊椎関節炎
（田淵　裕也）

はじめに	208
SpAの診断と分類基準の関係	209
*HLA-B27*やその他の遺伝子変異とSpAの病態生理	210
腸管dysbiosisおよびIBDとSpAの関係	213
メカニカルストレスと付着部炎のメカニズム	216
Type3 immunityとSpA	217
病態生理に基づいたSpAの治療戦略	218
おわりに	219

第12章 IgG4関連疾患
（秋山　光浩）

はじめに	223
IgG4陽性形質細胞の分化増殖メカニズム	223
炎症と線維化のメカニズム	226
病態を踏まえた今後の治療展望	228
おわりに	229

第13章 免疫チェックポイント阻害薬の免疫関連有害事象
（白柏　魅怜）

はじめに	231
がんの成り立ち	231
免疫チェックポイント阻害薬の位置付け	232
免疫チェックポイント阻害薬の作用機序	234
免疫関連有害事象	235
irAE診療における基本的な考え方	236
irAEは自己免疫疾患と似て非なるものか	238
irAE心筋炎、筋炎、重症筋無力症	239
irAEのモデルマウス	240
おわりに　〜 irAE診療の取り組み	240

ix

監修者・編著者プロフィール

監修者

森信暁雄

京都大学医学部附属病院　免疫・膠原病内科

1988年 京都大学医学部医学科卒業

1995年 京都大学大学院医学研究科　修了

1997年 神戸大学医学部 臨床検査医学講座　助手

2000年 米国国立衛生研究所（NIH）　研究員

2004年 神戸大学大学院医学系研究科　臨床病態免疫学講座　講師

2012年 神戸大学大学院医学研究科　内科学講座免疫内科学　准教授

2020年 京都大学大学院医学研究科　内科学講座臨床免疫学　教授

編著者

吉田常恭

京都大学医学部附属病院　免疫・膠原病内科

2019年　京都大学医学部附属病院・京都大学大学院医学研究科臨床免疫学教室　大学院生

2023年　京都大学医学部附属病院・京都大学大学院医学研究科臨床免疫学教室　研究生

2024年　京都大学　がん免疫総合研究センター　非常勤研究員

リウマチ・膠原病診療フロンティア
Bench to Bedside

基礎と臨床をつなぐ13章

第 1 章 関節リウマチ

第 2 章 巨細胞性動脈炎・高安動脈炎

第 3 章 全身性エリテマトーデス

第 4 章 抗リン脂質抗体症候群

第 5 章 シェーグレン症候群

第 6 章 全身性強皮症（硬化症）

第 7 章 皮膚筋炎・多発筋炎

第 8 章 ANCA 関連血管炎

第 9 章 ベーチェット症候群（ベーチェット症候群）

第10章 成人 Still 病

第11章 脊椎関節炎

第12章 IgG4 関連疾患

第13章 免疫チェックポイント阻害薬の免疫関連有害事象

第1章 関節リウマチ

01 イムノミクス解析が切り開く 病態と治療戦略

> **point**
>
> ▶ DNA・RNA・タンパク質、さらにはその代謝産物などについて、統合的に解析するオミックスデータに、治療反応性など複数の臨床指標をあわせることで、より精度の高い**免疫フェノタイピング**[1] が可能となる。
>
> ▶ イムノミクス解析による免疫フェノタイピングにより、関節リウマチ発症機序の解明や発症予測、治療反応性予測に基づいた precision medicine を目的とした患者の層別化が急速に進展しつつあり、さらには創薬への貢献が期待される。

🔍 はじめに

関節リウマチ（rheumatoid arthritis: RA）は、非常にcommonな慢性炎症性関節疾患であり、有病率は0.5 ～ 1％とされ、30 ～ 50歳に好発する[1]。RAはpolygenicな疾患であり、遺伝的寄与は50 ～ 60％とされる[2]。加えて、喫煙[3,4]・口腔内/気管支/腸内細菌叢・歯周炎などの環境要因を背景に、免疫寛容が破綻し、RAの発症にいたる[5]。

「treat-to-target（T2T）strategy」は欧州リウマチ学会（European League Against Rheumatism: EULAR）が提唱したRAの治療指針であり、生物学的製剤を含む疾患修飾性抗リウマチ薬（disease modifying anti-rheumatic drugs: DMARDs）を適切に併用し、治療目標を明確にし、RAの病勢を厳密にコントロールしていく[6]。その実臨床の中で問題となってきたのは、治療反応性が悪いdifficult-to-treat（D2T）RAである[7-10]。biological（b）DMARDs 1剤目に無効となる

---

[1] 免疫フェノタイピング：様々な種類の免疫細胞集団の存在を解析する手法。

症例が約40％、うち2剤目にも無効となる症例が約40％であり、すなわち全症例の約20％がbDMARDs 3剤目を必要とする[10]。患者ごとに治療反応性（フェノタイプ）が異なる臨床的多様性の背景に、免疫細胞や滑膜線維芽細胞など多様な細胞が関与する複雑さがあると考えられる。また現在、予防的治療を含め、持続的な薬物治療に依存しない寛解のためのストラテジーは確立しておらず[11, 12]、これらは我々が目指すべき究極のゴールであり、研究課題は多い。

イムノミクス解析とはセントラルドグマを構成するDNA・RNA・タンパク質、さらにはその代謝産物などについて統合的に解析することにより、免疫応答についての知見を得るもので、細胞・分子レベルから集団レベルまで包括的な評価が期待される。複数のレベルでのオミックスデータに治療反応性を含めた複数の臨床指標をあわせることで、より精度の高い免疫フェノタイピングが可能となる。近年イムノミクス解析による免疫フェノタイピングにより、RA発症機序の解明や発症予測、治療反応性予測に基づいたprecision medicineを目的とした患者の層別化が急速に進展しつつあり、さらには創薬への貢献が期待される。本節ではこれらを解説し、次世代のRA研究における目標を明確にしていく（図1-1）。

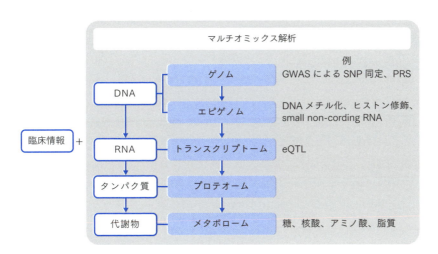

図1-1　マルチオミックスデータによる統合解析モデル

RA発症の免疫応答の機序の解明

①遺伝素因

　RAにおけるゲノム研究は、病態理解に不可欠である。RAの遺伝的要因について評価した代表的手法の一つに、ゲノムワイド解析（genome-wide association study: GWAS）がある[13]。GWASでは数万人規模でのゲノム解析により、病気の発症と関連する遺伝子領域を見つけることを目的とする。2022年には複数人種を含むRA患者3.6万人を対象とするGWAS研究のメタ解析が報告され、新たに34遺伝子領域を含む、計124遺伝子領域の関連が明らかになった[14]。

　GWAS解析の結果、RAの最大の遺伝因子として明らかになったのはMHCクラスⅡをコードする*HLA-DRB1*である。T細胞はHLAにより提示された抗原をT細胞受容体（TCR）により認識する。「シェアドエピトープ（shared epitope: SE）」と呼ばれる共通のアミノ酸配列をコードする*HLA-DRB1*遺伝子多型は抗CCP抗体（ACPA）との関連が知られ[15]、これまで一般的に、その機序として、SEはHLA-DR抗原提示ポケット内のアミノ酸配列を構成し、シトルリン化由来ペプチドのヘルパーT細胞への提示に影響すると仮説を立てられてきた。なお、ACPAはRAに特異性の高い疾患マーカーであり、骨破壊の進行と関連し、予後不良因子として確立されている[16]。

　TCRの中央にある相補性決定領域3（CDR3）は抗原に直接結合するため、その配列は抗原の認識に重要である。*HLA-DRB1*遺伝子の13番目のアミノ酸多型がTCRの配列パターンに強い影響を及ぼし、またシトルリン化自己抗原に反応するTCRは、その他のTCRに比べて、HLAリスク多型によって影響を受けるアミノ酸がCDR3配列に多く含まれ、これが自己抗原に対する免疫反応を促進していることが、最近わかってきた[17]。

　GWASで明らかになった他のRA疾患感受性遺伝子として、タンパク質をシトルリン化するPAD4酵素をコードする*PADI4*、治療標的として確立している*IL6R*、*CTLA4*などが挙げられる。それぞれが確実にRAの病態に関与しているものの、個々のリスクバリアントの病態への寄与は小さい。実際に、TNF阻害薬への治療反応性への一塩基多型（single nucleotide polymorphism: SNP）の寄与はわずかであった[18, 19]。そこで近年、遺伝因子の総合的なリスクの評価に用いられているのがpolygenic risk score（PRS）である。PRSはGWASにより得られる各

SNPの効果量（オッズ比）とリスクアレルの数（0,1,2）の積の総和であり、遺伝素因による疾患のかかりやすさを推定可能である[20, 21]。実際に、GWASで同定された*HLA-DRB1*多型を含むSNP 45個によるPRSはROC（Receiver Operatorating Characteristic curve）曲線[2]でのAUC（area under curve）[3]が0.79であった[22]。また最近、PRSにより骨破壊を予測できる可能性が指摘された[23]。

PRSと生活習慣（禁煙・適切な運動・適切な体重）の組み合わせにより、最高リスク群のRA発症リスクは最低リスク群の3.5倍に達する[24]。また別の研究では、GWASで明らかになったRA疾患感受性遺伝子に、トランスクリプトーム、プロテオーム情報を統合解析し、JAK/STAT pathwayの関連遺伝子のvariantがsero-positive RAに大きな影響を与えることがわかった[25]。すなわち、ゲノム情報に臨床情報やマルチレベルの情報を組み合わせることで、RA発症の予測能の向上や病態解明が期待される。

②エピジェネティクス・eQTL

GWASによるバリアントの同定はRAの病態解明を大きく進歩させた。一方で、これらのバリアントの90％以上がゲノムのnon-cording領域[4]に存在し、細胞種特異的、そして環境特異的に、遺伝子発現の制御などに関与している[26]。そこでRAの発症に、より寄与する遺伝子や細胞を特定するために、炎症など環境要因を反映した、エピゲノムデータやトランスクリプトームデータなど、他のオミクスデータとの統合解析が不可欠となる。

エピジェネティクスとは、DNAメチル化やヒストン修飾、small non-cording RNAによる染色体構造変化などにより、遺伝子発現が制御されることを示す。エピゲノムワイド解析では、RAの遺伝的リスクを促進する可能性のあるメチル化領域10か所が特定された[27]。また滑膜線維芽細胞のエピゲノムワイド解析におけるRAと変形性関節症の比較では、細胞遊走、細胞接着、細胞外マトリックス相互作用などの経路におけるDNAメチル化パターンや、インターロイキン（IL）-6Rや

---

2 ROC曲線：検査などの性能を示す2次元の曲線。縦軸に感度、横軸に偽陽性率（1.0 − 特異度）がプロットされる。

3 AUC：ROC曲線のグラフの下の部分の面積。0から1までの値をとり、1に近いほど判別能が高いことを示す。

4 non-cording領域：DNAのうちタンパク質へ翻訳されない部分。

共刺激分子CD26の脱メチル化パターンが明らかに異なっていた[28, 29]。

さて、遺伝子多型が遺伝子発現に与える影響は「expression quantitative trait locus（eQTL）効果」と呼ばれ、eQTL解析はpost-GWAS時代の機能ゲノム学の解析手法の一翼を担ってきた。同一個体内でゲノムが共通するにもかかわらず、組織/細胞ごとに異なる形質を有するのを反映して、eQTLは組織/細胞特異的である。各免疫細胞についてのeQTLデータベースとしては、免疫細胞13種についてのDICE（database of immune cell expression, expression quantitative trait loci [eQTLs], and epigenomics）study[30] が知られてきた。

さらに、2021年に本邦にて公開されたImmuNexUTは、RAを含む自己免疫疾患のうち代表的な10疾患と健常人を対象としたeQTL効果のデータベースであり、免疫細胞28種について、ゲノム情報・臨床情報を含めて、まさに多層的に構築された、世界最大規模の遺伝子多型の機能カタログである[31]。ImmuNexUTのeQTLデータは、既知のエピゲノムデータと照らし合わせると、対応する各免疫細胞の遺伝子発現制御領域とよく合致し、すなわち各免疫細胞が異なる遺伝子発現制御メカニズムを有する様子が明確に確認された。また細胞ごとに、炎症環境など生体内の環境に応じてeQTLの効果量が変化する様子が、初めて明らかになった。

GWASとeQTLデータの統合解析により、SNPのうち疾患発症に関わる多くの候補遺伝子と、それに関わる免疫細胞を明らかにすることが可能である。また、こういったeQTLカタログと既存のGWASデータと組み合わせた研究手法を特に「transcriptome-wide association study（TWAS）」と呼び、免疫疾患と関連する細胞種や遺伝子、生物学的pathwayを明らかにし、各免疫疾患の発症に、それぞれ異なる免疫細胞が関わる様子が明らかになってきている。RAにおけるTWAS解析の結果からは、CD4陽性T細胞におけるTNF（tumor necrosis factor）pathwayの亢進がRA発症の遺伝要因として関与していた[32]。

近年、免疫細胞以外にeQTLが着目されているのは滑膜線維芽細胞である。滑膜線維芽細胞は滑膜の表層に存在し、RAではこれが炎症メディエーターを高発現することで、滑膜炎に大きく寄与している。RAの滑膜線維芽細胞のeQTL解析では、炎症環境によりクロマチン構造が変化を起こすことで露出した巨大なエンハンサー領域[5]（スーパーエンハンサー領域）に、RA疾患感受性多型が多数存在しており、炎症刺激により活性化した滑膜線維芽細胞がRAの疾患感受性と関連した

5　エンハンサー領域：遺伝子の転写量を増加させる DNA 領域。

炎症カスケードの一端をなすことが明らかになった[33]。

③環境要因

　RA発症には環境要因も少なからず寄与している。腸管・口腔など人体には多くの微生物が存在し、微生物叢（microbiome）を形成している。At-risk集団では、粘膜でのdysbiosis、すなわち生体内の微生物叢の異常を契機に、免疫・代謝応答を介して、RA発症の大きな環境要因となりえる。近年、**16S rRNAシーケンシング**[6]、**メタゲノムショットガンシーケンシング**[7]、cDNAシーケンシングなどのツールの開発と普及に伴い、細菌叢についての知見は大いに深まってきた。

　複数のチームのシーケンシング解析の結果、RA患者の腸管内には*Prevotella copri*がenrichしており[34-37]、*in vivo*実験とあわせて*P.corpi*がTh17細胞を介して免疫細胞を活性化し、RAの発症に寄与する可能性が示された[35]。さらに最近のRAの一親等を対象としたコホート研究では、seropositiveもしくはRAに関連した症状を有した被験者では、これらを有さない被験者に比して*Prevotella*属が有意にenrichしていた[38]。別の研究では、RAのPRSが高い、すなわち遺伝的リスクが高い集団で、*Prevotella*属が増加しており[39]、つまり、臨床情報やゲノム情報と組み合わせることで、この細菌の増加がRA発症前からhostの遺伝的要因を介して発症に寄与していることが、堅牢に示唆されている。さらに本邦のメタゲノムショットガンシーケンシングでは、*Prevotella*属の複数の種に増加に加えて、酸化還元反応関連遺伝子の一つ（*R6FCZ7*）がRA患者の腸内で減少しており、酸化ストレスに対する脆弱性がRA発症と関連する可能性がわかった[40]。

　またACPA陽性RA患者では、歯周病の罹患率が高いことが古くから知られてきた[41]。持続的な歯周病を有するRA患者は疾患活動性が高く[42-44]、治療抵抗性である[45]。RAの口腔内細菌叢の網羅的解析では、*Haemophilus spp.*の減少や*Lactobacillus salivarius*の増加を認め、加えて腸管細菌叢と類似性を有していた[46]。

　口腔内感染を契機とするRAの免疫応答の機序については、最近、歯周病を合

6　16S rRNA シーケンシング：リボソーム RNA（rRNA）はウイルスを除く全生物に存在し、種レベルで高い相同性を示す。これを解析して、微生物の種類や系統的な位置、進化関係を推定する手法。

7　メタゲノムショットガンシーケンシング：生態系や環境中の微生物叢全体の遺伝子情報を調査するための高度な分子生物学的手法の一つ。土壌、水、腸内微生物叢など調査対象となる様々な環境のサンプルから総 DNA を抽出し、シーケンスデータを解析して、微生物の種類、機能、進化的な関係などを特定する。

併したRA患者のトランスクリプトーム解析により、歯周病により口腔粘膜の破壊が反復されたことで、シトルリン化された口腔内細菌が末梢血内へ流入し、炎症性単球が活性化し、ACPA産生B細胞が活性化されることにより、シトルリン化ヒト抗原に対するaffinity maturation[8]とepitope spreading[9]が促進されることがわかった[47]。

　環境要因については予防的介入の余地があり、今後のさらなる研究が待たれる[5]。

🔍 RAのprecision medicineへ向けて

　Precision medicineとは、生物学的な知見に基づいて個人を層別化し、最適な予防・治療を選択するアプローチである。2015年米国のオバマ大統領による一般教書演説にてprecision medicineが提唱され、早期治療や医療費削減へ向けた戦略として、主にがん分野で研究が展開されてきた[48]。一方でRAは、発症や抵抗性の機序が複合的で、関わる細胞も多岐にわたるため、層別化は容易ではない。しかし不均一性が高い疾患にこそprecision medicineは適用されるべきであり、各国で免疫フェノタイプによる臨床的な実践が試みられてきた。

■ ①大規模データに基づくRAの層別化の試み

　近年、RAの大規模コホートにおけるトランスクリプトームデータによる免疫細胞フェノタイピングの試みが急速に進展している。大規模な欧州コホートである早期未治療患者から得られた血液およびの滑膜データである早期関節炎コホート（the Pathobiology of Early Arthritis Cohort: PEAC）[49]と、米国のAccelerating Medicines Partnership（AMP）program の滑膜データ[50-52]が、その最たるものである。

　Lewisらは、PEACの滑膜のトランスクリプトームデータに基づき、患者をサブグループ3つに分類した〔① pauci-immune pathotype（線維芽細胞が主体で免疫細胞がわずかな型)、②diffuse-myeloid pathotype（lining層・sublining層でCD68⁺

8　affinity maturation：B細胞が抗原と相互作用し、より高い親和性の抗体を産生する過程。

9　epitope spreading：抗体産生応答において、最初は特定のエピトープに特異的な抗体産生が認められるが、次第にサブドミナントエピトープに対しても抗体産生を認め、抗体の抗原認識に多様性が生じること。

細胞が豊富でB細胞が少ない型）、③lympho-myeloid pathotype（CD20$^+$B細胞を中心とするリンパ球と骨髄細胞の浸潤に富む型）〕[53]。各群の臨床的特徴として、①②は関節破壊の進行が起きづらいとされる一方で[54]、①はTNF阻害薬への反応性に乏しい[55]。そしてACPA陽性症例は③に合致していた[53, 56]。欧州の別のコホートを対象とした無作為化臨床試験であるR4RA試験では、滑膜B細胞の発現レベルが低い集団ではRTXよりTCZが有効であった[57]。

2023年、AMP phase2と称して、RA滑膜31万細胞のシングルセルRNA-sequencing（RNA-seq）データのアトラスが公開された[51]。この論文でZhang Fらは、滑膜の細胞サブセットの分布に基づくフェノタイプ（cell-type abundance phenotypes: CTAPs）をもとに患者をグループ6つに分類し、この分類がACPAや罹病期間、そして治療反応性と関連する可能性を示した[51]。例えば、T細胞やB細胞が豊富な集団（CTAP-TB）では、follcular helper T（Tfh）、peripheral helper T（Tph）[58]、そしてautoimmune-associated B cells（age-associated B cells: ABCs）がenrichしており、すなわちextra-follicular activation pathwaysの存在の可能性が示唆された。また例えば、heparin binding EGF-like growth factor（HBEGF）$^+$炎症性マクロファージはepidermal growth factor receptor（EGFR）に依存して線維芽細胞の浸潤を促進し、炎症環境下での細胞間相互作用と線維芽細胞による関節破壊の誘導を行うことが知られるが[59]、「CTAP-myeloid cells（CTAP-M）」と呼ばれる患者群ではACPA titerが低いという臨床的特徴を有し、MERTK$^+$HBEGF$^+$マクロファージなどがenrichし、この集団における炎症性単球の存在とマクロファージへの移行が示唆された。すなわち、CTAPsはおそらく異なる炎症pathwayを有する集団を反映しており、まさに免疫細胞のフェノタイプに基づく非常に重要な包括的なリファレンスが構築されたこととなる。本データを基盤とする臨床パラメーターとの相関や滑膜における細胞間相互作用の詳細な評価は、よりよい治療反応性予測モデルの確立への道程にほかならない。

②予後を予測しえる免疫細胞サブセットの発見

さらに最近、トランスクリプトーム解析において、特に治療抵抗性や再燃と関わるサブセットが複数同定された。

Orange DEらはRA患者の末梢血のRNA-seqデータを縦断的に反復して取得したことで、再燃数日前にCD45$^-$CD 31$^-$ PDPN$^+$の間葉系細胞が末梢血中に出現する

ことを発見し、この細胞を「pre-inflammatory mesenchymal（PRIME）cell」と命名した[60]。その数日前にNaïve B細胞の活性化が確認され、筆者らは再燃前にNaïve B細胞が活性化し、これがPRIME cellを活性化し、関節に流入して、炎症を引き起こすと仮説を立てている。

　また我々の研究グループは、治療前末梢血中の免疫細胞サブセット18種のRNA-seqデータの解析の結果、樹状細胞前駆細胞（dendritic cells precursors: pre-DC）の増加が治療抵抗性に関連していることを示した[61]。pre-DCは2017年に同定されたDCの亜分画であり、IL-12産生能やNaïve CD4$^+$ T細胞刺激能を有し、古典的樹状細胞（cDC）へ分化する[62]。Pre-DCと大きくoverlapする細胞集団であるAxl$^+$Siglec6$^+$ DC（AS-DC）[63] は小児の全身性エリテマトーデス症例の末梢血での増加が示されており[64]、RAでの病的意義にも注目される。

　また、滑膜のシングルセルRNA-seqによるマクロファージのアトラスでは、寛解中にMERTK$^+$マクロファージが少ないと、再燃リスクが高かった[65]。

　今後、こうした細胞が、RAの再燃や抵抗性の早期予測や治療モニタリングに役立つ可能性がある。

🔍 おわりに

　本節では、イムノミクス解析により解明されたRAの発症機序や、precision medicineを見据えた層別化の試みの概略を解説した。中でも遺伝子発現のダイナミクスについては、シングルセルシーケンシングの発展により、細胞レベルで解明が進んでいる。

　特に層別化については、今後、プロテオーム[25]、メタボローム[66]、さらにヴァイローム（ウイルス叢）[67]や体細胞変異[68]などを含めた、より多階層にわたる横断的な解析を行うことで、さらに詳細な免疫フェノタイピングにつながり得る。例えば、トランスクリプトーム、血清プロテオーム、免疫フェノタイプのオミックス解析により、薬物治療によって分子プロファイルが健常人へ近づき、この変化が長期寛解と関連していることが示唆されている[69]。分子的寛解と各臨床パラメーターは深く関連し、例えばDAS28-ESRとプロテオーム寛解は強く相関しており、臨床情報に分子情報、分子的寛解の情報を加えることで、より厳密にRAの病勢を把握し、再燃予測が可能になり得る[69]。一方で、メタボローム解析ではRAのバイオマーカーになり得る複数の代謝物が同定されているものの[66]、他階層との

オミックス解析は十分に行われていない。細胞特異性や環境により細胞ごとに代謝経路が異なる可能性があり、将来的にはシングルセルレベルでのメタボローム解析も必要となるかもしれない。

今後のさらなる研究による、近い将来のprecision medicineの確立を期待したい。

参考文献

1）Scott DL, et al. Rheumatoid arthritis. Lancet. 2010; 376: 1094-1108. PMID: 20870100
2）MacGregor AJ, et al. Arthritis Rheum. 2000; 43: 30-37. PMID: 10643697
3）Silman AJ, et al. Arthritis Rheum. 1996; 39: 732-735. PMID: 8639169
4）Klareskog L, et al. Semin Immunol. 2011; 23: 92-98. PMID: 21376627
5）Smolen JS, et al. Lancet. 2016; 388: 2023-2038. PMID: 27156434
6）Smolen JS, et al. Ann Rheum Dis. 2010; 69: 631-637. PMID: 20215140
7）Kearsley-Fleet L, et al. Ann Rheum Dis. 2018; 77: 1405-1412. PMID: 29980575
8）de Hair MJH, et al. Rheumatology (Oxford). 2018; 57: 1135-1144. PMID: 29029308
9）Bécède M, et al. Semin Arthritis Rheum. 2019; 49: 211-217. PMID: 30799033
10）Buch MH. Ann Rheum Dis. 2018; 77: 966-969. PMID: 29588276
11）Krijbolder DI, et al. Lancet. 2022; 400: 283-294. PMID: 35871815
12）Nagy G, van Vollenhoven RF. Arthritis Res Ther. 2015; 17: 181. PMID: 26235544
13）Okada Y, et al. Nature. 2014; 506: 376-381. PMID: 24390342
14）Ishigaki K, et al. Nat Genet. 2022; 54: 1640-1651. PMID: 36333501
15）Huizinga TW, et al. Arthritis Rheum. 2005; 52: 3433-3438. PMID: 16255021
16）Meyer O, et al. Ann Rheum Dis. 2003; 62: 120-126. PMID: 12525380
17）Ishigaki K,et al. Nat Genet. 2022; 54: 393-402. PMID: 35332318
18）Sieberts SK, et al. Nat Commun. 2016; 7: 12460. PMID: 27549343
19）Spiliopoulou A, et al. Ann Rheum Dis. 2019; 78: 1055-1061. PMID: 31036624
20）Choi SW, et al. Nat Protoc. 2020; 15: 2759-2772. PMID: 32709988
21）Khera AV, et al. Nat Genet. 2018; 50: 1219-1224. PMID: 30104762
22）Yarwood A, et al. Ann Rheum Dis. 2015; 74: 170-176. PMID: 24092415
23）Honda S, et al. Arthritis Rheumatol. 2022; 74: 791-800. PMID: 35048562
24）Yu XH, et al. Front Immunol. 2022; 13: 901223. PMID: 35874719
25）Saevarsdottir S, et al. Ann Rheum Dis. 2022; 81: 1085-1095. PMID: 35470158
26）Farh KK, et al. Nature. 2015; 518: 337-343. PMID: 25363779
27）Liu Y, et al. Nat Biotechnol. 2013; 31: 142-147. PMID: 23334450
28）Nakano K, et al. Ann Rheum Dis. 2013; 72: 110-117. PMID: 22736089
29）de la Rica L, et al. J Autoimmun. 2013; 41: 6-16. PMID: 23306098
30）Schmiedel BJ, et al. Cell. 2018; 175: 1701-1715.e16. PMID: 30449622
31）Ota M, et al. Cell. 2021; 184: 3006-3021.e17. PMID: 33930287
32）Ishigaki K, et al. Nat Genet. 2017; 49: 1120-1125. PMID: 28553958
33）Tsuchiya H, et al. Ann Rheum Dis. 2021; 80: 440-450. PMID: 33139312
34）Scher JU, et al. Elife. 2013; 2: e01202. PMID: 24192039
35）Maeda Y, et al. Arthritis Rheumatol. 2016; 68: 2646-2661. PMID: 27333153
36）Pianta A, et al. 2017; 69: 964-975. PMID: 27863183
37）Pianta A, et al. J Clin Invest. 2017; 127: 2946-2956. PMID: 28650341

38）Alpizar-Rodriguez D, et al. Ann Rheum Dis. 2019; 78: 590-593. PMID: 30760471

39）Wells PM, et al. Lancet Rheumatol. 2020; 2: e418-e427. PMID: 33345197

40）Kishikawa T, et al. Ann Rheum Dis. 2020; 79: 103-111. PMID: 31699813

41）de Pablo P, et al. J Rheumatol. 2008; 35: 70-76. PMID: 18050377

42）Mikuls TR, et al. Arthritis Rheumatol. 2014; 66: 1090-1100. PMID: 24782175

43）Kaneko C, et al. PLoS One. 2018; 13: e0192365. PMID: 29394286

44）González DA, et al. Rheumatol Int. 2022; 42: 1331-1339. PMID: 34420067

45）Möller B, et al. Rheumatology (Oxford). 2020; 59: 243-245. PMID: 31292632

46）Zhang X, et al. Nat Med. 2015; 21: 895-905. PMID: 26214836

47）Brewer RC, et al. Sci Transl Med. 2023; 15: eabq8476. PMID: 36812347

48）Collins FS, Varmus H. N Engl J Med. 2015; 372: 793-795. PMID: 25635347

49）PEAC RNA-seq Data [PEAC (qmul.ac.uk)].

50）Zhang F, et al. Nat Immunol. 2019; 20: 928-942. PMID: 31061532

51）Zhang F, et al. Nature. 2023; 632: 616-624. PMID: 37938773

52）Accelerating Medicines Partnership (AMP) [Accelerating Medicines Partnership (AMP) | National Institutes of Health (NIH)].

53）Lewis MJ, et al. Cell Rep. 2019; 28: 2455-2470.e5. PMID: 31461658

54）Humby F, et al. Ann Rheum Dis. 2019; 78: 761-772. PMID: 30878974

55）Nerviani A, et al. Front Immunol. 2020; 11: 845. PMID: 32431716

56）Wu X, et al. Nat Commun. 2021; 12: 4977. PMID: 34404786

57）Humby F, et al. Lancet. 2021; 397: 305-317. PMID: 33485455

58）Rao DA, et al. Nature. 2017; 542: 110-114. PMID: 28150777

59）Kuo D, et al. Sci Transl Med. 2019; 11. PMID: 31068444

60）Orange DE, et al. N Engl J Med. 2020; 383: 218-228. PMID: 32668112

61）Yamada S, et al. Ann Rheum Dis. 2023; 82: 809-819. PMID: 36918189

62）See P, et al. Science. 2017; 356: eaag3009. PMID: 28473638

63）Günther P, et al. bioRxiv. 2019. doi: 2019;10.1101/658179.

64）Nehar-Belaid D, et al. Nat Immunol. 2020; 21: 1094-106. PMID: 32747814

65）Alivernini S, et al. Nat Med. 2020; 26: 1295-1306. PMID: 32601335

66）Kishikawa T, et al. Int Immunol. 2021; 33: 119-124. PMID: 32866240

67）Tomofuji Y, et al. Cell Genom. 2022; 2: 100219. PMID: 36778050

68）Namba S, et al. Cancer Res. 2023; 83: 20-27. PMID: 36286845

69）Tasaki S, et al. Nat Commun. 2018; 9: 2755. PMID: 30013029

（山田　紗依子）

02 液性免疫・細胞性免疫の要点

point

▶ 関節リウマチの病態には、液性免疫と細胞性免疫が複雑に関わる。

▶ 液性免疫では、リウマトイド因子（RF）とACPAが多くの症例で陽性であり、重症度と関わる。

▶ 分子的機能は明確ではないが、HLA-DRが関節リウマチの疾患感受性や自己抗体の産生に関わる。

▶ 細胞性免疫では、Single cell解析（トランスクリプトーム解析）によって、従来のTh1細胞だけでなく、Th17細胞、follicular helper T細胞、B細胞が関節リウマチに関わることがわかってきた。

はじめに

関節リウマチの転帰は著しく改善した。しかし、依然として難治例、薬物治療の継続例が存在する。背景には、複雑な免疫経路と、臨床表現型（フェノタイプ）の多様性が存在する。近年、病態理解の促進、分類基準・治療法の開発が飛躍しているが[1]、本節では判明してきた自己抗体の成り立ちを中心に、関節リウマチの病態について述べる。

関節リウマチにおける自己抗体の性質

関節リウマチ患者で見られる代表的な自己抗体は、シトルリン化ペプチドに対するACPAおよび免疫グロブリンに対する自己抗体であるRFである。ACPAは、ビメンチン、α-エノラーゼ、フィブロネクチン、フィブリノーゲン、ヒストン、Ⅱ型コラーゲンなどの多くの自己蛋白質のシトルリン化残基に結合できる[2,3]。自己蛋白質やペプチドに対する修飾は、シトルリン化以外にもカルバミル化やアセチル化が見られ、それぞれ抗カルバミル化抗体や抗アセチル化ペプチド抗体が確認されている[4]。関節破壊に関わるという報告がある一方で、それらの臨床的な役割はまだよく解明されていない。RFは主にIgGに結合するIgM型自己抗体である。両

自己抗体は、診断時に患者の50〜70％に存在するが、関節破壊、重篤な症状、死亡率上昇と関連が見られる[5-7]。

ACPAと比較すると、RFの特異度は低い。RFは関節リウマチ以外にも、シェーグレン症候群で75〜95％、C型肝炎で76％、原発性胆汁性胆管炎では45〜70％と高確率に陽性となる[8]。さらに健常者でも、一定の割合で陽性となることが知られており、健常人とRA患者におけるRFの機能の違いに注目が集まっている。これまでRFはIgGのFc領域を認識することが知られていたが、最新の報告では詳細なepitopeが同定され、関節リウマチ患者と健常人のRFの抗原認識が異なることが報告されている[9]。IgGはN末端から順にVH、CH1、CH2、CH3の4つのドメインから構成される。関節リウマチ患者のRFはCH2とCH3ドメインの境界であるelbow領域を認識する（図1-2）。一方、健常人で見られるRFでは、IgGのtail先端（C末端）が認識される違いがあるという。日常診療で健常人と関節リウマチ患者で検出されるRFの区別は診断において重要であり、今後健常人含めて、様々な疾患で検出されるRFのepitopeについてのさらなる解析と、関節リウマチに特異的なRFの検査法の開発が望まれる。

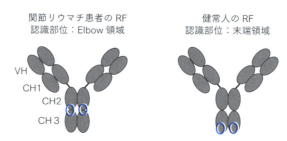

図1-2　RFによる免疫グロブリンの認識領域

Oskam N, et al. Rheumatoid factor autoantibody repertoire profiling reveals distinct binding epitopes in health and autoimmunity. Ann Rheum Dis. 2023; 82: 945-956. より改変

🔍自己抗体産生に関わる環境要因と遺伝的要因

RAで見られる自己抗体は、関節炎の発症の中央値4.5年前から血液中に検出されるが、関節炎が生じる前のpre-clinicalの段階から口腔、肺、腸管などの粘膜で生じる免疫異常を契機に産生される[10]。自己抗体の産生には環境要因と遺伝的要

因が複雑に関わっている。代表的な環境要因には微生物感染、特に口腔内の*Porphyromonas gingivalis*や腸管の*Prevotella*属細菌など、その産物（ヒートショックプロテインなど）が含まれる[11, 12]。哺乳類には、アルギニンをシトルリンに変換するペプチジルアルギニンデイミナーゼⅣ型（*PADI4*）があるが、この酵素は感染に伴う細胞ストレスによって誘導され、多くの蛋白質が翻訳後シトルリン化され、自己抗原となり得る[2]。例えば歯周炎では、*Porphyromonas gingivalis*により*PADI4*の発現が亢進すると、シトルリン化ペプチドが産生され、ACPA産生の一助となる。腸内細菌叢の自己免疫発達への影響は、関節炎モデルマウスにおいて知られている[13, 14]。しかし関節リウマチ患者においては、口腔、唾液、胃腸における細菌叢の変化とACPA陽性との関連、抗リウマチ薬の治療による変化が見られているが、その厳密な理由は完全にはわかっていない。蛋白質のシトルリン化は細菌叢の影響以外に、喫煙者の気道でも非常に活発生じている[15]。生検結果からは肺と滑膜組織に共通するシトルリン化ペプチドの存在が観察される[3]。これらの修飾された蛋白質がネオアンチゲンとして認識されることで、それらに対するACPAが産生される[16]。

　遺伝的要因の関わりとして、RFまたはACPA陽性患者においてゲノムワイド分析で抗原提示細胞の持つヒト白血球抗原（HLA）遺伝子座の*HLA-DRB1*遺伝子座と関節リウマチの発症、疾患の重症度や関節破壊との関連が見られる[17-19]。また*HLA-DR4*遺伝子を持つヒトでは、環境因子である喫煙やシリカが関節リウマチの発症に寄与している[20, 21]。さらに*HLA-DRB1*のペプチド結合溝を構成する3つのアミノ酸、*HLA-B*およびHLA-DPB1を構成する1つのアミノ酸が関節リウマチの進行や重症度、治療反応性に関連することが知られている[18, 19]。特に、HLA-DRβ鎖超可変領域を構成する70～74番アミノ酸モチーフ（QKRAA）は「shared epitope」と呼ばれ、関節リウマチの重症度と関連する[11]。HLA-DRが関節リウマチと関連する理由は、天然のペプチドよりもシトルリン化修飾されたペプチドに強く結合することで、T細胞の活性化とサイトカインの産生を誘導し、局所免疫応答とACPA産生が促進されるためである[22]。また、HLA-DRのshared epitopeにおいて微生物蛋白質のmolecular mimicry[1]が、感染症と自己抗体産生を関連づけ

1　molecular mimicry：微生物抗原と宿主抗原とに構造上の類似性がある事。微生物への抗体が自己抗原にも反応してしまう原因になる。

る可能性もある[23, 24]。ACPAの産生には、好中球細胞外トラップ（neutrophil extracellular traps: NETs）が関わることも知られている。NETsがシトルリン化ペプチドの足場を形成し、ACPA産生につながる免疫応答が促進される[25, 26]。

自己抗体の病態への関与

Pre-clinicalな段階でACPA産生が進行すると、血液中の炎症物質が増加し、ACPA濃度が増加する[27]。さらにACPAのエピトープの拡大が見られ、特定のシトルリン化蛋白質に抗原特異的な細胞が、クローン増殖するaffinity maturationを通じて、より特異的なACPAが滑膜や血液中のB細胞と形質芽細胞から産生されるようになる[28, 29]。ACPAはIgG、IgA、IgMのアイソタイプを持つが、T細胞の助けによってFc受容体とシトルリン化抗原への結合の強化をもたらす糖鎖修飾が変化していく[28, 30]。さらにACPAとシトルリン化抗原による免疫複合体が形成され、そこにRFが結合することで補体活性化が惹起される可能性がある[31-33]。ACPA自身あるいは免疫複合体はToll-like receptor（TLR）やFc受容体を介して、マクロファージや破骨細胞を活性化することで病原性となり、骨破壊が進行する可能性がある[32]。

RFの新たな産生機序

RFの産生機序として、ミスフォールド蛋白質/HLAクラスⅡ分子複合体を介した経路が久しく提唱されてきた[34]。これまで自己免疫疾患の発症においてHLAは、それを有する抗原提示細胞がT細胞に自己抗原ペプチドを提示することで重要な機能を担っていると考えられてきたが、HLAクラスⅡ分子には小胞体内のミスフォールド蛋白質を細胞外へ輸送するという機能があることが明らかになってきた[34]（図1-3）。RFは変性したIgGに対する自己抗体で、その産生機序は不明であったが、IgGは重鎖と軽鎖からなり、重鎖のみでは細胞表面に発現しないが、HLAクラスⅡ分子に結合するとIgG重鎖が細胞表面に出現し、関節リウマチ患者の自己抗体に認識されることが判明した[35]（図1-3）。さらに、HLAクラスⅡ遺伝子の疾患感受性とIgG重鎖/HLAクラスⅡ分子複合体に対する自己抗体の認識に高い相関が見られた。すなわち、関節リウマチに罹りやすいアレルのHLAクラスⅡを持っているヒトは、自己抗体の標的抗原であるIgG重鎖/HLAクラスⅡ分子複合体

が生成されやすく、この複合体形成がT細胞への自己IgGの提示を経てRF産生に関与していると考えられる。また、RFのepitopeは主にCH2とCH3ドメインにまたがるelbow領域であるが、HLA-DR4はCH1ドメインを提示しやすい[36]。そのためCH1-CH2-CH3という連続した構造が、RF産生に関わる抗原提示機序に重要なのかもしれない。

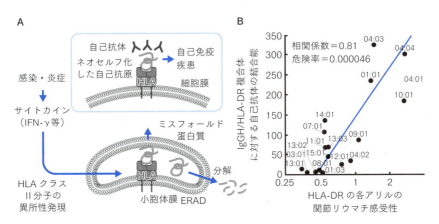

図1-3　IgGH/HLAクラスII分子複合体に対する自己抗体の結合

A　ミスフォールドした蛋白質は通常は速やかに分解され細胞外に排出されることはない。ところが、細胞内のミスフォールド蛋白質が自己免疫疾患に罹りやすい型のHLAクラスIIに結合すると、HLAとともに細胞外へ運ばれる。その複合体が異物として自己抗体の標的となる。
B　IgGH/HLAクラスII分子複合体に対する関節リウマチ患者の自己抗体の結合性（縦軸）は、ヒトのHLAクラスIIであるHLA-DRの各アリル（図中の番号）による関節リウマチの感受性（罹りやすさ、オッズ比）（横軸）と高い相関を示す。このことから、IgGH/HLAクラスII分子複合体が関節リウマチの発症に関与している可能性が考えられる。
Jin H, et al. Autoantibodies to IgG/HLA class II complexes are associated with rheumatoid arthritis susceptibility. Proc Natl Acad Sci U S A. 2014; 111: 3787-3792. より改変

🔍 細胞性免疫の寄与

　細胞性免疫に関しては血中や滑膜局所の解析により、様々な細胞の関与が示唆された。*HLA-DRB1*04:01*テトラマー（四量体）を用いた研究では、特に発症初期の関節リウマチ患者の血液中にシトルリン特異的なヘルパーT細胞の増加が観察されたが、それらは免疫寛容になっている可能性がある[37,38]。

　一方で滑膜においてはT細胞が豊富に存在する。マクロファージや樹状細胞由

来のTGFβ、IL-1β,6,21,23はTh17の分化を促し、制御性（Foxp3+）T細胞の分化を抑制する環境が作られる。加えてCD40/CD40リガンド、CD200/CD200リガンドを介して、T細胞による抗原非特異的なマクロファージと線維芽細胞の活性化を通して、T細胞が活性化にシフトされる[39, 40]。従来、ヘルパーT1細胞（Th1）が関節リウマチに関連すると考えられてきたが、その後インターロイキン17、およびヘルパーT17細胞（Th17）の関与がわかり、TNF-αと相乗して線維芽細胞と軟骨細胞の活性化を促進すると考えられてきた[41]。滑膜の組織学的解析およびsingle cell RNA sequenceによる滑膜細胞表面マーカーの解析（トランスクリプトーム解析）の結果から、関節リウマチの滑膜炎において、T細胞に加えてB細胞とそれらの相互連携も病態に関与することが明らかとなった[42]。滑膜のT細胞におけるオリゴクローン性、胚中心で免疫反応、B細胞超突然変異が見られることから、局所での抗原特異的なT細胞とB細胞の連携が示唆された[43]。滑膜内のB細胞は主にT細胞とB細胞の集合体に局在しており、一部の組織には異所性リンパ濾胞として存在する[43]。また滑膜や関節近傍の骨髄にB細胞から分化した形質芽細胞と形質細胞が広く分布している。滑膜B細胞クラスター内に「Tfh」と呼ばれる新規T細胞サブセットの存在が同定され、これらはB細胞によるIL-21産生、B細胞の増殖と抗体産生形質細胞への分化を促すことがわかってきた[44]。さらに、CXCL13産生CD4陽性T細胞であるTphの存在が明らかとなった[45]。この細胞はB細胞affinity maturationに関わるTfh細胞に重要なBCL6やCXCR5を発現しないにもかかわらず、Tfh細胞と同等のB細胞ヘルプ活性を示す。滑膜B細胞の体細胞変異を伴うクローン拡大は、ACPAへの親和性の成熟を示す[46, 47]。また、関節組織には破骨細胞へと変化するマクロファージ（arthritis-associated osteoclastogenic macrophage: AtoM）の存在し、それらはTNFとRANKLの共刺激により顕著に破骨細胞へ分化することが明らかとなった[48]。

　今後、トランスクリプトーム解析により類似した臨床表現型を持つ患者間で、病原に関わる生物学的特徴がどのように異なるかについて明らかとなれば、主要な病原経路によって患者を層別化し適切な治療を選択できる可能性がある[49]。

関節リウマチの治療と予防

　関節リウマチの治療の目標は寛解の達成であり、将来的には発症の予防も重要である。特に、病初期は後期よりも治療に対する反応性が高いため、炎症の早期制御が重要である[50]。

　RFやACPAなどの自己抗体は関節炎の発症前（pre-clinical）で検出される場合があり、ACPA力価の上昇は関節リウマチ発症の前兆である。リスクのあるヒトではACPA力価が正常範囲の上限の3倍に達すると、3〜5年以内に関節リウマチと診断される可能性が30〜50％となる[51]。抗体価が上昇し、病気の発症が近づくにつれて親和性の成熟したACPAのエピトープの拡散が見られる[46]。しかしpre-clinicalな関節リウマチおよび関節痛のあるヒトでは、高濃度のACPAにもかかわらず、滑膜組織では炎症や免疫応答がほとんど示されない[52]。またモデルマウスの研究ではACPAを投与しても、関節炎は惹起されない[53]。すなわち自己抗体の存在だけでは、関節炎を誘発するのに十分ではなく、全身的な耐性の喪失がなぜ関節局所の炎症を発症するかは不明である。

　治療的介入または環境ストレスを軽減することで、pre-clinicalな状態から関節リウマチの発症への進行を予防する可能性がある。これまでアトルバスタチン、リツキシマブ、メトトレキサートなど複数の試みがなされ、リツキシマブやメトトレキサートによって関節症状の発症を遅らせることや重症度の軽減ができたが、発症を完全に予防することはできなかった[54-56]。

　現在、寛解した患者の治療を中止することは短期的には可能であるが、いずれ再発することが多い[57]。寛解を達成した血清反応陽性関節リウマチ患者を対象とした研究では、抗TNFα薬とメトトレキサートの投与を漸減・中止したところ、2年後の累積再燃率は61％であり、薬剤を用いずに寛解を持続した割合は15％であった[58]。さらに治療を再開しても、以前と同様の治療反応性が得られないことがある。薬剤なしの寛解が難しい原因として、現在の治療では免疫系をリセットあるいは炎症の抑制経路を誘導するよりも、むしろより下流の炎症メディエーターを標的にしているためと考えられる。

おわりに

　病態解明と新規治療法の開発によって関節リウマチの寛解の達成、予後の改善が見られてきた。しかし、寛容性の破綻や関節局所の炎症が生じる原因はまだ十分にわかっていない。関節リウマチの治療は単に炎症を抑制するだけでなく、個々の患者の疾患の段階や特定の病態経路に対応できると理想的である。ゲノム、プロテオミクス、メタボロミクス、エピゲノムデータなどを分析することで、新しい治療標的の同定ならびに患者の層別化を行い、臨床医が個々の患者に最も効果的な薬剤を選択できるようになることが望まれる。

参考文献

1）Aletaha D, et al. Ann Rheum Dis. 2010; 69: 1580-1588. PMID: 20699241
2）Schellekens GA, et al. J Clin Invest. 1998; 101: 273-281. PMID: 9421490
3）Girbal-Neuhauser E, et al. J Immunol. 1999; 162: 585-594. PMID: 9886436
4）Shi J, et al. Autoimmun Rev. 2014; 13: 225-230. PMID: 24176675
5）Aletaha D, et al. Ann Rheum Dis. 2013; 72: 875-880. PMID: 22798565
6）Gonzalez A, et al. J Rheumatol. 2008; 35: 1009-1014. PMID: 18412312
7）van Gaalen FA, et al. Arthritis Rheum. 2004; 50: 2113-2121. PMID: 15248208
8）Suresh E. Cleve Clin J Med. 2019; 86: 198-210. PMID: 30849037
9）Oskam N, et al. Ann Rheum Dis. 2023; 82: 945-956. PMID: 37055152
10）Nielen MM, et al. Arthritis Rheum. 2004; 50: 380-386. PMID: 14872479
11）Costenbader KH, et al. Arthritis Res Ther. 2006; 8: 204. PMID: 16542469
12）Klareskog L, et al. Nat Clin Pract Rheumatol. 2006; 2: 425-433. PMID: 16932734
13）Möller B, et al. Front Immunol. 2020; 11: 1108. PMID: 32582191
14）Honda K, et al. Annu Rev Immunol. 2012; 30: 759-795. PMID: 22224764
15）Makrygiannakis D, et al. Ann Rheum Dis. 2008; 67: 1488-1492. PMID: 18413445
16）Toes RE, et al. Curr Opin Rheumatol. 2015; 27: 262-267. PMID: 25760280
17）Alamanos Y, et al. Semin Arthritis Rheum. 2006; 36: 182-188. PMID: 17045630
18）Viatte S, et al. JAMA. 2015; 313: 1645-1656. PMID: 25919528
19）Hirose W, et al. Arthritis Res Ther. 2021; 23: 228. PMID: 34465391
20）Kallberg H, et al. Am J Hum Genet. 2007; 80: 867-875. PMID: 17436241
21）Symmons DP, et al. Arthritis Rheum. 1997; 40: 1955-1961. PMID: 9365083
22）Hill JA, et al. J Immunol. 2003; 171: 538-541. PMID: 12847215
23）Kurreeman FA, et al. PLoS Med. 2007; 4: e278. PMID: 17880261
24）Plenge RM, et al. Nat Genet. 2007; 39: 1477-1482. PMID: 17982456
25）Demoruelle MK, et al. Arthritis Rheumatol. 2017; 69: 1165-1175. PMID: 28182854
26）Corsiero E, et al. Ann Rheum Dis. 2016; 75: 1866-1875. PMID: 26659717
27）Sokolove J, et al. PLoS One. 2012; 7: e35296. PMID: 22662108
28）Rombouts Y, et al. Ann Rheum Dis. 2015; 74: 234-241. PMID: 24106048
29）Kerkman PF, et al. Ann Rheum Dis. 2016; 75: 1170-1176. PMID: 26034045
30）Rombouts Y, et al. Ann Rheum Dis. 2016; 75: 578-585. PMID: 25587188

31）Zhao X, et al. Arthritis Res Ther. 2008; 10: R94. PMID: 18710572

32）Sabharwal UK, et al. Arthritis Rheum. 1982; 25: 161-167. PMID: 7066047

33）Anquetil F, et al. J Immunol. 2015; 194: 3664-3674. PMID: 25769920

34）Jiang Y, et al. Int Immunol. 2013; 25: 235-246. PMID: 23334921

35）Jin H, et al. Proc Natl Acad Sci U S A. 2014; 111: 3787-3792. PMID: 24567378

36）Zhang S, et al. Rheumatology (Oxford). 2023; 62: 3151-3155. PMID: 36645239

37）James EA, et al. Arthritis Rheumatol. 2014; 66: 1712-1722. PMID: 24665079

38）McElwee MK, et al. J Exp Med. 2023; 220: e20230209. PMID: 37831103

39）Nadkarni S, et al. J Exp Med. 2007; 204: 33-39. PMID: 17200409

40）McInnes IB, et al. Arthritis Res 2000; 2: 374-378. PMID: 11094451

41）Chabaud M, et al. J Immunol. 1998; 161: 409-414. PMID: 9647250

42）Ai R, et al. Arthritis Rheumatol. 2015; 67: 1978-1980. PMID: 25808728

43）Cantaert T, et al. Arthritis Rheum. 2009; 60: 1944-1956. PMID: 19565497

44）Zhang F, et al. Nat Immunol. 2019; 20: 928-942. PMID: 31061532

45）Yoshitomi H, et al. Nat Commun. 2018; 9: 3762. PMID: 30232328

46）Kongpachith S, et al. Arthritis Rheumatol. 2019; 71: 507-517. PMID: 30811898

47）Humby F, et al. PLoS Med. 2009; 6: e1. PMID: 19143467

48）Hasegawa T, et al. Nat Immunol. 2019; 20: 1631-1643. PMID: 31740799

49）Rivellese F, et al. Nat Med. 2022; 28: 1256-1268. PMID: 35589854

50）Emery P, et al. Rheumatol Int. 2015; 35: 1837-1849. PMID: 26164150

51）Deane KD, et al. Arthritis Rheumatol. 2021; 73: 181-193. PMID: 32602263

52）de Hair MJ, et al. Arthritis Rheumatol. 2014; 66: 513-522. PMID: 24574210

53）Kuhn KA, et al. J Clin Invest. 2006; 116: 961-973. PMID: 16585962

54）van Boheemen L, et al. RMD Open. 2021; 7: e001592. PMID: 33685929

55）Gerlag DM, et al. Ann Rheum Dis. 2019; 78: 179-185. PMID: 30504445

56）Krijbolder DI, et al. Lancet. 2022; 400: 283-294. PMID: 35871815

57）Lillegraven S, et al. JAMA. 2021; 325: 1755-1764. PMID: 33944875

58）van Mulligen E, et al. Ann Rheum Dis. 2020; 79: 1174-1181. PMID: 32482645

（辻　英輝）

第2章

巨細胞性動脈炎・高安動脈炎

point

▶ 巨細胞性動脈炎・高安動脈炎は、大動脈およびその第一分枝に炎症を引き起こし、大型血管炎に分類される。

▶ 両疾患ともに、Th1 や Th17、マクロファージが病態の中心的役割を担っており、肉芽腫性炎症により、血管壁を破綻させる。

▶ グルココルチコイドとインターロイキン6受容体抗体トシリズマブの併用により、疾患活動性の制御は可能となったが、依然として再燃する症例は少なからず存在し、ヤヌスキナーゼ（JAK）阻害薬などの新規の薬剤が期待されている。

はじめに

　血管炎症候群は、自己免疫および/または自己炎症によって引き起こされる血管の炎症であり、障害される血管径により大型、中型、小型に分類される[1]。巨細胞性動脈炎、高安動脈炎は、大動脈およびその第一分枝に炎症を引き起こし、大型血管炎に分類される。巨細胞性動脈炎は、1890年、Hunchingtonらが側頭動脈炎（temporal arteritis）の症例を報告し、1932年にHortonらが側頭動脈炎の臨床像や病理学的特徴を発表したことから、本邦では「側頭動脈炎」、海外では「Horton's disease」と呼ばれてきた[2]。一方、高安動脈炎は、1908 年、高安右人らが、特異な眼底所見（花環状吻合）を呈した21 歳女性例を報告し[3]、のちにこの患者が大動脈とその主要分岐を主体とした血管炎であったことがわかり、「高安動脈炎」や「大動脈炎症候群」と呼ばれてきた。2013年に発表された改訂版チャペルヒルコンセンサス会議（Chapell Hill Consensus Conference: CHCC2012）では、「巨細胞性動脈炎（Giant cell arteritis: GCA）」および「高安動脈炎（Takayasu arteritis: TAK）」という名称を用いることが決められた[1]。どちらも発熱、全身倦怠感、体重減少などの全身症状のみならず、進行性の血管障害をきたし、時に大動脈瘤や大動脈解離、視力障害などの重大な臓器障害を呈する。治療には、グルココルチコイドに加え、本邦では2017年、インターロイキン6（IL-6）受容体抗体トシリズマブが保険適応となり、再発抑制効果やステロイド減量効果が示されて

いる。しかし、これらの薬剤を用いても治療抵抗性や再発を繰り返す症例も存在し、治療のアンメットニーズが存在する。現在、これらの疾患に対して多くの臨床研究が行われており、今後、新たな治療の選択肢が登場する可能性が高い。本章では、GCAを中心に、大型血管炎の病態に関するこれまでの基礎研究および臨床研究を振り返り、現在用いられる治療のエビデンス、そして将来の治療の展望を概説する。

GCAの病態

　GCAは、60 ～ 80代の高齢者に好発する原発性血管炎で、大動脈およびその第一分枝に炎症を引き起こす[4, 5]。古くから「側頭動脈炎（temporal arteritis）」と呼ばれていたが、必ずしも側頭動脈が罹患するわけでないため、病態を鑑み、巨細胞性動脈炎（GCA）という名称に統一された[1]。なお、解剖学的に側頭動脈の正式名称は浅側頭動脈であるが、同義で用いられることが多い。発熱、体重減少、頭痛、側頭動脈の怒張、顎跛行、リウマチ性多発筋痛症などをきたし、虚血性視神経症から急速に失明に至る症例も存在する。側頭動脈生検が診断のゴールドスタンダードと考えられていたが、近年は画像検査のみで診断される症例も増えている[6-8]。病理学的には、外膜側からの炎症性細胞浸潤と、CD4陽性T細胞とマクロファージからなる肉芽腫形成が特徴である[9]。

　血管外膜に位置する血管常在性樹状細胞がToll-like receptorの刺激を受けると増殖・活性化し、IL-1、IL-6、IL-12、IL-18などのサイトカインや、CCL19やCCL21といったケモカインを産生する[10, 11]。またCD80やCD86などの共刺激分子を発現し、血管壁へ遊走したナイーブCD4陽性T細胞を活性化し、主にTh1やTh17へ分化誘導する[12]。Th1が産生するインターフェロン(IFN) -γはマクロファージや樹状細胞を活性化し、抗原提示や炎症性サイトカイン産生を促進する。また、Th17が産生するIL-17は血管内皮細胞や血管平滑筋細胞に作用し、炎症性サイトカイン産生を誘導する。また、単球は組織破壊性のマクロファージに分化し、IL-1βやIL-6といった炎症性サイトカインのみならず、マトリックスメタロプロテアーゼ（matrix metalloprotease: MMP）などの蛋白分解酵素を多量に産生し、血管壁を破綻させる[13-15]。さらに、vascular endothelial growth factor（VEGF）、platelet-derived growth factor（PDGF）を産生し、血管新生や筋線維芽細胞の増殖を促進し、内膜過形成や血管壁のリモデリングを引き起こす[16-18]。筋線維芽細胞の

起源は、古くから血管平滑筋と考えられてきたが、近年は、血管内皮細胞や外膜側の線維芽細胞も起源となりうることが報告されている[19, 20]（図2-1）。

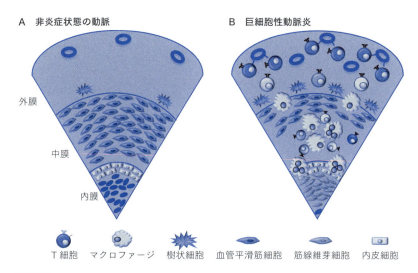

図2-1 非炎症状態の動脈（A）と巨細胞性動脈炎（B）の比較

GCAの病態における近年のトピックス

①血管常在性樹状細胞におけるPD-L1発現低下

近年、GCA患者の血管病変に存在する血管常在性樹状細胞は、免疫抑制性リガンドProgrammed death ligand 1（PD-L1）の発現が低下しており、一方、血管病変におけるCD4陽性T細胞はProgrammed death 1（PD-1）を過剰発現していることが明らかになった[20]。GCA患者の末梢血単球由来樹状細胞においてもPD-L1の発現は低下しており、CD4陽性T細胞の活性化能が亢進していた。つまり、樹状細胞上のPD-L1の発現低下により、血管病変におけるCD4陽性T細胞の過剰な活性化を抑制できないことが、血管炎の増悪に寄与している可能性が示唆された。C57BL/6マウスにおいても非炎症状態においては、血管常在性樹状細胞は脾臓常在性樹状細胞に比べPD-L1の発現が亢進しているが、リポ多糖投与後の炎症状態においては、PD-L1の発現は著明に低下することが報告されており[21]、血管炎症

におけるPD-L1の発現調節に関する今後の検討が必要である。

■ ②GCAにおけるCD4陽性T細胞の多様性

　GCAにおいては、Th1やTh17だけでなく、IL-21を産生するCD4陽性T細胞も健常人と比べ末梢血中に増加しており（約8% vs 約2%）、IL-21は、Th1やTh17の分化誘導を促進する[22]。TfhはIL-21を産生しB細胞に抗体産生を促進するが、GCAにおいてTfhの増加は認められない[23]。Th17もIL-21を産生するが、頻度はわずか2～5%程度であり、IL-21産生T細胞の起源については明らかではない。また、一部のCD4陽性T細胞は、granulocyte macrophage colony-stimulating factor（GM-CSF）を産生し、MMP-9を多量に産生するマクロファージへの分化を促進する[16]。その他、IL-9を産生するTh9や[24]、CD69やCD103を発現する組織常在性メモリーCD4陽性T細胞（tissue resident memory T cell: Trm）の存在も報告されている[25]。

■ ③GCAにおける好中球の役割

　好中球は貪食能を有し、体内に侵入した微生物を殺菌する。また「NETosis」と呼ばれる細胞死を起こすと、DNAを含んだ細胞内容物を細胞外に放出し、それらがANCA関連血管炎や全身性エリテマトーデスの病態に関与していることが報告されている。GCAにおいては、好中球は血管組織にはわずかしかおらず、その役割は明らかではなかった。しかし近年、未熟な好中球がアポトーシスに抵抗性を示し、活性酸素を多量に産生することで、血管内皮を破綻させ、血管透過性を亢進させることで、GCAの病態を増悪させていることが報告された[26]。このようにANCA関連血管炎と同様、好中球が大型血管炎においても重要な役割を果たしている可能性がある。

🔍 GCAの発症に関与する抗原

　GCAでは、何らかの（外来または自己由来の）抗原が病態を惹起する可能性は古くから指摘されていた。実際、GCA患者の側頭動脈生検から得られたCD4陽性T細胞のT細胞受容体を調べると、異なる部位から同じT細胞受容体を有するCD4陽性T細胞が検出された[27]。このことはCD4陽性T細胞が何らかの抗原を認識し、

クローン増殖した可能性が考えられる。しかし現在のところ、確実に証明された抗原はない。

水痘帯状疱疹ウイルス（Varicella-Zoster virus: VZV）がGCAの発症に関与するという報告は多い[28-30]。VZVをヒト血管外膜の線維芽細胞に感染させるとPD-L1の発現が低下し、血管炎症を制御できなくなる可能性が報告されている[31]。しかし一方で、VZVがGCAの発症には関与しないという報告も多く[32,33]、コンセンサスは得られていない。

GCAとTAKの病態生理における類似点と相違点

GCAとTAKはともに大型血管炎に分類され、どちらもTh1およびTh17に由来するIFN-γおよびIL-17が病態形成において主要なサイトカインである[12,34]。病理学的には血管壁へのCD4陽性T細胞やマクロファージを中心とした炎症細胞浸潤、多核巨細胞の出現、内膜過形成により血管壁が破綻し、瘤形成や狭窄、閉塞を引き起こす。採血検査では、CRP高値・血沈亢進・血小板増多をきたす。このように両者の病態には共通点が多く、単一疾患の若年発症がTAK、高齢発症がGCAではないかという意見も存在する[35]。しかし両者には相違点も多い[36]。まず疫学的に、GCAは欧米諸国、特に北欧の50歳以上の高齢者に多く、TAKはアジアの若年女性、典型的には40歳未満に多い。また、GCAでは肉芽腫性病変は主にCD4陽性T細胞とマクロファージから成るが、TAKでは上記に加え、CD8陽性T細胞やNatural killer細胞も病変に数多く観察される[37]。末梢血においては、抗体産生を促進するTfhやB細胞はTAKにおいては増加しているが、GCAではそれらの増加は認められない[23]。さらに病理学的にも外膜の線維化は、GCAよりもTAKの方が顕著である[36]。

近年、動脈硬化の進展に関わる新たな要因として、クローン性造血（clonal hematopoiesis: CH）が報告された[38]。骨髄に存在する造血幹細胞において老化に伴い、体細胞変異（*DNMT3A*および*TET2*遺伝子の機能喪失変異が最多）が生じると、その幹細胞から分化した単球が血管の内腔から動脈硬化性プラークに動員され、そこで過剰な IL-6、IL-1βおよびケモカインが産生することで、動脈硬化を促進していることが明らかになった[38]。その後、クローン性造血は単球に限らず、リンパ球や好中球、樹状細胞などにも見られること、また動脈硬化のみならず、閉塞性肺疾患や骨粗鬆症

などの加齢に伴う多くの疾患に関与していることが明らかになった[39]。最近、GCA、TAK、ANCA関連血管炎でもクローン性造血が、年齢マッチの健常人よりも有意に多いことが報告された[40]。特にクローン性造血は単球などのミエロイド系に多く、サイトカインの過剰産生と関連していた。またGCAにおいては、クローン性造血は再燃のリスクと相関することも明らかになった[40]。高齢者に多いGCAにおいては、TAKよりもクローン性造血が病態に深く関与している可能性が示された。

大型血管炎に対する治療のエビデンス

　大型血管炎の治療には、血管壁の炎症を制御することに加え、高IL-6血症などに起因する血管外症状を抑制することが治療目標となる。治療の中心は、依然としてグルココルチコイドであり、グルココルチコイド単独治療で効果不十分例・治療抵抗例にはトシリズマブを用いる[41]。トシリズマブはヒト化抗ヒトIL-6受容体モノクローナル抗体で、グルココルチコイド単独治療群に比べ、トシリズマブ併用群では再燃が抑制され、ステロイド減量効果が示されている[42, 43]。トシリズマブ投与によりTh17は減少し、制御性T細胞（Treg）が増加する。Tregの量的な改善のみならず、質的な改善を認め、血管炎症を抑制する可能性がある[44]。トシリズマブ抵抗性の場合、本邦では保険適用外ではあるが、メトトレキサートや抗TNF阻害薬などが用いられることが多い。

大型血管炎に期待される新規治療法

①ヤヌスキナーゼ（Janus kinase: JAK）阻害薬

　著者らは、GCAの側頭動脈病変や末梢血CD4陽性T細胞において、JAK-signal transducer and activator of transcription（STAT）経路が亢進していることを報告した[45]。フランスのグループも、マイクロアレイ解析を用いて、GCA患者の大動脈病変や末梢血CD4陽性T細胞、CD8陽性T細胞におけるJAK-STAT経路の亢進を報告した[46]。さらに同グループは、TAK患者の末梢血CD4陽性T細胞、CD8陽性T細胞においても、JAK-STAT経路の亢進を報告した[47]。このようにJAK-STAT経路の亢進は、両疾患において共通の病態と考えられる。

　では、大型血管炎におけるJAK-STAT経路の亢進の機序は何か。細胞内シグナ

ル伝達にJAK-STAT経路を用いるIL-6やIFN-γの亢進は、GCAおよびTAKの共通の病態であるが、近年、これらの疾患においてⅠ型IFNの亢進が注目されている。特にIFN-αの上昇は、GCAの血清、側頭動脈、および大動脈病変において報告されている[45, 46]。また、TAK患者の末梢血CD4陽性T細胞、CD8陽性T細胞においても、Ⅰ型IFNシグナルの亢進を認める[47]。さらにGCAにおいては後述するように、GM-CSFの役割が注目されている[48]。一方、TAKにおいてはゲノムワイド関連研究により、*IL-12B*が感受性遺伝子として同定された[49, 50]。*IL-12B*のリスクアレルはTAKの血管障害と密接に関連しており[51]、実際にTAK患者の血清中ではIL-12が上昇している[52]。IL-12はJAK-STAT経路を利用し、JAK2およびTYK2が下流のシグナル伝達を行う[53]。したがって、GCAにおいてはIL-6、IFN-γ、Ⅰ型IFNやGM-CSF、TAKにおいてはIL-6、IFN-γ、Ⅰ型IFNに加え、IL-12などがJAK-STAT経路亢進に寄与している（**図2-2**）。

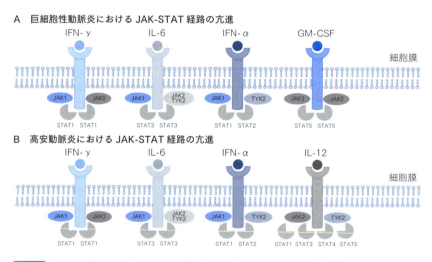

図2-2 巨細胞性動脈炎・高安動脈炎における JAK-STAT 経路の亢進

　これらの知見に基づいて、著者らはマウスモデルを用いて大型血管炎に対するJAK阻害薬（主にJAK1とJAK3を阻害するトファシチニブ）の有効性を検討した[45]。このマウスモデルでは、ヒトの中大血管（腋窩動脈や総頸動脈）を免疫不全マウスに移植し、リポ多糖とGCA患者の末梢血単核球を注射することで拒絶反応を誘発し、血管炎モデルとしている。このマウスモデルに対してトファシチニブは、

CD4陽性T細胞の活性化とサイトカイン（IFN-γ）産生を抑制するだけでなく、単球/マクロファージの活性化も阻害し、血管炎を改善した。さらに、内膜過形成や外膜における血管新生を阻害することで、血管壁のリモデリングを抑制した[45]。

では、ヒトの大型血管炎に対してはどうか。ヒトにおいても、病態を考えるとJAK阻害薬は有効な可能性が高い[54, 55]。実際、GCAやTAKに対してトファシチニブやバリシチニブ（主にJAK1とJAK2を阻害）が有効であった症例報告やケースシリーズは数多く報告されている[56-61]。最近、52週間の前向き非盲検研究において、GCAの再発例15例に対してバリシチニブ（4 mg/day）の有効性と安全性が検証された[62]。症例数は少ないながらも、高い寛解率が示された。また、13例（86.7％）でグルココルチコイドの中止が可能であった。平均年齢が72.4歳と高齢であり、有害事象は14例（93％）で認められたが、重篤な有害事象は1例のみ（血小板減少）であった。また、活動性のTAKに対して、トファシチニブとメトトレキサート（MTX）の有効性と安全性が前向きに検討された[63]。MTX群と比較して、完全寛解率とグルココルチコイド減量率はトファシチニブ群の方が有意に高かった。現在、GCAとTAKに対してJAK1選択性の高いウパダシチニブの臨床試験が進行中である（ClinicalTrials.gov ID: NCT03725202およびNCT04161898）。また、中国において、TAKに対してアダリムマブとトファシチニブの比較試験が行われている（ClinicalTrials.gov ID: NCT05151848）。本邦でも今後、JAK阻害薬が保険適用となる可能性は高いと考えられる。

②抗GM-CSF受容体抗体mavrilimumab

GM-CSFは炎症性のM1マクロファージの分化に、macrophage-colony stimulating factor（M-CSF）は組織修復性のM2マクロファージの分化を促進するが[64]、これらがGCAの病態においても、重要な役割を果たしていることが明らかになってきた。GM-CSFは、マクロファージやT細胞、血管内皮細胞などにより産生され、GM-CSF受容体はマクロファージや血管内皮細胞が発現している[48]。GCAにおいてGM-CSFは主にMMP-9を産生するマクロファージへの分化し、血管壁の破綻を促進する。一方、M-CSFは主にPDGFを産生するマクロファージへの分化を誘導し、内膜過形成を促進する[16]。Phase Ⅱ試験において、GCA患者に対して抗GM-CSF受容体抗体mavrilimumabは再燃を抑制し、ステロイド減量効果を示した[65]。TAKにおいては、末梢血中でGM-CSFの上昇は乏しいとされているが[66, 67]、動脈病変に

おける検討は乏しく、今後の検討が望まれる。

■ ③アバタセプト（CTLA4-Ig）

　アバタセプトは*CTLA4*のリガンド結合部位に、IgG1のFc部分を融合した生物学的製剤で、CD28よりも高い親和性でCD80/86に結合し、共刺激シグナルを阻害することでT細胞の活性化を阻害する。関節リウマチに対して、保険適応を有する。GCAに対するランダム化比較試験において、アバタセプトはプラセボに比べ、有意に無再発生存率を改善し、寛解維持期間を延長した[68]。しかし、TAKに対する同様のランダム化比較試験においては、アバタセプトはプラセボに比べ有意差を示すことができなかった[69]。GCAは、よりT細胞に依存した免疫病態であり、TAKはT細胞以外の細胞が病態に深く関与している可能性が示唆された。

■ ④抗IL-17A阻害薬（セクキヌマブ）

　IL-17Aは血管内皮細胞や血管平滑筋細胞に作用し、炎症性サイトカイン産生を誘導するだけでなく、好中球や単球/マクロファージの遊走に関与している[9]。セクキヌマブは、尋常性乾癬や関節症性乾癬、強直性脊椎炎、X線基準を満たさない体軸性脊椎関節炎などに保険適用を有する。学会発表レベルではあるが、Phase II試験において、有望な結果が示されたため[70]、現在、GCAに対してPhase III試験が行われている（ClinicalTrials.gov ID: NCT05380453）。

■ ⑤その他

　GCAではクローン性造血や免疫老化が関与している可能性があるため、クローン性造血や免疫老化を制御する、あるいは免疫老化した細胞の選択的除去などの治療法も期待される[71]（**図2-3**）。

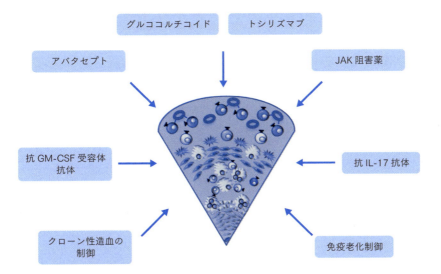

図 2-3 巨細胞性動脈炎に対して期待される新規治療法

📌 おわりに

　本章ではGCAを中心に、大型血管炎の病態について概説した。病態生理を考えると、JAK阻害薬や抗GM-CSF受容体抗体、アバタセプト、抗IL-17抗体などが有効な症例は存在すると考えられるため、現在進行中の臨床研究の結果に期待したい。ただし、JAK阻害薬を含め、新規薬剤を用いる場合には、投与前のリスク評価を十分に行ってから使うことが望ましい。今後のエビデンスの確立が望まれる。

参考文献

1) Jennette JC, et al. Arthritis Rheum. 2013; 65: 1-11. PMID: 23045170
2) Voigt H, et al. Hautarzt. 1990; 41: 569-573. PMID: 2258300
3) Sugiyama K, et al. Jpn J Ophthalmol. 2009; 53: 81-91. PMID: 19333690
4) Weyand CM, et al. N Engl J Med. 2003; 349: 160-169. PMID: 12853590
5) Weyand CM, et al. N Engl J Med. 2014; 371: 1653. PMID: 25337759
6) Dejaco C, et al. Ann Rheum Dis. 2023; 82: 556-564. PMID: 36600183
7) Ponte C, et al. Ann Rheum Dis. 2022; 81: 1647-1653. PMID: 36351706
8) De Miguel E, et al. RMD Open. 2022; 8: e002507. PMID: 36597988
9) Weyand CM, et al. Nat Rev Rheumatol. 2013; 9: 731-740. PMID: 24189842
10) Han JW, et al. Circ Res. 2008; 102: 546-553. PMID: 18202318
11) Ma-Krupa W, et al. J Exp Med. 2004; 199: 173-183. PMID: 14734523

12）Deng J, et al. Circulation. 2010; 121: 906-915. PMID: 20142449

13）Rodríguez-Pla A, et al. Circulation. 2005; 112: 264-269. PMID: 15998676

14）Wagner AD, et al. J Clin Invest. 1994; 94: 1134-1140. PMID: 8083354

15）Watanabe R, et al. Circ Res. 2018; 123: 700-715. PMID: 29970365

16）Jiemy WF, et al. Clin Transl Immunology. 2020; 9: e1164. PMID: 32884747

17）Kaiser M, et al. Am J Pathol. 1999; 155: 765-774. PMID: 10487834

18）Watanabe R, et al. Front Immunol. 2022; 13: 859502. PMID: 35967455

19）Parreau S, et al. Ann Diagn Pathol. 2021; 52: 151728. PMID: 33798926

20）Zhang H, et al. Proc Natl Acad Sci U S A. 2017; 114: E970-E979. PMID: 28115719

21）Sun L, et al. Front Immunol. 2022; 13: 823853. PMID: 35154143

22）Terrier B, et al. Arthritis Rheum. 2012; 64: 2001-2011. PMID: 22147555

23）Desbois AC, et al. Arthritis Rheumatol. 2021; 73: 1233-1243. PMID: 33538119

24）Ohtsuki S, et al. Cell Rep Med. 2023; 4: 101012. PMID: 37075705

25）Watanabe R, et al. Front Immunol. 2022; 13: 923582. PMID: 35784327

26）Wang L, et al. JCI Insight. 2020; 5: e139163. PMID: 32960815

27）Weyand CM, et al. J Exp Med. 1994; 179: 951-960. PMID: 8113687

28）Bubak AN, et al. Neurol Neuroimmunol Neuroinflamm. 2021; 8: e0178. PMID: 34493606

29）Gilden D, et al. Neurology. 2015; 84: 1948-1955. PMID: 25695965

30）Nagel MA, et al. JAMA Neurol. 2015; 72: 1281-1287. PMID: 26349037

31）Jones D, et al. J Virol. 2016; 90: 10527-10534. PMID: 27630241

32）Muratore F, et al. Semin Arthritis Rheum. 2017; 47: 235-240. PMID: 28274481

33）Procop GW, et al. Pathog Immun. 2017; 2: 228-238. PMID: 28758156

34）Saadoun D, et al. Arthritis Rheumatol. 2015; 67: 1353-1360. PMID: 25604824

35）Kermani TA. Int J Rheum Dis. 2019; 22 Suppl 1: 41-48. PMID: 29624864

36）Watanabe R, et al. Curr Rheumatol Rep. 2020; 22: 68. PMID: 32845392

37）Akiyama M, et al. Front Immunol. 2021; 11: 621098. PMID: 33717054

38）Jaiswal S, et al. N Engl J Med. 2017; 377: 111-121. PMID: 28636844

39）Belizaire R, et al. Nat Rev Immunol. 2023; 23: 595-610. PMID: 36941354

40）Gutierrez-Rodrigues F, et al. Ann Rheum Dis. 2024; 83: 508-517. PMID: 38049983

41）Hellmich B, et al. Ann Rheum Dis. 2020; 79: 19-30. PMID: 31270110

42）Nakaoka Y, et al. Ann Rheum Dis. 2018; 77: 348-354. PMID: 29191819

43）Stone JH, et al. N Engl J Med. 2017; 377: 317-328. PMID: 28745999

44）Samson M, et al. Clin Transl Immunology. 2021; 10: e1332. PMID: 34532040

45）Zhang H, Wet al. Circulation. 2018; 137: 1934-1948. PMID: 34532040

46）Vieira M, et al. J Autoimmun. 2022; 127: 102796. PMID: 35123212

47）Régnier P, et al. Ann Rheum Dis. 2020; 79: 951-959. PMID: 32213496

48）Corbera-Bellalta M, et al. Ann Rheum Dis. 2022; 81: 524-536. PMID: 35045965

49）Terao C, et al. Am J Hum Genet. 2013; 93: 289-297. PMID: 23830516

50）Terao C, et al. Proc Natl Acad Sci U S A. 2018; 115: 13045-13050. PMID: 30498034

51）Kadoba K, et al. Sci Rep. 2021; 11: 13667. PMID: 34211061

52）Nakajima T, et al. Arthritis Res Ther. 2017; 19: 197. PMID: 28874185

53）Watford WT, et al. Immunol Rev. 2004; 202: 139-156. PMID: 15546391

54）Rathore U, et al. Clin Rheumatol. 2022; 41: 33-44. PMID: 34729652

55）Watanabe R, et al. Front Immunol. 2022; 13: 881705. PMID: 35432355

56）Eriksson P, et al. Front Immunol. 2023; 14: 1187584. PMID: 37304255

57）Kuwabara S, et al. Ann Rheum Dis. 2020; 79: 1125-1126. PMID: 32213500

58）Li J, et al. Rheumatology (Oxford). 2020; 59: e95-e98. PMID: 32591815

59）Prigent K, et al. Clin Nucl Med. 2022; 47: 234-235. PMID: 34653043

60）Régent A, et al. Rheumatology (Oxford). 2021; 60: e389-e391. PMID: 34247230

61）Sato S, et al. Rheumatology (Oxford). 2020; 59: 1773-1775. PMID: 31776552

62）Koster MJ, et al. Ann Rheum Dis. 2022. PMID: 34247230

63）Kong X, et al. Ann Rheum Dis. 2022; 81: 117-123. PMID: 34362744

64）Murray PJ, et al. Nat Rev Immunol. 2011; 11: 723-737. PMID: 21997792

65）Cid MC, et al. Ann Rheum Dis. 2022; 81: 653-661. PMID: 35264321

66）Alibaz-Oner F, et al. Clin Exp Rheumatol. 2015; 33(2 Suppl 89）: S-32-35. PMID: 25436391

67）Fukui S, et al. Sci Rep. 2019; 9: 688. PMID: 35264321

68）Langford CA, et al. Arthritis Rheumatol. 2017; 69: 837-845. PMID: 28133925

69）Langford CA, et al. Arthritis Rheumatol. 2017; 69: 846-853. PMID: 28133931

70）Venhoff N, et al. Trials. 2021; 22: 543. PMID: 34404463

71）Watanabe R, et al. Front Aging Neurosci. 2022; 14: 843305. PMID: 35493934

（渡部　龍）

第**3**章

全身性エリテマトーデス

01 全身性エリテマトーデスにおける免疫異常の概略

> **point**
>
> ▶ 全身性エリテマトーデス（SLE）の病態には自然免疫と獲得免疫の両者の異常が関与しており、互いに増悪させている。
>
> ▶ SLE では T 細胞、B 細胞に異常が認められ、Tph[1]、ABCs[2] が近年のトピックスの一つである。
>
> ▶ 病態の理解が治療標的の同定、ひいては新規治療薬の開発に繋がっている。

はじめに

SLEは、自己免疫疾患のプロトタイプとも言える、多彩な自己免疫現象によって特徴づけられる疾患である。本節では、免疫学的異常の観点からその病態を概説し、それらが治療標的となっていることを説明したい。

SLEのオーバービュー

①SLEの予後と治療の変遷

SLEは、自己免疫疾患の代表とも言える、多彩な自己免疫現象と臓器障害を特徴とする疾患である。現代の状況からは想像しづらいだろうが、無治療では致死

1　Tph（peripheral helper T cells）：CXCL13 を産生する PD-1^{hi}CXCR5$^-$CD4$^+$T 細胞。Tfh と異なり Bcl6 を発現しないが、B 細胞ヘルプ機能を有する。リンパ濾胞外での B 細胞の成熟に関与する。

2　ABCs（age-associated B cells）：加齢や自己免疫などで増加する、CD11c や T-bet の発現で特徴付けられる B 細胞のサブセット。ヒトでは CD27$^-$IgD$^-$ の double negative（DN）サブセットのうち CXCR5$^-$ の DN2 が ABCs に相当するとされている。

性の疾患であり、1950年代には4年生存率が51％と報告されていた[1]。副腎皮質ステロイドが臨床応用されるようになり、1970年代から1980年代にかけて生命予後が著明に改善した[2]。その後、免疫抑制薬や生物学的製剤の登場といった治療の進歩により、寛解あるいは低疾患活動性、ひいては臓器障害の予防が治療目標とされるようになってきた[3]。現在ではステロイドもできるだけ減量することが推奨されており、プレドニゾロン（PSL）5 mg/day以下、さらには可能なら中止することが望まれるまでになっている[3]。まさに隔世の感があるが、治療の進歩には病態の理解が欠かせない。

■ ②SLE病態を理解するための免疫系オーバービュー

SLEの病態には自然免疫（innate immunity）の異常と獲得免疫（adaptive immunity）の異常が関与している[4, 5]。ここでは主要な登場人物を概説したい（**図3-1**）。自然免疫は好中球、単球／マクロファージ、樹状細胞、形質細胞様樹状細胞（pDC）などの免疫細胞が担当している。病原微生物に特定のパターンを認識することで速やかに反応を起こす。パターン認識を司るセンサーの中でも、Toll-like receptor（TLR）ファミリーは重要な受容体であり、中でもTLR3、TLR7、TLR8はRNAを、TLR9はDNAを認識する[6]。

自然免疫系の細胞である樹状細胞などの抗原提示細胞がHLA分子に抗原ペプチドを乗せて提示する。T細胞はT細胞受容体（TCR）によってペプチド/HLA複合体を認識する。この際、抗原提示細胞からの補助刺激を受けることでT細胞の活性化が起こる。CD4$^+$T細胞には様々なサブセットが存在し、エフェクターとして各種サイトカインを産生するTh1、Th2、Th17などがある。

B細胞はB細胞受容体（BCR）によって抗原刺激を受けるが、T細胞と同様、補助刺激を受けることで活性化する。活性化したB細胞は胚中心でTfhからの刺激を受けて形質細胞やメモリー B細胞に分化する。濾胞外で形質芽細胞へと分化する経路も存在する。

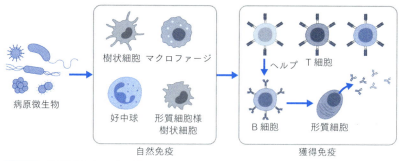

図3-1 免疫系のオーバービュー

③SLE病態のオーバービュー

　SLEは他の多くの自己免疫疾患と同様、多因子疾患である。SLEの発症リスクとなる遺伝子多型には様々なものが知られている。興味のある方は文献[4,7,8]を参照いただきたい。核酸の分解、死細胞のクリアランスに関わる遺伝子や、自然免疫、獲得免疫の異常に関与する遺伝子が同定されている。

　さらに種々の環境因子の影響が知られている。最も有名なものは紫外線で、細胞死の増加、DNA損傷がSLE病態を悪化させると考えられている。その他、喫煙、感染症（EBウイルスなど）、薬剤（プロカインアミド、ヒドララジン、TNF阻害薬など）などの環境因子がある[5]。

　SLEではアポトーシスの障害や、死細胞のクリアランス低下が起こっていることが報告されている。好中球細胞外トラップ（NETs）の増加、およびNETs分解能の低下も示されており、NETsにも核酸が含まれる。死細胞由来の核酸（DNA、RNA）がTLRを介して主にpDCを刺激し、Ⅰ型IFN産生が誘導されると考えられている（**図3-2**）[9]。近年、単球や上皮細胞などもⅠ型IFNのソースとして重要である可能性が示唆されている[10,11]。Ⅰ型IFNは自然免疫系、獲得免疫系の様々な免疫細胞を活性化する、SLE病態の中心となるサイトカインと言える。死細胞由来の核内抗原が抗原提示細胞によってT細胞に提示され、サイトカインやT-B interactionによってB細胞が活性化され、自己抗体が産生される。抗DNA抗体とDNAによって形成された免疫複合体は、腎炎などの臓器障害を引き起こすのみならず、TLRを介したpDCからのⅠ型IFN産生を誘導することで、病態の悪循環を形成していく[4]。

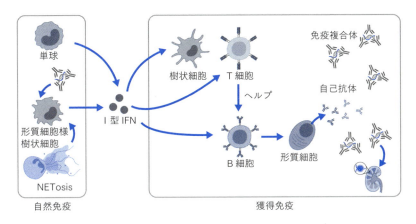

図3-2 SLEの免疫学的異常のオーバービュー

📌 SLEにおける自然免疫の異常

①SLEにおける細胞死の異常

　SLEでは、細胞死の異常がその病態形成に関与していると考えられている[12]。細胞死にはアポトーシス、ネクローシス、ネトーシスなど様々な形態があるが、ここではまずアポトーシスに焦点を当てる。アポトーシスは、端的に言うならば静かな細胞死であり、DNAが断片化され、フォスファチジルセリンなどのいわゆる「eat me」シグナルを出すことでマクロファージによって貪食され、炎症を惹起せずに処理される。SLEではリンパ球、好中球などの免疫細胞のアポトーシスが増加していると報告されている[13]。これに加えて、SLE患者ではアポトーシス細胞のクリアランスが低下している[14]。このため、アポトーシス細胞が適切に処理されず、核酸を含む細胞のデブリが蓄積することとなる（図3-3）。

②SLEにおける核酸センサー

　前述のように、TLRは核酸を検知する受容体であり、免疫細胞で発現している。中でも、pDCとB細胞で発現しているTLR7は、遺伝子多型が疾患感受性と関連していることが知られている[4]。TLR7の機能亢進型の変異によりSLEを発症したケースが報告され[15]、SLE病態におけるTLR7の役割が注目されている。TLR7アゴ

ニストであるイミキモドの塗布によってマウスでSLE様病態が誘発される[16]ことも、SLEへのTLR7の関与を支持している（図3-3）。

細胞質内の核酸センサーもSLE病態に関連している（図3-3）。細胞質内にはRNAセンサーであるRIG-I、*IFIH1*（MDA5）、LGP2があり、IFNや炎症性サイトカイン産生を更新させる[17]。特に、*IFIH1*の遺伝子多型はSLEと関連している[4]。マクロファージなどに発現しているDNAセンサーであるcGAS-STING経路の関与も示唆されている[18]。SLE患者血清中には核酸を含む細胞外小胞が含まれ、cGAS-STING経路を介してpDCからⅠ型IFNが産生されることが報告されている[19]。

③SLEにおける好中球

SLE患者の血中には低密度顆粒球（low density granulocytes: LDGs）が増加していると報告されている[20]。SLE患者のLDGsはNETosisを起こしやすく[20]、この際放出されるNETsにはdsDNAやシトルリン化ヒストンが含まれている。NETsはTLR9を介してpDCからのⅠ型IFN産生を刺激し[20]、さらにⅠ型IFNが好中球からのNETs放出を促すことから、悪循環が形成される（図3-3）。

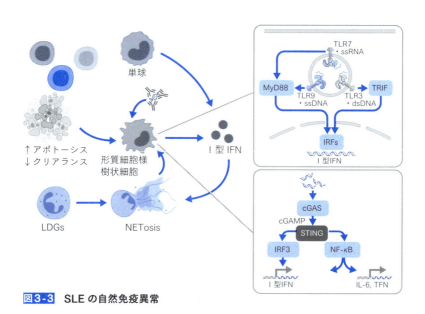

図3-3　SLEの自然免疫異常

SLEにおける獲得免疫の異常

①SLEにおけるT細胞

　SLEと言えばB細胞の異常を想起する読者も多いのではないかと思うが、T細胞にも異常があることがわかっている。古くはSLEのモデルマウスであるNZB/WF1マウスにT細胞を標的とした抗体を投与すると表現系が改善することが示されている[21]。近年ではSLE患者ではRo（SS-A）抗原やLa（SS-B）抗原に特異的な活性化CD4[+]T細胞が増加していることも報告されている。活動性のループス腎炎患者の尿には自己反応性CD4[+]T細胞が増加している[22]ことからも、CD4[+]T細胞の病態への関与が示唆される。

　B細胞の抗体産生細胞への分化には前述のTfhが重要であるが、SLEを含む自己免疫疾患では末梢でB細胞の分化を誘導するTphが増加することがわかってきている[23]。Tphの割合は後述するage-associated B cells（ABCs）の割合とよく相関する[24]。さらに、TphはvitroでB細胞を形質芽細胞に分化することができ[24]、SLEにおける自己抗体産生への寄与が示唆される（図3-4）。

②SLEにおけるB細胞

　自己抗体の産生がSLEの特徴の一つであることから明らかなように、自己反応性B細胞はSLEの病態で大きな役割を担っている（図3-4）。B細胞の重要性は、抗CD20抗体であるリツキシマブの治療抵抗SLEへの有用性（本邦では難治性ループス腎炎に承認された）や、抗CD19 CAR-T細胞の効果[25]からも見て取れる。

　前述のABCsは、加齢や自己免疫などで増加する、CD11cやT-betの発現で特徴付けられるB細胞のサブセット[26, 27]である。ヒトではCD27[-]IgD[-]のdouble negative（DN）サブセットのうちCXCR5-のDN2がABCsに相当するとされており、SLE患者で増加している[28]。DN2の割合は疾患活動性指標であるSLEDAIや自己抗体価と相関することから[28]、病態への関与が示唆される。

　B細胞の生存や分化を補助するサイトカインであるBAFF（BLys）もSLEに関与している（図3-4）。ループスモデルマウスであるMRL/lprマウスの血清や腎臓ではBAFF発現が亢進しており[29]、SLE患者の血清BAFFは健常人より高値で、抗DNA抗体価と相関する[30]。抗BAFF抗体であるベリムマブはSLEの疾患活動性を

低下し、ステロイド減量効果も示され[31]、SLEに対する初の生物学的製剤として承認され、本邦でも使用されている。

抗体産生細胞として、形質芽細胞と長期生存形質細胞（long-lived plasma cells）の両者がSLEで自己抗体を産生している。形質芽細胞は活動期のSLE患者では末梢血中に存在しており、抗ds-DNA抗体を産生していると考えられている[32]。抗ds-DNA抗体が治療によって疾患活動性と相関して低下する理由は、形質芽細胞がステロイドなどの免疫抑制療法によって減少することで説明できる。一方、抗Sm抗体や抗RNP抗体、抗Ro（SS-A）抗体などの核抗原に対する自己抗体は、骨髄内に存在する長期生存形質細胞によって産生されているという見解が一般的である[33]。これらの自己抗体がステロイドなどの治療によってもあまり低下しないのは、長期生存形質細胞が免疫抑制療法によって影響を受けにくいためであると理解できる。長期生存形質細胞はCD19やCD20も発現しないので、リツキシマブなどのB細胞枯渇療法にも抵抗性である。

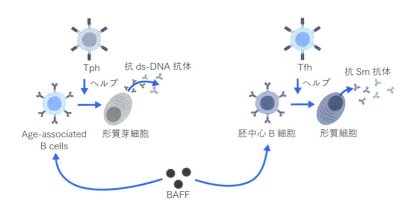

図3-4 SLEの獲得免疫異常

③SLEにおける自己抗体

自己抗体に病原性があるかどうかはしばしば議論となるところである。特に膠原病では、自己抗体の存在は自己免疫現象の証明であり、診断に非常に重要であるが、その病原性が明らかになっていない疾患も多い。

SLEにおいては、抗ds-DNA抗体は病原性を有すると考えられている。皮膚や

腎糸球体などの臓器で、免疫複合体が沈着して炎症・臓器障害が引き起こされるが、この免疫複合体は主にDNAと抗ds-DNA抗体によって形成されていると思われる[34]。さらに、これらの免疫複合体はpDCなどに取り込まれることでエンドソームにあるTLRを刺激し、IFN産生を引き起こすことで免疫応答を増悪させる[35]。

精神神経ループス（NPSLE）も、自己抗体との関連が示唆されている[36]。抗NMDAR抗体は、脳脊髄液中の抗体の存在が症状と関連し、マウスへの髄腔内投与で神経症状を起こすことが示されており、病原性が示唆される[37]。血液中の抗リボソーマルP抗体陽性は、NPSLEとの関連が認められるだけでなく、マウスの大脳辺縁系に結合することや[38]、in vitroで単球のTNF産生を誘導することも示されており[39]、病態との関わりが示唆されている。

🔍 SLEの病態から考える治療標的

ここまで紹介してきた病態に関与する免疫異常は、すなわちSLEの治療標的となる部分である。

Ⅰ型IFN受容体抗体であるアニフロルマブは、活動性のSLEに対して有効であることが示され[40]、本邦でも承認された。前述のようにⅠ型IFNは自然免疫と獲得免疫をつなぐサイトカインであり、ここをブロックすることは理に適った戦略である。IFNを含むサイトカインを阻害する戦略として、JAK阻害薬/TYK2阻害薬の有効性も有望視されている[41]。

T細胞を標的とした治療として、low-dose IL-2療法を紹介したい。これは、IL-2を投与することでTregを増やし、自己免疫を制御するという戦略である。Phase 2 trialで有効性を示唆する結果が得られており[42]、新しい治療戦略として期待されている。

B細胞を標的とした治療については、前述の通り、抗BAFF抗体（ベリムマブ）、抗CD20抗体（リツキシマブ）が保険承認されている。CD19-CAR-T細胞療法の有用性も先述した通りである。その他に、BCR下流のシグナルを伝えるブルトン型チロシンキナーゼ（BTK）を標的とした、BTK阻害薬も期待されたが、phase 2 trialでは有効性が示されなかった[43]。前述のように免疫抑制療法やCD19、CD20を標的とした治療に抵抗性の形質細胞を標的とした治療として、形質細胞に発現するCD38に対する抗体による形質細胞枯渇療法が考えられる。抗CD38抗体（ダラツズマブ）が治療抵抗性SLEに対して有効性を示したことが報告されており[44,45]、今

後の新たな治療戦略として期待される。

おわりに

SLEの病態について、免疫学的異常にフォーカスして解説した。SLEでは自然免疫、獲得免疫の両者に異常があり、その両者が互いに病態を増悪させる悪循環が起こっている。これらの病態の理解が、新規治療の開発に繋がっている。本稿が、個々の症例の病態の把握にも役立てば幸いである。

参考文献

1）Merrell M, et al. J Chronic Dis. 1955; 1: 12-32. PMID: 13233308
2）Urowitz MB, et al. J Rheumatol. 2008; 35: 2152-2158. PMID: 18793004
3）Fanouriakis A, et al. Ann Rheum Dis. 2024; 83: 15-29. PMID: 37827694
4）Crow MK. Ann Rheum Dis. 2023; 82: 999-1014. PMID: 36792346
5）Kaul A, et al. Nat Rev Dis Primers. 2016; 2: 16039. PMID: 27306639
6）Fitzgerald KA, et al. Cell. 2020; 180: 1044-1066. PMID: 32164908
7）Guga S, et al. Expert Rev Clin Immunol. 2023; 19: 1247-1258. PMID: 37496418
8）Demkova K, et al. Rheumatology (Oxford). 2023; 62(Suppl 1): i15-i21. PMID: 36583554
9）Savarese E, et al. Blood. 2006; 107: 3229-3234. PMID: 16368889
10）Cros J, et al. Immunity. 2010; 33: 375-386. PMID: 20832340
11）Gao D, et al. Proc Natl Acad Sci U S A. 2015; 112: E5699-5705. PMID: 26371324
12）Mistry P, et al. Clin Immunol. 2017; 185: 59-73. PMID: 27519955
13）Pieterse E, et al. Front Immunol. 2014; 5: 164. PMID: 24782867
14）Herrmann M, et al. Arthritis Rheum. 1998; 41: 1241-1250. PMID: 9663482
15）Brown GJ, et al. Nature. 2022; 605: 349-356. PMID: 35477763
16）Yokogawa M, et al. Arthritis Rheumatol. 2014; 66: 694-706. PMID: 24574230
17）Schlee M, et al. Nat Rev Immunol. 2016; 16: 566-580. PMID: 27455396
18）An J, et al. Arthritis Rheumatol. 2017; 69: 800-807. PMID: 27863149
19）Kato Y, et al. Ann Rheum Dis. 2018; 77: 1507-1515. PMID: 29945921
20）Villanueva E, et al. J Immunol. 2011; 187: 538-552. PMID: 21613614
21）Wofsy D, et al. J Exp Med. 1985; 161: 378-391. PMID: 3919141
22）Abdirama D, et al. Kidney Int. 2021; 99: 238-246. PMID: 32592813
23）Marks KE, et al. Immunol Rev. 2022; 307: 191-202. PMID: 35103314
24）Bocharnikov AV, et al. JCI Insight. 2019; 4: e130062. PMID: 31536480
25）Mackensen A, et al. Nat Med. 2022; 28: 2124-2132. PMID: 36109639
26）Hao Y, et al. Blood. 2011; 118: 1294-1304. PMID: 21562046
27）Rubtsov AV, et al. Blood. 2011; 118: 1305-1315. PMID: 21543762
28）Jenks SA, et al. Immunity. 2018; 49: 725-739. e6. PMID: 30314758
29）Kang S, et al. J Immunol. 2017; 198: 2602-2611. PMID: 28235864
30）Zhang J, et al. J Immunol. 2001; 166: 6-10. PMID: 11123269
31）Zhang F, et al. Ann Rheum Dis. 2018; 77: 355-363. PMID: 29295825
32）Szelinski F, et al. Curr Opin Rheumatol. 2022; 34: 125-132. PMID: 34939607

33) Pisetsky DS, et al. Nat Rev Rheumatol. 2020; 16: 565-579. PMID: 32884126

34) Podolska MJ, et al. J Inflamm Res. 2015; 8: 161-171. PMID: 26316795

35) Barrat FJ, et al. J Exp Med. 2005; 202: 1131-1139. PMID: 16230478

36) Schwartz N, et al. Nat Rev Rheumatol. 2019; 15: 137-152. PMID: 30659245

37) Kowal C, et al. Proc Natl Acad Sci U S A. 2006; 103: 19854-19859. PMID: 17170137

38) Katzav A, et al. Arthritis Rheum. 2007; 56: 938-948. PMID: 17328071

39) Nagai T, et al. Mod Rheumatol. 2011; 21: 57-62. PMID: 20824297

40) Morand EF, et al. N Engl J Med. 2020; 382: 211-221. PMID: 31851795

41) Ma L, et al. Autoimmun Rev. 2023; 22: 103440. PMID: 37678618

42) Humrich JY, et al. Ann Rheum Dis. 2022; 81: 1685-1694. PMID: 35973803

43) Wallace DJ, et al. ACR Open Rheumatol. 2023; 5: 38-48. PMID: 36530019

44) Ostendorf L, et al. N Engl J Med. 2020; 383: 1149-1155. PMID: 32937047

45) Roccatello D, et al. Nat Med. 2023; 29: 2041-2047. PMID: 37563241

（日和　良介）

02 全身性エリテマトーデスにおける 細胞内代謝の病態関与

point

▶ 細胞内代謝には、主に解糖系、グルタミンなどのアミノ酸代謝、脂肪酸代謝 などがある。

▶ 細胞により、どの細胞内代謝を好んで使用するかが異なり、治療ターゲット となりうる。

▶ 全身性エリテマトーデス（systemic lupus erythematosus: SLE）において解 糖系、グルタミン代謝の阻害や抗炎症性代謝産物であるイタコン酸等により、 モデルマウスの疾患活動性を低下させることが明らかとなっており、今後の 治療応用が期待される。

はじめに

全身性エリテマトーデス（systemic lupus erythematosus: SLE）は樹状細胞、 T細胞、B細胞などに起因する多彩な免疫異常を背景に自己抗体が産生され、免疫 複合体が沈着することで皮膚、腎臓、脳など全身の臓器障害が起こる自己免疫性 疾患である[1]。近年、細胞内でどのように代謝産物が使用/代謝されるか(細胞内代 謝）が、細胞毎に異なることが明らかとなり、それが治療ターゲットとなりうる ことが明らかとなった。本節ではSLEを中心に自己免疫疾患の病態における細胞 内代謝の役割について概説する。

全身性エリテマトーデス（SLE）の病態

①SLEの特徴

SLEの男女比は1：9と女性に多く、好発年齢は20 〜 40歳代で、有病率は10万 人当たり20 〜 150人である[1]。筆者たちのコホートではSLE発症時に24.5%がルー プス腎炎、18.5%が漿膜炎、12%が精神神経ループスを合併していた[2]。また、腎 生検を施行しループス腎炎と診断された患者の10年生存率は95.7%、標準化死亡 比は3.59と一般人口と比較し生命予後は不良であった[3]。近年、様々な免疫抑制薬

や生物学的製剤が開発され、SLEの予後は改善している。しかし、未だ難治例やグルココルチコイド（ステロイド）依存性の患者は多く、その副作用に苦しむ患者が多い。そのためSLEの新たな病態解明と既存薬とは異なる新たな治療標的の開発が望まれている。

■ ②SLEの病態

SLEは遺伝的素因を背景として、感染症、紫外線、女性ホルモン、薬物などの環境因子が加わって発症すると考えられている。一卵性双生児の一方がSLEであった場合、他方がSLEを発症する確率は25-50％程度であることからも、環境因子の重要性が示唆される[1,4]。これまでにゲノムワイド関連解析などにより、SLEに関連する遺伝子領域が報告されている[1]。SLEに関連する遺伝子バリアントには*C1q*、*C4*、*IKZF1*、*IRF5*、*IRF7*、*PTPN22*、*STAT1*、*STAT4*、*TLR7*などが報告されている。これらはSLEの病態に関与すると考えられている補体活性やIFNなどのサイトカイン、アポトーシスした細胞のクリアランスと関わっているものも含んでいる点で大変興味深い[1]。また、SLEモデルマウスの一つであるMRL/*lpr*マウスはアポトーシス異常マウスである。近年好中球細胞外トラップス（NETs）の異常も報告され、SLEでは細胞死の異常や細胞死後の核やDNAの分解異常も病態に関わっていると考えられる。

SLEでは抗核抗体、抗ds-DNA抗体を含む多彩な自己抗体が産生され、それらが補体などと免疫複合体を作り、組織障害を起こすと考えられている。自己抗体を産生するB細胞や形質芽細胞、形質細胞などの活性化が多数報告され、ベリムマブやリツキシマブなどのB細胞を標的とした治療薬も使用されている[1]。またSLE患者のT細胞ではTh1、Th17[1]、Tfhの活性化、ならびにTregの機能異常が報告されている[1]。Ⅰ型IFNを産生する形質細胞様樹状細胞の異常活性化もSLEの病態に重要であり、Ⅰ型IFNを阻害するアニフロルマブが現在保険適用となっている。このようにSLEでは様々な免疫細胞が病態に関わっているが、近年、これらの細胞の活性化、増殖等に細胞内代謝が重要であることが明らかとなった。

1　Th17：IL-17 というサイトカインを産生する CD4 陽性 T 細胞である。SLE でも Th17 の割合の増加が報告されており、その他にも乾癬、脊椎関節炎、多発性硬化症、強皮症など様々な自己免疫疾患の病態に関わっている。

全身性エリテマトーデスにおける細胞内代謝の役割

①細胞内代謝の主要経路

細胞内代謝には、主に解糖系、グルタミンなどのアミノ酸代謝、脂肪酸代謝などがある[5]。多くはTCAサイクル（クエン酸回路）へと進み、電子伝達系を介しATPを作り出すことで細胞に必要なエネルギーを産生する。解糖系などの細胞内代謝の研究は100年以上前から行われていたが、ここ15年ほどで細胞内代謝の研究が急速に発展した。その理由は、「細胞外フラックスアナライザー」という生きた細胞の代謝状態をリアルタイムに測定できる機器が開発されたことや、放射性同位元素を用いた代謝産物の測定手法の確立、より微量でメタボロミクス解析が可能となった技術革新によるものと考えられる。

解糖系やTCAサイクルなどの細胞内代謝は細胞の生存、活性化、分化、機能を制御するが[5]、興味深いことに、免疫細胞ごとに使用する代謝経路が異なる。例えばT細胞では、Th1、Th2、Th17細胞などのエフェクターT細胞サブセットは主に解糖系を利用し、ナイーブT細胞、Treg、メモリーT細胞は脂肪酸酸化とTCAサイクルを介した電子伝達系、酸化的リン酸化（oxidative phosphorylation: OXPHOS）を好んで使用する[5]。このように細胞により細胞内代謝経路への依存度が異なることは、細胞内代謝が治療ターゲットとなることを大いに期待させるものである。主要なSLEの細胞内代謝の特徴を図3-5に示す。

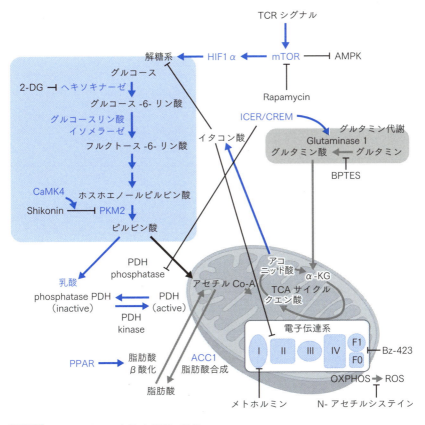

図3-5 SLEにおける細胞内代謝の特徴

主に解糖系、グルタミン代謝を利用する。mTORとHIF1αの活性が上昇することで解糖系が促進される。Th17細胞では、CaMK4とICER/CREMの発現が増加する。CaMK4はPKM2と結合し、PKMの酵素活性を上昇させ、Th17細胞での解糖系を促進する。ICERは、glutaminase 1の発現を高め、Th17細胞においてグルタミン代謝を亢進させる。青い矢印や文字は「増強／活性化」を、黒の矢印は「抑制／不活性化」を示す。

ACC1: acetyl-CoA carboxylase 1
α-KG: α-ketoglutarate
AMPK: adenosine monophosphate activated protein kinase
BPTES: Bis-2-(5-phenylacetamido-1,3,4-thiadiazol-2-yl) ethyl sulfide
CaMK4: calcium/calmodulin–dependent protein kinase IV
CREM: cAMP response element modulator
HIF1α: hypoxia inducible factor 1 alpha
ICER: inducible cAMP early repressor
mTORC: mammalian target of rapamycin complex
OXPHOS: oxidative phosphorylation
PDH: pyruvate dehydrogenase
PKM2: pyruvate kinase muscle isozyme 2
2-DG: 2-deoxy-d-glucose

■ ②解糖系

　解糖系は、細胞の増殖、ATPの生成などに重要である。解糖系から分岐するペントースリン酸回路は核酸の構成分子であるリボースを産生する代謝経路であり、急速な細胞増殖に必要な構成要素の産生にも重要であることからリンパ球やがん細胞などで好んで利用される。解糖系では、グルコースはピルビン酸に変換され、乳酸脱水素酵素（LDH）により乳酸、あるいはピルビン酸脱水素酵素（PDH）によりアセチルCoAに変換され、最終的にTCAサイクルの燃料となる[6]。注目すべきは、Th17細胞では、LDHの酵素活性が促進される一方でPDH活性は抑制されるため、乳酸への変換が亢進していることである[6]。乳酸はTh17の分化に必須である。Th17は腸などの生体防御に重要な非病原性Th17と自己免疫疾患の発症に関わる病原性Th17に分けられるが、LDHの1つのサブユニットであるLDHAは、特に病原性Th17細胞の分化に不可欠である。

　また、CD4陽性T細胞全体で、グルコーストランスポーター（GLUT）1、3、6、8を含む複数のGLUTが細胞表面に発現しているが、前述の通りTh17細胞はTreg細胞よりも解糖系に依存しているため、細胞表面のGLUT1発現も増加している[7]。GLUT発現と免疫細胞の分化の関わりについては、その欠損モデルと阻害実験によって理解が進んでいる。GLUT1の欠損はTh1およびTh17細胞の分化を抑制するが、Treg細胞の分化には影響を与えず、炎症性腸疾患モデルの疾患活動性を改善させる[8]。さらにGLUT阻害剤であるCG-5は、Th1およびTh17細胞の分化を抑制し、Treg細胞の誘導を促進し、SLEモデルマウスの疾患活動性を改善させる[8]。

　GLUTの阻害のみならず、解糖系酵素を直接阻害する事でTh17の分化を抑制する事も可能である。2-deoxy-d-glucose（2-DG）による解糖系の最初の酵素であるヘキソキナーゼ2の阻害は、Th1とTh17細胞の分化を抑制し、多発性硬化症モデル（EAE）を改善させた[6]。さらに2-DGとミトコンドリア電子伝達系複合体Ⅰ阻害剤であるメトホルミンとの併用療法は、病原性T細胞の細胞内代謝を正常化しSLEモデルマウスの疾患活動性を低下させた[8]。解糖系の最後の酵素であるPyruvate kinase muscle isozyme 2（PKM2）は核内に移動しSTAT3と相互作用して、STAT3の活性化とそれに続くTh17細胞分化の増加をもたらすが[9]、その阻害薬shikoninはTh1、Th17細胞への分化を抑制し、EAEの疾患活動性を改善させる[10]。

さらにPKM2はセリン・スレオニンキナーゼであるカルシウム／カルモジュリン依存性プロテインキナーゼⅣ（CaMK4）と結合するが[10]、CaMK4はSLE由来T細胞で過剰発現し、PKM2とGLUTを介してピルビン酸キナーゼ活性と解糖系を促進させる事が知られている[8, 11]。SLEモデルマウスであるMRL/*lpr*、EAEマウスにおいて、CaMK4を阻害すると疾患活動性が改善する報告がある上[12]、SLE患者のT細胞で健常対照と比較して亢進しているGLUT1の発現も、CaMK4阻害剤は低下させる[13]。

　Glucose phosphate isomerase（Gpi1）も解糖系酵素の一つである（**図3-1**）。驚くべきことにGpi1を欠損させると、非病原性Th17細胞には影響を与えずに、病原性Th17細胞を選択的に抑制できるという[14]。非病原性Th17細胞に対してGpi1を不活性化し解糖系を遮断しても、ペントースリン酸経路とミトコンドリア呼吸の増加によって補完されるが、病原性Th17細胞はミトコンドリア呼吸を制限する低酸素状態と似ており、Gpi1欠損の影響を大きく受ける。Gpi1を阻害する治療は、病原性Th17のみを標的にできるという点で、今後、副作用を最小限に抑えた治療戦略となり得るかもしれない。

　Th17の分化に乳酸が必要と冒頭で述べたが、解糖系の最終段階においてピルビン酸からアセチルCoAではなく、乳酸への変換に傾く大きな要因に、アセチルCoAへ変換する酵素PDHが不活性化していることが条件として挙げられる。PDHの活性は一般的にPDHキナーゼとPDHホスファターゼによって制御されている。すなわちPDHキナーゼがPDH（活性型）をphospho-PDH（不活性型）にリン酸化することでPDH酵素活性が阻害され、PDHホスファターゼが脱リン酸化することでPDH酵素活性が亢進する。Th17では、PDHキナーゼによってPDH（活性型）からphospho-PDH（不活性型）にリン酸化することでPDH酵素活性が阻害される[6]。一方、PDHホスファターゼはPDHホスファターゼ触媒サブユニット2（*PDP2*）遺伝子によって発現が調節されているが、cAMP応答性遺伝子の発現を調節している転写因子であるcAMP response element modulator（CREM）のスプライスバリアントであるCREM*α*とinducible cAMP early repressor（ICER）は*PDP2*プロモーターのcAMP応答エレメントに結合することで、*PDP2*遺伝子の発現を抑制し、PDHホスファターゼ活性を抑制する。CREM*α*とICERは、結果的にPDH酵素活性を低下させ、ピルビン酸を乳酸へと変換させる[15]。興味深いことに、CREM*α*と

ICERは細胞レベルでTh17細胞において増加している[16]。また、SLE患者のメモリー Th17細胞における*PDP2*遺伝子発現は健常ドナーと比較して低下している。これらの要因がSLEにおいてTh17細胞の分化亢進に影響を与えている可能性がある。実際にSLE患者のナイーブCD4陽性 T細胞にPDP2を強制発現させるとTh17細胞の分化が低下した[15]。

　細胞内代謝を解糖系へと傾けるもう一つ重要な制御因子が、Mammalian/mechanistic target of rapamycin complex 1(mTORC1)である。Th1細胞とTh17細胞はmTORC1に依存しているが、この因子は解糖系、脂肪酸合成、メバロン酸経路を促進させ、細胞増殖と細胞内代謝の重要な制御を担っている[17]。T細胞受容体（TCR）シグナルはmTORC1活性化を介して、hypoxia-inducible factor 1 alpha（HIF-1a）を誘導させることで解糖系を持続させる[17]。HIF-1aは正常酸素条件下ではvon Hippel-Lindau E3ユビキチンリガーゼ（VHL）によって分解されるが、Th17細胞では正常酸素条件下でもHIF-1aが過剰発現し、解糖系が亢進する要因となる[18]。 HIF-1aを枯渇させるとTh17が減少し、Treg細胞の分化が促進されるが[18]、mTOR阻害剤であるシロリムスも、SLE患者においてTh17/Tregバランスを改善させ、難治性SLE患者の疾患活動性を改善した報告があり、今後が期待される[8]。

■ ③グルタミン代謝

　解糖系の他に、グルタミン代謝もT細胞を含む増殖する細胞のエネルギー生産、さらにはTh17の分化に重要な役割を担っている[8]。まず、Alanine-serine-cysteine transporter 2（ASCT2）として知られるSLC1A5は、グルタミンを含む中性アミノ酸を細胞内へ取り込むが[8]、Slc1a5の欠損は、Th1およびTh17細胞の分化を抑制する[8]。また、Glutaminaseはグルタミン代謝の最初の酵素であるが、グルタミンをグルタミン酸に変換する。前述した通り、PDHの酵素活性に関わるICERは glutamine 1のプロモーター領域にも結合し、その発現を促進する[19]。その結果、グルタミン酸はさらにGlutamate oxaloacetate transaminase 1（GOT1）によってa-ケトグルタル酸に変換する。グルタミン代謝を阻害する事でSLEの活動性を抑制できる治療に繋がる可能性が示唆されている。例としてGlutamine 1阻害剤であるbis-2-（5-phenylacetamido-1,3,4-thiadiazol-2-yl）ethyl sulfide（BPTES）は、Th17

細胞の分化とMRL/*lpr*、EAEの疾患活動性を低下させる[19, 20]。また、GOT1阻害も、Th17分化を抑制させる[21]。これらの結果からグルタミン代謝阻害薬のSLE治療への期待がもたらされる。

■ ④脂質代謝

脂質代謝も自己免疫疾患の病態に重要である。脂肪酸からアセチルCoAを生成するミトコンドリアの好気性プロセスを脂肪酸酸化、アセチルCoAとnicotinamide adenine dinucleotide phosphate（NADPH）から脂肪酸を作り出すプロセスを「脂肪酸合成」という。脂肪酸合成の律速酵素であるacetyl-CoA carboxylase 1（ACC1）はRORγtの標的遺伝子へのDNA結合を調節し、Th17細胞の分化を促進する[22]。ACC1はセリン・スレオニンキナーゼであるadenosine monophosphate-activated protein kinase（AMPK）によりリン酸化され、ACC活性は低下する。

コレステロールも生体内において重要な脂質の一つである。コレステロールは、hydroxymethylglutaryl-coenzyme A（HMG-CoA）によりアセチルCoAから合成されるが、HMG-CoA還元酵素の阻害剤であるスタチンは、Th17細胞の分化を抑制する[23]。また、コレステロールの中間体や代謝産物はRORγ活性を促進することも明らかとなっている[24]。

また、T細胞の活性化には膜ミクロドメインの一種でスフィンゴ脂質とコレステロールに富む細胞膜上のドメインである**脂質ラフト**[2]が重要である。SLE患者から分離したT細胞ではスフィンゴ脂質の量が上昇しており、それは細胞内脂質代謝を制御するliver X receptor β（LXRβ）の発現量と相関していた[25]。スフィンゴ脂質合成阻害薬であるN-butyldeoxynojirimycinは抗ds-DNA抗体を減少させることが報告されている[23]。またスフィンゴ脂質合成を制御する転写因子であるfriend leukemia integration 1（FLI1）はSLEモデルマウスで発現が亢進しており、そのFli1欠損マウスではSLEモデルマウスの病勢が低下することも明らかとなっている[25]。

2 　脂質ラフト：膜ミクロドメインの一種で、スフィンゴ脂質とコレステロールに富む細胞膜上のドメインである。この部分構造は膜タンパク質あるいは膜へと移行するタンパク質を集積し、膜を介したシグナル伝達、細菌やウイルスの感染、細胞接着あるいは細胞内小胞輸送、さらに細胞内極性などに重要な役割を有する。

■ ⑤その他の代謝経路

その他の代謝経路についても研究が進んでいる。メチオニン代謝は、T細胞のエピジェネティックプログラミング[3]に必須である[26]。活性化したT細胞は、トランスポーターであるSLC7A5を介してメチオニンを利用し、メチル基供与体のS-adenosyl-L-methionine（SAM）を合成する[26]。メチオニンの制限は、T細胞の細胞内SAMとH3K4me3レベルを低下させ、病原性Th17細胞への分化を制限する[26]。EAEの発症と重症度は、食事摂取によるメチオニン制限によって減少するとされている[26]。

また「イタコン酸」というTCAサイクルから派生した生体内代謝産物の添加によりTh17分化が抑制され、Treg分化が促進されることも明らかになった[27]。イタコン酸は解糖系、TCAサイクルいずれも抑制する[27]。さらにメチオニン代謝にも変化を及ぼし、epigenetic変化を起こすことでT細胞分化のマスターレギュレーターであるRORγtやFoxp3などの転写因子の遺伝子への結合を変化させ[27]、SLEモデルマウスやEAEの疾患活動性も低下させた[8, 27]。イタコン酸は抗菌作用、抗ウイルス作用も持っているため、従来の免疫抑制薬の副作用であった易感染性を克服できる治療薬の開発へと繋がるかもしれない。

さらにグルタチオンもSLEの活動性に影響を与えることが報告されている。グルタチオンは、システイン、グルタミン酸、グリシンからなるトリペプチドの抗酸化物質であるが[28]、細胞内の活性酸素レベルを低下させ、Th17細胞の分化を抑制する事が示されている[28]。興味深いことに、SLE患者の末梢血ではグルタチオンが減少することが報告されている[29]。さらにN-acetylcysteine（NAC）は、デノボ還元型グルタチオンの律速成分であるシステインの細胞透過性前駆体であり、グルタチオンレベルを補正する役割があるが[28]、主にT細胞のmTOR経路をブロックすることにより、SLEの疾患活動性を改善し、臓器障害を改善することが示されている[30]。

最後に、電子伝達系の阻害では、前述のようにミトコンドリア電子伝達系複合体Ⅰ阻害剤でもあるメトホルミンと解糖系の共阻害やミトコンドリアF1F0 ATP合成酵素の阻害薬であるBz-423によるSLEモデルマウスの病勢の改善が報告され

3　エピジェネティックプログラミング：DNA メチル化などのエピジェネティック修飾の消去および再構成により細胞の運命変化や初期化を促す生命現象のことである。

ている[31]。

　この様に主要な解糖系やグルタミン代謝、脂質代謝以外にも様々な細胞内代謝経路とその産物がSLEの活動性に影響を与えることが知られてきており、今後の臨床応用が期待される。

🔖 おわりに

　SLEはheterogeneousな疾患であり、症例により症状が異なるだけでなく、どのような細胞がその患者の病態のメインであるか、またその異常の原因についてもheterogeneousであると考えられている。現在の治療方針は最も重篤な臓器病変の種類と重症度によりその治療法が決められているが、今後は患者ごとに違う病態を把握し、治療方針を決める個別化医療が求められる。細胞内代謝が病態に関わっているSLEの症例もあると考えられ、さらなる研究の発展が望まれる。

参考文献

1）Tsokos GC. Nat Immunol. 2020; 21: 605-614. PMID: 32367037
2）Aso K, et al. Lupus. 2020; 29: 1238-1247. PMID: 32635880
3）Kono M, et al. Lupus. 2014; 23: 1124-1132. PMID: 24860121
4）Vukelic M, et al. Immunometabolism. 2020; 2: e200009. PMID: 32257420
5）Kono M, et al. Curr Opin Rheumatol. 2020; 32: 192-199. PMID: 31842032
6）Gerriets VA, et al. J Clin Invest. 2015; 125: 194-207. PMID: 25437876
7）Michalek RD, et al. J Immunol. 2011; 15; 186: 3299-3303. PMID: 21317389
8）Kono M. Immunol Med. 2023; 46: 15-24. PMID: 36326754
9）Damasceno LEA, et al. J Exp Med. 2020; 217: e20190613. PMID: 32697823
10）Kono M, et al. JCI Insight. 2019; 4: e127395. PMID: 31217348
11）Angiari S, et al. Cell Metab. 2020; 31: 391-405 e8. PMID: 31761564
12）Koga T, et al. J Clin Invest. 2014; 124: 2234-2245. PMID: 24667640
13）Koga T, et al. Arthritis Rheumatol. 2019; 71: 766-772. PMID: 30462889
14）Wu L, et al. Cell. 2020; 182: 641-654 e20. PMID: 32615085
15）Kono M, et al. Proc Natl Acad Sci U S A. 2018; 115: 9288-9293. PMID: 30150402
16）Yoshida N, et al. Nat Commun. 2016; 7: 12993. PMID: 27680869
17）Shi LZ, et al. J Exp Med. 2011; 208: 1367-1376. PMID: 21708926
18）Dang EV, et al. Cell. 2011; 146: 772-784. PMID: 21708926
19）Kono M, et al. Proc Natl Acad Sci U S A. 2018; 115: 2478-2483. PMID: 29463741
20）Kono M, et al. Arthritis Rheumatol. 2019; 71: 1869-1878. PMID: 31233276
21）Xu T, et al. Nature. 2017; 548: 228-233. PMID: 28783731
22）Ricciardi S, et al. Cell Metab. 2018; 28: 961. PMID: 30517897
23）Zhang X, et al. J Immunol. 2011; 187: 3431-3437. PMID: 21856936
24）Kanno T, et al. Int Immunol. 2024; 36: 487-496. PMID: 38824406

25) Saadh MJ, et al. Int Immunopharmacol. 2023; 119: 110246. PMID: 37148769

26) Roy DG, et al. Cell Metab. 2020; 31: 250-266. e9. PMID: 32023446

27) Aso K, et al. Nat Commun. 2023; 14: 984. PMID: 36849508

28) Piranavan P, et al. Immunometabolism. 2020; 2: e200012. PMID: 32341806

29) Gergely P Jr, et al. Arthritis Rheum. 2002; 46: 175-190. PMID: 11817589

30) Shah D, et al. Autoimmun Rev. 2013; 12: 741-751. PMID: 23279845

31) Kono M, et al. Front Immunol. 2021; 12: 623844. PMID: 33692797

（河野　通仁）

第4章

抗リン脂質抗体症候群

> **point**
>
> ▶ 抗リン脂質抗体症候群は、動脈血栓症、静脈血栓症、妊娠合併症（不育症、妊娠高血圧症）を特徴とする後天性自己免疫性疾患であり、血液中に抗リン脂質抗体が検出される。
>
> ▶ 単球、血管内皮細胞、血小板好の活性化、好中球細胞外トラップ、補体の活性化が病態に関与している。
>
> ▶ 免疫抑制療法は無効であり、抗血栓療法による2次予防が重要とされているが、全身性エリテマトーデスの新規治療薬が抗リン脂質抗体症候群の治療薬としても期待されている。

はじめに

　全抗リン脂質抗体症候群（antiphospholipid syndrome: APS）は、血中に「抗リン脂質抗体（antiphospholipid antibodies: aPL）」と呼ばれる自己抗体が証明され、動静脈血栓症や妊娠合併症をきたす自己免疫疾患である[1]。全身性エリテマトーデス（SLE）などの自己免疫疾患に伴う「二次性APS（secondary APS: SAPS）」と「原発性APS（primary APS: PAPS）」がある。また、血栓症を呈するAPSは「血栓性APS（thrombotic APS: TAPS）」、妊娠合併症を呈するAPSは「産科的APS（obstetric APS: OAPS）」と呼称される。aPLの検出には凝固時間の延長を利用した機能的にaPLを証明する**ループスアンチコアグラント**[1]（lupus anticoagulant: LA）、または抗原特異的aPLの検出である抗カルジオリピン抗体（anticardiolipin antidbodies: aCL）、抗β2グリコプロテインI（β2glycoprotein I, β2GPI）抗体が用いられる。またホスファチジルセリン依存性抗プロトロンビン抗体（phosphatydileserin dependent antiprothrombin antibodies: aPS/PT）が血栓症や妊娠合併症と強く相関することも知られている[2]。aPLは病原性自己抗体であると考えられており、病態の解明が特異的治療法に直結する可能性がある。

1　ループスアンチコアグラント：抗リン脂質抗体を機能的（リン脂質依存性凝固時間の延長）に検出するアッセイである。ループスアンチコアグラントは、個々の凝固因子活性を阻害することなくリン脂質依存性凝固反応を阻害する免疫グロブリンと定義される。

55

抗リン脂質抗体の病原性と血栓症・妊娠合併症発症のメカニズム

①抗リン脂質抗体による血栓形成の機序（概要）

　抗リン脂質抗体による血栓症の病態には向血栓細胞である血管内皮細胞、単球、血小板の活性化[3]や、好中球細胞外トラップ（NETs）[4]、補体経路の活性化が関与[5]している。血栓形成には抗リン脂質抗体を有している状態「ファーストヒット」と血栓の誘因「セカンドヒット」の2つのステップが必要となる。その他、患者個体が有する血栓リスク因子もまた血栓形成に寄与している[6]。

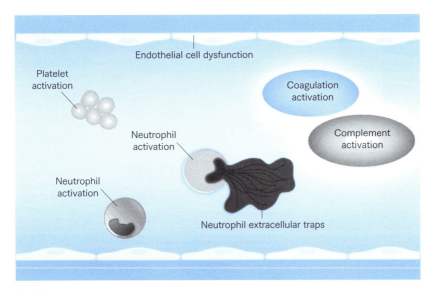

図4-1　抗リン脂質抗体による血栓形成の機序
Fujieda Y, Amengual O. New insights into the pathogenic mechanisms and treatment of arterial thrombosis in antiphospholipid syndrome. Eur J Rheumatol. 2021; 8: 93-99. より引用改変

②抗リン脂質抗体による妊娠合併症の機序（概要）

　流産の発生機序は胎盤や子宮局所の血栓形成亢進に伴う循環不全から、胎盤機

能不全に陥ることが主因と考えられていたが、EUROAPS[7]の胎盤病理データでは、明らかな血栓症を有するのは半数程度であった（胎盤梗塞43％、血栓形成19％）。現在では血栓以外にaPLによる胎盤組織での補体活性化、**アナフィラトキシン**[2]であるC5a、C3aによって惹起される炎症病態が関わっていると考えられている[8]。また近年、絨毛細胞に発現するLDL Receptor Related Protein8（LRP8、APOE receptor2とも呼ばれる）が細胞表面でβ2GPIと相互作用し、aPLの結合によって絨毛細胞の増殖、遊走の抑制、らせん動脈のリモデリングを阻害することが示唆されている[9]。

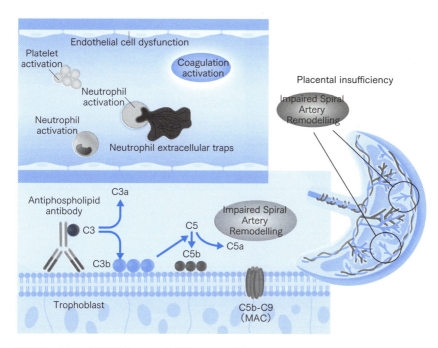

図4-2　抗リン脂質抗体による産科的APSの機序

Alijotas-Reig J, et al. The European Registry on Obstetric Antiphospholipid Syndrome （EUROAPS）: A survey of 1000 consecutive cases. Autoimmun Rev. 2019; 18: 406-414 より引用改変

2　アナフィラトキシン：「補体ペプチド」とも呼ばれ、活性化したC3、C4、C5補体の断片（C3a、C4a、C5a）であり、肥満細胞や好塩基球に作用してヒスタミンを放出させ、血管透過性亢進や平滑筋の収縮を引き起こす。

凝固・線溶系への影響

　aPLの対応抗原は、凝固・線溶系リン脂質結合蛋白（β2GPIやプロトロンビンなど）であることから、凝固・線溶機能への影響についての研究がβ2GPIをメインに行われていた。β2GPIは主に肝で産生される過塩素酸可溶性のタンパクであり、カイロミクロン、超低比重リポ蛋白（VLDL）、高比重リポ蛋白（HDL）とともに超遠心でリポ蛋白分画に含まれることから「アポリポ蛋白H」とも呼ばれた。β2GPIは多様な機能があり、多くはリン脂質結合能に由来する。特に凝固反応系においては、作用点は単一ではなく、プロトロンビン、第X因子、第XII因子、プロテインCなど多岐に及ぶ[10]。 aPLの凝固系への影響として、抗凝固活性を持つプロテインC活性[11-13]、プロテインS活性[14, 15]を抑制すること、線溶系への影響として、PAI-1の発現亢進[16]やリポ蛋白（a）[17]の機能障害を惹起することなどが報告されている。 しかしAPS患者では、①血中β2GPI濃度は必ずしも低下しないこと、②β2GPI欠損者では明らかな血栓傾向を示さないこと[18]、③他の凝固・線溶系異常による血栓性疾患と異なり静脈血栓症のみならず動脈血栓症も発症しうることなどから、aPLによるリン脂質結合蛋白の機能低下や凝固・線溶系に及ぼす影響だけでは病態を十分に説明できない。

■ ①向血栓細胞の活性化

　凝固反応の促進には、凝固線溶タンパク以外にも凝固反応を促進する細胞（procoagulant cells：向血栓細胞）が関与する[18]。aPLは向血栓細胞である血管内皮細胞、単球、血小板を活性化し、外因系凝固因子である**組織因子**[3]（Tissue Factor：TF）や接着因子を誘導することが*In vitro*で証明されている[19, 20]。

　aPLが結合することで血管内皮細胞、単球、血小板のp38 MAPKのリン酸化およびNFκBの核内移行を引き起こし，TFの発現が誘導される[21-23]。また同様の現象は、aPS/PTを用いた刺激系でも認められており[24]、対応抗原が異なる自己抗体が同一の細胞活性化機序を有していることも特徴である。

3　組織因子：活性化凝固第VII因子（第VIIa因子：FVIIa）と複合体を形成して凝固第IX因子（FIX）および凝固第X因子（FX）を活性化する外因系凝固反応の開始因子である。

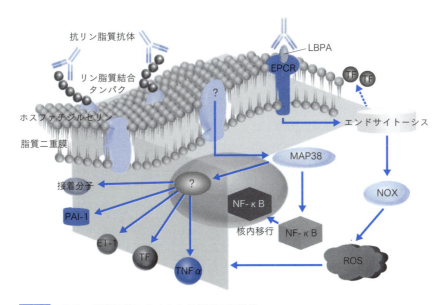

図4-3 抗リン脂質抗体による向血栓細胞の活性化

Atsumi T, et al. Antiphospholipid Syndrome: Pathogenesis. In: Lahita RG, ed. SYSTEMIC LUPUS ERYTHEMATOSUS. 5 ed. San Diego. Academic press. 2011: 945-965. より引用改変

②細胞膜受容体・分子

　aPLによるTFの発現は、aPLの対応抗原であるβ2GPIやプロトロンビンの存在時にのみ認められることから、β2GPIやプロトロンビンはコファクターであり、細胞表面上に受容体分子や共役分子が存在し、aPLによる向血栓細胞活性化が生じると想定されている[25]。まだ正確なメカニズムは解明されていないが細胞表面の分子としては、Toll-like receptor2（TLR2）、TLR4、annexin A2やLRP8が報告されている[3]。また近年、aPLが認識するのは、β2GPIやプロトロンビンではなくエンドソームに局在するlysobiphosphatidic acid（LBPA）であることが報告された。LBPAは炎症状態では、細胞膜上のendothelial protein C receptor（EPCR）を介して細胞表面に提示される。EPCR-LBPAの複合体にaPLが結合すると、複合体がエンドソームに取り込まれ、単球では、TNFや組織因子（TF）の産生を誘導し、樹状細胞ではTLR7/8を介して、IFN-aが誘導され抗体産生を促進することが示された[26]。

補体経路の活性化

①補体活性化と血栓症

　原発性APS患者は非SLE膠原病患者や健常人に比べ、高頻度に低補体血症を認める。低補体血症の患者では血清C3a、C4a値（補体の分解産物）の上昇を認め、補体の活性化が示唆されている[27]。凝固因子および補体蛋白はともにセリンプロテアーゼ[4]を有し、基質特異的な蛋白分解カスケードを構成している点で共通しており、一部が互いの反応経路をバイパスして反応する[28]（図4-4）。C5aは単球・血管内皮細胞や好中球においてTF発現を促進し、補体経路の最終産物である膜侵襲複合体C5b-9はプロトロンビンを分解し、トロンビン産生を亢進する[28]。またトロンビンは、C5をC3の存在下で直接分解しC5aを産生する[29]。いくつかの補体制御蛋白（C4BP、Factor H、DAF、MCPなど）は「short consensus repeat（SCR）」あるいは「スシドメイン」と呼ばれる蛋白モチーフを共有する。これはAPSの主要な対応抗原であるβ2GPIと共通しており、β2GPI自体にも補体制御能を有すると報告されている[30]。以上からaPLはβ2GPI、あるいは補体制御蛋白を介して凝固線溶系のみならず補体経路を同時に活性化している可能性がある。

4　セリンプロテアーゼ：セリン残基をもつプロテアーゼ（タンパク質分解酵素）であり、活性型セリンプロテアーゼによる逐次的な活性化反応は「カスケード」とも呼ばれ、凝固カスケード、補体カスケードを構成している。

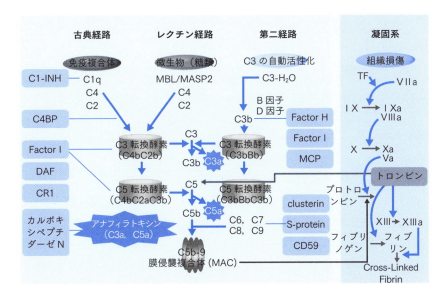

図4-4 補体経路と凝固経路のクロストーク
大隈浩一, 他. 血液凝固系と補体系のクロストーク. 血栓止血誌. 2011; 22: 171-185.
より引用改変

②補体活性化と妊娠合併症

　APSの流産モデルマウスによって補体カスケードの活性化、特に古典的経路の活性化が関与していることが明らかとなった[31]。実際のAPS患者においては、C3、C4低値が妊娠合併症の予測となる報告[32]や逆にC3、C4上昇が習慣流産と関連しているとの報告があり[33-35]、補体価だけでは十分な説明ができない。またaPL陽性者の胎盤組織では、補体活性化時に認められるC4d、C3dが有意に沈着していることから、補体活性化がaPLによる胎盤の炎症に関与していることが示唆された[36, 37]。補体の中でも特にC5aが炎症惹起において重要であり、C5aおよびC5aレセプターの相互作用を抑制する抗体やペプチド処理が不育症治療の新しいターゲットとして注目されている[38]。

好中球細胞外トラップ（Neutrophil Extra-cellular Traps: NETs）

　近年好中球から放出されるNETsは凝固活性化に関わることが知られている。NETsは、DNAによる網目状構造を基本骨格とし、シトルリン化されたヒストン、ミエロペルオキシダーゼ、セリンプロテアーゼであるカテプシンG、エラスターゼなどで構成され[39]、凝固カスケードを活性化、血小板の活性化、組織因子（TF）の活性化による外因系凝固反応の促進など様々な機序に関与している[40]。APS患者とAPSマウスモデルの好中球はNETsを放出しやすく、aPLによってNETsが誘導され[41,42]、かつNETsが分解されにくいことが知られている[43]。原発性APS患者から採取した好中球のトランスクリプトーム解析ではⅠ型IFNシグネチャーや細胞防御機構、細胞間接着に関連した遺伝子の過剰発現を認めた[44]。NETsを阻害する薬剤の候補として、マウスモデルにおいて細胞表面の接着分子であるP-セレクチングリコプロテインリガンド（PSGL-1）の阻害[44]、アデノシンA2A受容体アゴニストであるジピリダモール[45]、デフィブロチド[46]、さらにはホスホジエステラーゼ阻害効果のあるフェノール物質[47]、ヒトにおいては、コエンザイムQ10がNETsを抑制するサプリメントとして注目されている[48,49]。

β2GPI/HLAクラスⅡ複合体に対するネオセルフ抗体

　ヒト白血球抗原（Human leukocyte antigen: HLA）クラスⅡは、抗原提示細胞であるマクロファージ、樹状細胞、B細胞に発現し、異物である外因性蛋白質の分解産物であるペプチドをヘルパーT細胞に抗原として提示する。小胞体内で産生された異常なミスフォールドタンパク質は通常小胞体で分解（Endoplasmic reticulum-associated degradation: ERAD）されるが、小胞体内でHLAクラスⅡのペプチド結合部位に結合して複合体になるとERADを免れ、分解されずタンパクのまま細胞表面に輸送される[50]。さらにこのミスフォールドタンパクは抗原特異的B細胞を活性化することが明らかとなり、新しい抗原提示機序として提唱された[50]。血管内皮細胞（抗原提示細胞ではない細胞）でもIFN-γなどの炎症性サイトカインによってHLAクラスⅡ発現が誘導されることから、局所の感染や炎症によって異所性に誘導されたHLAクラスⅡとミスフォールドタンパクの複合体（ネオ

セルフ抗原)、ならびに、それに対する自己抗体(ネオセルフ抗体)が自己免疫疾患を引き起こすことが示唆されている[51]。APSでは、炎症や感染によって血管内皮細胞に異所性発現したHLAクラスⅡがβ2GPIと複合体を形成しネオセルフ抗原となり、ネオセルフ抗体が結合することで血管内皮細胞障害、血栓症、流死産、胎盤機能不全などの臨床症状が発生することが示された[52]。またネオセルフ抗体測定は、APS診断において従来のaPL測定よりも高感度な新しい検査法となり得る可能性がある[52]。

🔎 治療

APSは自己免疫性性疾患であるが、グルココルチコイドや免疫抑制剤の治療効果は明らかでない。APSの血栓症は再発率が高く、再発予防(2次予防)が重要である。原則は血栓症の可逆的なリスク因子である高血圧症、糖尿病、脂質異常症、喫煙、肥満、経口避妊薬使用などを極力減らした上で、高リスク例ではワルファリンによる抗凝固療法、抗血小板療法、または両者を併用する[53, 54]。また妊娠中には血栓症のリスクが上がるため、生児の出産のみならず母体の血栓症予防の両者が治療目標である。ワルファリンは強い催奇形性を有するため、妊婦に対する使用は禁忌である。したがって血栓症や妊娠10週未満の習慣流産、妊娠10週以降の子宮内胎児死亡の既往のあるAPS患者には、低用量アスピリンとヘパリン皮下注射の併用を選択する。また血栓症の既往がなく、妊娠高血圧症候群・子癇・胎盤機能不全による妊娠34週未満の早産歴があるAPS患者は、リスクを層別化し、必要に応じて低用量アスピリン、ヘパリン皮下注射、または両者の併用を選択する[54-56]。

🔎 新たな治療候補

■ ①ヒドロキシクロロキン(HCQ)

ヒドロキシクロロキン(HCQ)は、SLE-APS患者で血栓イベントを減少させること[57, 58]、またHCQは原発性APS患者の単球のⅠ型IFNシグネチャーを低下させ[59]、aPLの抗体価を下げる可能性が示され[60]、原発性APS患者の血栓再発の予防効果・免疫調節効果も期待された。しかしグローバルで行われた原発性APS患者の前向

きランダム化比較研究では、薬剤の供給問題、薬剤価格の高騰、患者登録数不足により研究は中止となった[61]。本邦のSLEガイドライン[53]では、エビデンスが乏しいものの、血栓症予防効果が言及されている。

産科的APSにおいて、後ろ向きではあるが、出生率や妊娠合併症のアウトカムが低下したことが報告されている[62]。現在、原発性APSとは異なる新たなグローバルなランダム化比較試験[63, 64]が進行中であり、エビデンスが待たれる。

■ ②リツキシマブ（Rituximab: RTX）

病原性自己抗体の存在が病気の本態と考えられているが、B細胞をターゲットとした治療の有効性は示されていない。APS患者における抗CD20抗体であるRTXの有効性については、症例報告や小規模のパイロット研究があるのみである。2013年の第Ⅱ相オープンラベル試験（RITAPS study）では、19例のAPS患者が対象となったが、残念ながらaPLのプロファイルは変化しなかった[65]。また2021年に、中国から6例のパイロット研究が報告されたが、結果は同様であった[66]。これは、aPL産生細胞がRTXのターゲットであるCD-20が陰性のplasmablastである可能性を示唆している[67]。なお、RTXの血栓予防効果は示されていないが、APSによる血小板減少症、認知機能障害、皮膚潰瘍といった血栓症以外の症状への有効性は期待されている[68]。

■ ③ベリムマブ（Belimumab: BEL）

SLEとAPSのモデルマウスである（NZW×BXSB）F1マウスの検討においてBAFF阻害薬群は対照群と比較して、腎梗塞、心筋梗塞が少なく、APSの血栓症に対するBAFF阻害の有効性が示唆された[69]。ただし抗BAFF抗体であるBELを投与したSLE患者（合計1,684人）を対象とした2つの無作為化プラセボ対照試験の事後解析では、aCLの抗体価は低下しなかった[70]。しかしサブ解析では、HCQ併用患者においてはaCL-IgGの有意な低下が見られた[70]。現在、原発性APS患者15例を対象とした第Ⅱ相オープンラベル試験が進行中である[71]。

■ ④コエンザイムQ10（CoQ10）

コエンザイムQ10は、ミトコンドリア電子伝達系が形成する呼吸鎖超複合体に結合するタンパクであり、ミトコンドリアでのATP合成に重要な役割を果たしている。CoQ10はサプリメントとして補充することで抗酸化作用と抗炎症作用により、心血管疾患への有用性が報告されている[72]。APSにおいては患者36人を対象とした無作為化プラセボ対照試験で、CoQ10の補充により内皮機能が改善し、単球における血栓性メディエーターおよび炎症性メディエーターが低下することが示された[49]。さらにCoQ10は、ex-vivoでNETsの形成を阻害することが明らかとなり[49]、APS患者における補助療法となる可能性がある。

⚲ おわりに

APSは自己免疫疾患であるにもかかわらず、現在の治療は抗血栓療法による2次予防しかない。今後aPLを完全に除去できる新規治療薬が登場する可能性がある一方、APSの病態は向血栓細胞の活性化、サイトカイン、補体の活性化、凝固線溶系への作用などの複数の機序の組み合わせであるため、単一の自己抗体除去だけでは治療目標を達成できない可能性が考えられる。さらなる病態解明に期待したい。

参考文献

1) Amengual O, et al. Mod Rheumatol. 2018; 28: 409-416. PMID: 29385876
2) Zhu R, et al. Thromb Res. 2022; 214: 106-114. PMID: 35526513
3) Schreiber K, et al. Nat Rev Dis Primers. 2018; 4: 17103. PMID: 29321641
4) Knight JS, et al. Semin Immunopathol. 2022; 44: 347-362. PMID: 35122116
5) Chaturvedi S, et al. J Thromb Haemost. 2021; 19: 607-616. PMID: 32881236
6) Fujieda Y, et al. Eur J Rheumatol. 2021; 8: 93-99. PMID: 33226327
7) Alijotas-Reig J, et al. Autoimmun Rev. 2019; 18: 406-414. PMID: 30772493
8) Tedesco F, et al. Front Immunol. 2018; 9: 1388. PMID: 29971066
9) Ulrich V, et al. Arthritis Rheumatol. 2016; 68: 730-739. PMID: 26474194
10) McDonnell T, et al. Blood Rev. 2020; 39: 100610. PMID: 31471128
11) Marciniak E, et al. Blood. 1989; 74: 2426-2432. PMID: 2508795
12) Ieko M, et al. Arthritis Rheum. 1999; 42: 167-174. PMID: 9920027
13) Atsumi T, et al. Clin Exp Immunol. 1998; 112: 325-333. PMID: 9649198
14) Ames PR, et al. Thromb Haemost. 1996; 76: 190-194. PMID: 8865529
15) Ginsberg JS, et al. Am J Med. 1995; 98: 379-383. PMID: 7709951
16) Cugno M, et al. Blood. 2004; 103: 2121-2126. PMID: 14630788
17) Atsumi T, et al. J Rheumatol. 1998; 25: 69-73. PMID: 9458205

18) Yasuda S, et al. Atherosclerosis. 2000; 152: 337-346. PMID: 10998461
19) Atsumi T, et al. Thromb Haemost. 1997; 77:222-223. PMID: 9031483
20) Amengual O,et al. Thromb Haemost. 1998; 79: 276-281. PMID: 9493575
21) Bohgaki M, et al. Int Immunol. 2004; 16: 1633-1641. PMID: 15466912
22) Vega-Ostertag M, et al. Arthritis Rheum. 2004; 50: 2911-2919. PMID: 15457460
23) Vega-Ostertag M, et al. Arthritis Rheum. 2005; 52: 1545-1554. PMID: 15880836
24) Oku K, et al. Rheumatology (Oxford). 2013; 52: 1775-1784. PMID: 23878313
25) de Groot PG, et al. J Thromb Haemost. 2014; 12: 773-775. PMID: 24612457
26) Müller-Calleja N, et al. Science. 2021; 371: eabc0956. PMID: 33707237
27) Oku K, et al. Ann Rheum Dis. 2009; 68: 1030-1035. PMID: 18625630
28) Wiedmer T, et al. Blood. 1986; 68: 875-880. PMID: 3092889
29) Huber-Lang M, et al. Nat Med. 2006; 12: 682-687. PMID: 16715088
30) Gropp K, et al. Blood. 2011; 118: 2774-2783. PMID: 21757614
31) Branch DW, et al. Am J Obstet Gynecol. 1990; 163: 210-216. PMID: 2197866
32) Nalli C, et al. Biomedicines. 2021; 9: 671. PMID: 34208130
33) Girardi G, et al. Nat Med. 2004; 10: 1222-1226. PMID: 15489858
34) Salmon JE, et al. Curr Dir Autoimmun. 2004; 7: 133-148. PMID: 14719378
35) Sugiura-Ogasawara M, et al. Hum Reprod. 2006; 21: 2711-2714. PMID: 16790609
36) Shamonki JM, et al. Am J Obstet Gynecol. 2007; 196: 167. e1-5. PMID: 17306667
37) Cohen D, et al. J Pathol. 2011; 225: 502-511. PMID: 21688269
38) Girardi G, et al. Lupus. 2008; 17: 931-936. PMID: 18827058
39) Perrin J, et al. Thromb Haemost. 2010; 104: 514-522. PMID: 20589323
40) Grossi C, et al. Front Immunol. 2022; 13: 1076167. PMID: 36700193
41) Yalavarthi S, et al. Arthritis Rheumatol. 2015; 67: 2990-3003. PMID: 26097119
42) Meng H, et al. Arthritis Rheumatol. 2017; 69: 655-667. PMID: 27696751
43) Leffler J, et al. Clin Exp Rheumatol. 2014; 32: 66-70. PMID: 24295292
44) Knight JS, et al. JCI Insight. 2017; 2: e93897. PMID: 28931754
45) Ali RA, et al. Nat Commun. 2019; 10: 1916. PMID: 31015489
46) Ali RA, et al. Arthritis Rheumatol 2022; 74: 902-907. PMID: 34725956
47) Ali RA, et al. JCI Insight. 2021; 6: e138385. PMID: 33373329
48) Perez-Sanchez C, et al. Blood. 2012; 119: 5859-5870. PMID: 22529290
49) Pérez-Sanchéz C, et al. Arterioscler Thromb Vasc Biol. 2017; 37: 1923-1932. PMID: 28684614
50) Jiang Y, et al. Int Immunol. 2013; 25: 235-246. PMID: 23334921
51) Arase H. Adv Immunol. 2016; 129: 1-23. PMID: 26791856
52) Tanimura K, et al. Blood. 2015; 125: 2835-2844. PMID: 25733579
53) 針谷正祥 編 . 抗リン脂質抗体症候群・好酸球性多発血管炎性肉芽腫症・結節性多発動脈炎・リウマト
    イド血管炎の治療の手引き 2020. 診断と治療社 . 2021.
54) Tektonidou MG, et al. Ann Rheum Dis. 2019; 78: 1296-1304. PMID: 31092409
55) 「抗リン脂質抗体症候群合併妊娠の治療及び予後に関する研究」研究班 編 . 抗リン脂質抗体症候群合併
    妊娠の診療ガイドライン . 南山堂 . 2016.
56) Sammaritano LR, et al. Arthritis Rheumatol. 2020; 72: 529-556. PMID: 31092409
57) Tektonidou MG, et al. Arthritis Rheum. 2009; 61: 29-36. PMID: 19116963
58) Erkan D, et al. Lupus. 2018; 27: 399-406. PMID: 28764618
59) van den Hoogen LL, et al. Ann Rheum Dis. 2016; 75: e81. PMID: 27689737
60) Nuri E, et al. Immunol Res. 2017; 65: 17-24. PMID: 27406736
61) Erkan D, et al. Lupus. 2018; 27: 399-406. PMID: 28764618

62）Fierro JJ, et al. Rheumatol Int. 2024; 44: 223-234. PMID: 37741812

63）Schreiber K, et al. Semin Thromb Hemost. 2017; 43: 562-571. PMID: 28609801

64）Belizna C, et al. Autoimmun Rev. 2018; 17: 1153-1168. PMID: 30316994

65）Erkan D, et al. Arthritis Rheum. 2013; 65: 464-471. PMID: 23124321

66）You Y, et al. Ann Rheum Dis. 2021; 80: 820-822. PMID: 33452001

67）Hisada R, et al. J Thromb Haemost. 2019; 17: 1134-1143. PMID: 30864219

68）Dieudonné Y, et al. Autoimmun Rev. 2021; 20: 102798. PMID: 33722752

69）Kahn P, et al. Arthritis Rheum. 2008; 58: 2824-2834. PMID: 18759321

70）Chatzidionysiou K, et al. Ann Rheum Dis. 2020; 79: 304-307. PMID: 31712248

71）Sciascia S, et al. Clin Exp Rheumatol. 2023; 41: 597-604. PMID: 36305361

72）Ayers J, et al. Curr Atheroscler Rep. 2018; 20: 29. PMID: 29766349

（藤枝　雄一郎）

第5章

シェーグレン症候群

01 唾液腺病変の病態を中心に

> **point**
>
> ▶ シェーグレン症候群（Sjögren's syndrome: SS）の約80％程度に口腔・眼乾燥症状（腺型）症状を認める。
>
> ▶ SS-A/Ro抗原の1つであるRo-52抗原によって誘導された抗体は、唾液腺の機能不全を引き起こす。
>
> ▶ 唾液腺病変に浸潤するリンパ球は主にCD4陽性T細胞であり、そのうち特定のT細胞サブセットがSSの病態進展に関与する。

はじめに

　シェーグレン症候群（Sjögren's syndrome: SS）は、唾液腺や涙腺などの外分泌腺が特異的に障害される自己免疫疾患であり、ドライマウスやドライアイなどの腺内（腺型）症状を主症状とする。病態の進展とともに、高γグロブリン血症や悪性リンパ腫などの腺外症状が出現することがあるため、「リンパ増殖性病変」とも称されている。免疫学的には、様々な自己抗体の出現に伴い、涙腺・唾液腺病変にCD4陽性ヘルパーT（T helper: Th）細胞を主体とした自己反応性リンパ球が浸潤し、自己免疫応答が引き起こされることがその病因と考えられているが、その詳細については未だ不明なところが多い。

　本節では、SSの腺内症状について概説し、唾液腺病変を中心にSSの発症や病態進展のメカニズムについて述べる。

SSの疫学

　厚生労働省「自己免疫疾患に関する調査研究」班におけるSS全国疫学調査（2011

年）では、年間推定受診数は68,483人（有病率 0.05％）と算出された[1]。平均年齢は60.8±15.2歳、男性と女性の比率は1：17.4と女性に圧倒的に多く、病型は一次性・二次性SSがそれぞれ58.5％・39.2％であった。また一次性SSのうち、腺型・腺外型はそれぞれ69.1％ 24.7％であった（不明は除く）。二次性SSに合併する膠原病では、関節リウマチ（RA）が38.7％と最も多く、次いで全身性エリテマトーデス（SLE）が22.2％、強皮症が13.2％であった（図5-1）。

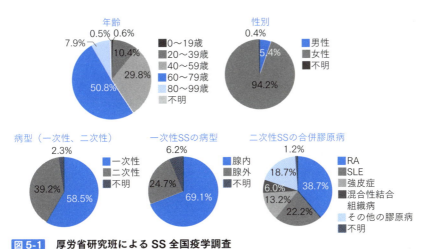

図 5-1 厚労省研究班による SS 全国疫学調査
坪井 洋, 浅島 弘, 高橋 広, 廣田 智, 住田 孝．7. Sjögren 症候群．日本内科学会雑誌. 2014; 103: 2507-2519. を引用改変

📍SSの腺内（腺型）症状

　口腔内症状としてはドライマウスが知られているが、病態が進行すると乾燥に伴う合併症も見られるようになる。摂食障害（特にパンなどの乾いた食物）、口腔粘膜の疼痛、味覚異常などが出現する。さらに重篤な場合は、う蝕の多発、舌乳頭の委縮による平滑舌や溝状舌、口角びらん、口腔粘膜の発赤や口内炎などが見られる。また、口腔内常在菌の逆行性感染などが原因となって、耳下腺の再発性の腫脹を生じることも特徴である。したがって、口腔乾燥そのものに対する治療だけではなく、それに起因する合併症に対する治療も併せて行う必要がある。
　一方、眼症状としてはドライアイが主症状であるが、その他にも眼異物感、搔痒感、疲労感、羞明感（まぶしさ）なども見られる。また、乾燥に伴って角膜が

障害され、乾燥性角結膜炎や表層性角膜びらんなどを引き起こし、日常生活に大きな支障になることもあり、点眼薬や涙点プラグによる治療が適応となる。その他の乾燥症状としては、鼻乾燥（ドライノーズ）、腟乾燥（性交不快感）などある。

SSの病因・病態

SSの明確な病因は未だ明らかではないが、ヒト白血球抗原（HLA）をはじめとした遺伝的要因[2]、ウイルスなどの環境要因[3]、エストロゲン枯渇などの内分泌異常[4] などが考えられているが、単一の要因ではなく、これらの要因が複雑にし合って発症すると考えられている。

また、病像の本態は、腺組織へのT細胞を主体としたリンパ球浸潤と線破壊であり、それらには自己抗体、唾液腺上皮、T細胞を主体とした獲得免疫、自然免疫などが関与している[5]。

①自己抗体

SSでは、抗SS-A/Ro抗体、抗SS-B/Ro抗体、リウマトイド因子（rheumatoid factor: RF）、抗核抗体（anti-nuclear antibody: ANA）、抗M3ムスカリン作働性アセチルコリン受容体（M3 muscarinic acetylcholine receptor: M3R）抗体といった様々な自己抗体が検出されるが、SSに特異的な病因抗体は同定されていない。検出される自己抗体には診断マーカーとして用いられるものが多いが、病態への関与が示唆されているものや、特定の臨床像と関連が認められるもの、さらには治療標的になりうるものもある。本項では、特にSSに特異的とされる抗体について述べる。

抗SS-A/Ro抗体、抗SS-B/La抗体

抗SS-A/Ro抗体、抗SS-B/La抗体はSSの中で最も代表的であり、診断基準にも含まれている重要な自己抗体である。他の膠原病の合併が認められない原発性SS（pSS）における抗SS-A/Ro抗体と抗SS-B/La抗体の陽性率は、それぞれ33〜74％、23〜52％と報告されている[6]。抗SS-A/Ro抗体は高頻度に検出されるものの、疾患特異性は高くなく、pSS以外にも全身性エリテマトーデス（SLE）や関節リウマチなどの他の膠原病でも陽性となるが、一方で抗SS-B/La抗体はpSSでの検出率

は低いものの、疾患特異性が高い。興味深いことに、抗SS-A/Ro抗体は単独もしくは抗SS-B/La抗体と同時に検出されるが、抗SS-B/La抗体は単独で検出されることはほとんどなく、ほとんどが抗SS-A/Ro抗体と同時に検出される。抗SS-A/Ro抗体、抗SS-B/La抗体は早期発症、罹病期間の長さ、女性、唾液量の減少やドライアイ、再発性の耳下腺腫脹や唾液腺生検の陽性率と相関している。さらに、唾液腺へのリンパ球浸潤や胚中心様構造の形成とも関連が認められ、特に抗SS-A/Ro抗体のみ陽性の患者と比べて両方とも陽性の患者の方がより強いリンパ球の浸潤を示す[7]。SS-A/Ro抗原は、分子量52 kDaのRo-52抗原と分子量60kDaのRo-60抗原に分類されるが、そのうちRo-52抗原によって誘導された抗体は唾液腺の機能不全を引き起こす能力があり、この現象が自然免疫の活性化に依存していることが明らかとなっている[8]。

抗M3R抗体

　ムスカリン作動性アセチルコリン受容体は4つの細胞外領域（N末端、第1、第2、第3細胞外ループ）と7つの膜貫通領域を有する、Gタンパク共役型の受容体である。5つのサブタイプ（M1R-M5R）が存在するが、そのうちM3RはSSの主な標的臓器である唾液腺や涙腺に高発現し、腺分泌に重要な役割を果たす。このことから、M3Rに対する自己抗体である抗M3R抗体はSSにおいて病因となる自己抗体の有力な候補と考えられている[9]。健常者と比べてSSでは、M3Rのすべての細胞外領域に対する血清中の抗M3R抗体の抗体価および陽性率が有意に高値であった。さらに抗M3R抗体陽性SSは、陰性SSと比べて罹病期間が有意に短く、抗SS-A/Ro抗体陽性率および血清IgGが有意に高値であった。一方で唾液や涙液の分泌量、口唇腺生検でのリンパ球浸潤程度を含めて、他の臨床像には有意な差は認められなかった[10]。また、M3Rのアゴニストであるアセチルコリンや塩酸セビメリンが唾液腺細胞上のM3Rに結合するとM3Rが活性化される。M3Rの活性化によって、Gタンパク、ホスホリパーゼC、inositol 1,4,5-trisphosphate（IP3）とIP3受容体を介して細胞内Ca濃度上昇が生じ、管腔側のClチャネルの活性化が誘導され、唾液分泌が生じる[11]。ヒト唾液腺（HSG）上皮細胞株における塩酸セビメリン刺激後の細胞内Ca濃度上昇に対する抗M3R抗体の影響について検討したところ、興味深いことに、健常者のIgGと比べて第2細胞外ループに対する抗M3R抗体陽性SSのIgGのみがCa濃度上昇を有意に増強を認めた。このことから、特にM3R第2細胞外ループに対する抗M3R抗体が唾液分泌低下に関与する可能性が示唆され、SSでの

唾液分泌低下はリンパ球浸潤による腺破壊に加えて、抗M3R抗体も影響する可能性が考えられる。抗M3R抗体はSSにおける病因抗体の有力な候補であると期待される[10]。

■ ②唾液腺上皮

SSの病態では近年、免疫細胞と上皮細胞との関わりが注目されている。唾液腺上皮では、NFκB経路、インフラマソーム、インターフェロンシグナル伝達を含む、複数の自然免疫経路が調節障害を受けている可能性が高い[12]。SSの病理組織学的特徴としては、CD4陽性T細胞とB細胞から構成される導管周囲の浸潤が最も知られているが、これは導管上皮細胞と免疫細胞の間にクロストークが存在することを示唆している。管内へのB細胞浸潤はリンパ上皮性病変のきっかけとなり、一方で上皮は腺内のB細胞に慢性的な活性化シグナルを与えることで、継続的にお互いを刺激し、最終的に粘膜関連リンパ組織（MALT）リンパ腫へと発展させる[13]。

これらの結果から、SSにおける唾液腺上皮細胞（腺房細胞、管状細胞、前駆細胞を含む）の変化、およびこれらの細胞と環境刺激および免疫系との相互作用がSSの発症につながると考えられる。

また、SS患者の唾液腺病変を用いてシングルセル解析を行ったところ、免疫細胞よりも上皮細胞で発現変動遺伝子が多く、さらにGO解析では「唾液分泌」に関連する遺伝子の発現が有意に低下していた。特に、唾液ムチンMUC7や唾液分泌に重要な細胞膜タンパク質のAQP5の発現が有意に低下を認めており、SSの唾液腺上皮細胞における唾液分泌機能の障害を反映していると考えられる[14]。

■ ③CD4$^+$T細胞

Th細胞は、分泌するサイトカインや発現している転写因子の違いから機能的に異なるいくつかのサブセットに分類されており、主要な5つのサブセットとして、Th1、Th2、Th17、Treg、Tfhがある[15]（**図 5-2**）。

その他にも新たに報告されたThサブセットとしてTh9、Th22、濾胞性制御性T細胞（T follicular regulatory: Tfr）、Tph、CD4陽性細胞傷害性T細胞（cytotoxic T cell: CTL）などの新しいサブセットもなども同定されている。続いて、SSの病態に関与するThサブセットに注目して解説する。

72

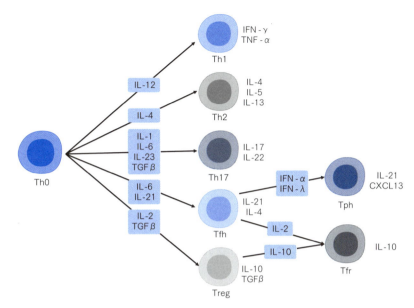

図 5-2 主な Th サブセットと関連するサイトカイン

Th1とTh2

　Th1細胞は主にSSの初期に唾液腺に浸潤する。SS のモデルマウスにおいてTh1 を欠損させると SS の臨床症状や病理学的所見において病態が改善すること[16]やSS の口唇腺ではTh1サイトカイン（IFN-γ、IL-2、IL-12）が高発現することからも[17]、Th1細胞はSSの発症を誘導していることが示唆されている。筆者らの研究でも、Th1 細胞とSSの標的組織である導管上皮との共刺激により、種々のサイトカインを産生することで、導管上皮の破壊が生じることを報告している[18-21]。

　一方、Th2細胞はB細胞が広範囲に増殖して異所性胚中心（ectopic germinal center: eGC）を形成する進展期に出現する。

　Th2細胞はIL-4とIL-13を分泌し、抗体産生と体液性免疫に関与していることが知られているが、SSでも抗SS-A/Ro抗体や抗SS-B/La抗体の産生に関与していると考えられている。

Th17とTreg

Th1/Th2 バランスの破綻が自己免疫疾患の発症や進行に重大な影響を及ぼすことは広く知られているが、Th1およびTh2のいずれでもないIL-17を産生するTh17が同定され、多くの自己免疫疾患がこの Th17 によって制御されていることが明らかにされている[22]。このTh17細胞はSS患者およびSSモデルマウスとして用いられるnon-obese Diabetic（NOD）マウスの唾液腺病変でも発現が亢進している。SS患者の末梢血ではIL-17A mRNA量は有意に増加しており、さらに免疫抑制剤治療により有意に減少したことが報告されている[23]。興味深いことに、Th17細胞は強い可塑性を示し、Th1細胞に転換することができる。IL-12の刺激によりTh17細胞はIFN-γを分泌し始め、IL-17A+IFN-γ+Th1細胞へと形質転換するが、古典的なCD4陽性Th1細胞とは異なり、より病原性が高いことが示唆されている[24]。さらに、唾液腺タンパク質を免疫したIL17aノックアウトマウスはSSの徴候を示さなかったが、*in vitro*で作製したTh17細胞を移植すると、Th1細胞も増加して急速にSSを発症した[25]。このことから、Th17細胞がTh1経路を介して唾液腺に浸潤し、SSの発症に関与していることが考えられる。

一方で、Treg（CD4$^+$CD25$^+$Foxp3$^+$細胞）は免疫抑制機能を有し、自己免疫、炎症、アレルギーなどの過剰なエフェクター T細胞の活性化を制御することで、免疫恒常性の維持に重要な機能を担っている[26]。SSにおいては末梢血および唾液腺病変ではTregが減少しているという報告もあれば、TregはSSの末梢血において健常者と比べ上昇しているという報告もあり[27]、TregのSSにおける役割については、過去の報告でも見解が一致していない。しかし、加齢とともにTregは免疫抑制機能を失い、Th1、Th2、Th17様細胞に変化し、関連する炎症性サイトカインを分泌することが知られている[28]。また、女性に多いというSSの性差も重要な因子であるが、Tregはエストロゲンによって免疫抑制能が促進され、アンドロゲンではその機能が抑制されること[29]からも、加齢に伴うエストロゲンの枯渇がSSの病変局所の炎症を惹起していることが推察される。

TfhとTfr

一般的に、Tfh細胞は、二次リンパ組織濾胞胚中心に存在し、IL-21を産生して抗体産生を調節する[30]。Tfh細胞の寛容破綻は、自己反応性 B 細胞を活性化し、自己免疫疾患の発症を誘導することが示されている[31]。SS患者においては末梢血中のCCR7^{low}PD-1^{high}Tfh細胞数は、健常者と比べて有意に増加しており、CCR7^{low-}

PD-1^highTfh細胞が腺炎症と疾患活動性に関与している可能性が示唆されている[32]。また他の報告では、Tfh細胞はB細胞分化を促進し、抗核抗体の産生にも関連していることが明らかになっている[33]。また、NODマウスにIL-21阻害薬を投与すると、Tfh細胞数が減少し、炎症反応が軽減すること[34] からも、Tfh細胞はIL-21を産生することでSSの病態進展に関与していることが示唆される。

近年、このTfhおよび抗体産生の制御に特化した新しいTreg のサブポピュレーションとしてTfrが同定された。Tfr細胞はTfh細胞と同じCXCR5認識シグナルを持ち、Foxp3とPRDMを発現している[35]。SS患者の末梢血中では健常者と比べて、Tfr細胞数が増加し、唾液腺病変でもTfr/Tfh比はリンパ球浸潤程度およびeGCの数と正の相関を示したことから[36]、SSにおけるTfr細胞とTfh細胞との相互作用により、B細胞の分化・抗体産生を促進することが示唆された。

Tph

前述のようにTfh細胞（CD4^+PD-1^+CXCR5^+細胞）はリンパ濾胞においてB細胞の抗体産生を制御しているが、最近ではリンパ濾胞外でもB細胞の抗体産生を促進するTph細胞（CD4^+PD-1^+CXCR5-細胞）が同定され、SSにおいて病態を制御することが注目されている。SS患者の末梢血および唾液腺では健常者と比較してTph細胞数が増加し、Tph細胞数はSSの疾患活動性と正の相関を示した[37]。SS患者の唾液腺組織を用いたシングルセル解析でも、Tph細胞は有意に増加しており、CXCL13やIL-21の発現亢進を認めた[14]。これらのことから、SSにおいてもTph細胞はB細胞の分化や抗体産生を促進して病態進展に関与しているが推察される。

④CD8^+T細胞

CD8^+T細胞は、SSの末梢血では健常者より減少しており、逆に腺組織で増加していた[3]。筆者らの研究では、SSの口唇腺におけるCD4^+T細胞およびCD8^+T細胞集団の定量的解析から、活性化CD8^+細胞傷害性T細胞（CD8^+CTL）が最も顕著なT細胞集団であった[38]。さらに、このCD8^+CTLは、Fas-FasL経路だけでなく、グランザイムA（GZMA）やパーフォリンなどの顆粒を介した細胞毒性により、腺上皮細胞のアポトーシスを引き起こし、唾液腺や涙腺の分泌機能障害をもたらすと考えられる。また、NODマウスのCD8^+ T細胞を枯渇させると、マウスの唾液腺の自己抗体産生と血中濃度が正常化することからも、CD8^+T細胞はSSを治療す

るターゲットとして有用であることが推察される[39]。今後の研究では、SSにおいてCD8[+] CTLによって認識される特異的な自己由来のHLAクラスⅠ抗原ペプチドの同定に焦点が当てられるであろう。

■ ⑤自然免疫細胞

SSの発症には、T細胞やB細胞などの適応免疫だけではなく、マクロファージ、樹状細胞および肥満細胞などの自然免疫も関与している[40]。

マクロファージは免疫反応において重要な役割を果たし、自然免疫と適応免疫の間をつなぐ役割を果たしている。腺組織へのマクロファージの浸潤は、腺の肥大につながる。全身に自己免疫症状を自然発症するAutoimmune regulator(Aire)欠損マウスモデル[1]では、マクロファージが全身的に枯渇することにより、涙腺構造と涙分泌の有意な改善をもたらすため、マクロファージはドライアイをきたす疾患にも機能的な役割を果たす[41]。また、CD11b[high]の組織常在マクロファージは、CCL22を産生し、CD4[+] T細胞のCCR4発現を亢進させる。CCR4はT細胞上のCCL22のレセプターであるため、常在マクロファージによるCCL22の産生はCD4[+]T細胞の遊走活性を増強させ、さらにT細胞によるIFN-γ産生も促進することが明らかになった。これらの結果から、SSの唾液腺における局所免疫寛容の抑制に対してCCL22が関与することが考えられた[42]。

樹状細胞（dendritic cell: DC）は最も強力な抗原提示細胞であると考えられており、SSにおいても重要な役割を果たしている。SS患者では末梢血で減少し、SS患者の唾液腺や涙腺で増加している[43]。また、B細胞関連DCである濾胞性DC（Follicular dendritic cell: FDC）は、T細胞の増殖とB細胞の体細胞超変異を促すが、SSでも病変局所でのeGCの形成に寄与している。また、形質細胞様DC（plasmacytoid dendritic cell: pDC）は、B細胞の浸潤に関連し、抗原提示細胞（APC）として働くことが知られているが、SS患者では腺組織のeGCにpDCが認められ、T細胞に自己抗原を提示し、T細胞のプライミングとメモリー T細胞およびナイーブT細胞集団の拡大をもたらす[44]。

さらに、SSの病変局所に浸潤する単球、マクロファージ、DCは、B細胞活性化因子であるBcell activating factor belonging to TNF superfamily（BAFF）

---

1 Autoimmune regulator（Aire）欠損マウスモデル：*Aire* 遺伝子は自己免疫性多腺性内分泌不全症の原因遺伝子であり、マウスにおいても *Aire* 遺伝子の欠損はヒトに類似した全身性の自己免疫症状をもたらす。

を産生し、形質細胞の自己抗体産生を促進することが報告されている[45]。この様に自然免疫細胞もまた獲得免疫細胞と共役してSSの病態形成に大きく関わっている可能性が示唆されている。

おわりに

　SSの唾液腺病変では、ウイルスや内分泌異常など複数の要因により腺上皮の損傷を引き起こす。損傷を受けた上皮は、様々な液性因子を分泌し、さらにT細胞やB細胞を活性化させ、自己抗体を産生し、病態の進展を促進する。マクロファージやDCもBAFFを産生することにより自己抗体を産生に関与する。SSの発症・病態進展には様々な免疫細胞が関与している（図5-3）。近年、サイトカインや特定の免疫細胞を標的とした新薬の開発が進められているが、腺内症状を顕著に改善する薬剤は未だ見つかっていない。SSの発症機序を考慮すると、免疫細胞と腺上皮とのクロストークも重要な標的の1つとなることが推察され、全く新しいアプローチからの新薬開発も期待される。

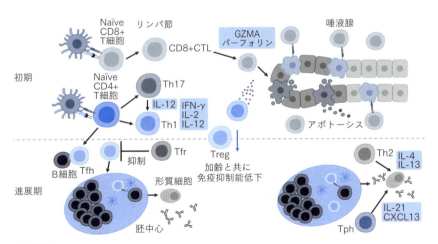

図5-3　SSの唾液腺病変における病態モデル
Kaneko N, et al. Cytotoxic CD8(+) T cells may be drivers of tissue destruction in Sjögren's syndrome. Sci Rep 2022;12:15427. を引用改変

参考文献

1) 坪井 洋，他．7．Sjögren 症候群．日本内科学会雑誌．2014；103：2507-2519．

2) Lu DQ, et al. Int J Rheum Dis. 2023; 26: 2223-2232. PMID: 37740638

3) Narkeviciute I, et al. Cellular Immunology 2016; 310: 123-130. PMID: 27592028

4) Xuan Y, et al. Immunology. 2024; 171: 513-524. PMID: 38156505

5) An Q, Zhao et al. Front Immunol. 2022; 13: 995895. PMID: 36389806

6) Bournia VK, Vlachoyiannopoulos PG. J Autoimmun. 2012; 39: 15-26. PMID: 22575069

7) Tzioufas AG, et al. Presse Med. 2012; 41: e451-460. PMID: 22840991

8) Barrera MJ, et al. Rheumatology (Oxford). 2015; 54: 1518-1527. PMID: 25802401

9) Sumida T, et al. J Autoimmun. 2014; 51: 44-50. PMID: 24397962

10) Tsuboi H, et al. Clin Exp Immunol. 2010; 162: 53-61. PMID: 20731676

11) Dawson L, et al. Arthritis Rheum. 2005; 52: 2984-2995. PMID: 16200578

12) Wang X, et al. PLoS One. 2018; 13: e0200212. PMID: 30067782

13) Verstappen GM, et al. Nat Rev Rheumatol. 2021; 17: 333-348. PMID: 33911236

14) Xiang N, et al. iScience. 2023; 26: 107943. PMID: 37810210

15) Afzali B, et al. Clinical and experimental immunology. 2007; 148: 32-46. PMID: 17328715

16) Cha S, et al. Scandinavian journal of immunology. 2004; 60: 552-565. PMID: 15584966

17) Fox RI, et al. J Immunol. 1994; 152: 5532-5539. PMID: 8189070

18) Ohyama Y, et al. Arthritis Rheum. 1996; 39: 1376-1384. PMID: 8702447

19) Tsunawaki S, et al. J Rheumatol. 2002; 29: 1884-1896. PMID: 12233883

20) Moriyama M, et al. Clin Exp Immunol. 2012; 169: 17-26. PMID: 22670774

21) Tanaka A, et al. Arthritis Rheum. 2012; 64: 254-263. PMID: 21898360

22) Infante-Duarte C, et al. J Immunol. 2000; 165: 6107-6115. PMID: 11086043

23) Fei Y, et al. Clin Rheumatol. 2014; 33: 523-529. PMID: 24420723

24) Alunno A, et al. Mediators Inflamm. 2015; 2015: 243723. PMID: 26060357

25) Lin X, et al. Ann Rheum Dis. 2015; 74: 1302-1310. PMID: 24573745

26) Vinuesa CG, et al. Nat Rev Immunol. 2005; 5: 853-865. PMID: 16261173

27) Gottenberg JE, et al. J Autoimmun. 2005; 24: 235-242. PMID: 15848046

28) Coursey TG, et al. Mucosal Immunol. 2017; 10: 743-756. PMID: 27706128

29) Lieberman SM, et al. Immunology. 2015; 145: 232-241. PMID: 25581706

30) Yu D, et al. Immunity. 2009; 31: 457-468. PMID: 19631565

31) Haynes NM, et al. J Immunol. 2007; 179: 5099-5108. PMID: 17911595

32) Kim JW, et al. Immune Netw. 2019; 19: e26. PMID: 31501714

33) Jin L, et al. Int J Clin Exp Pathol. 2014; 7: 1988-1996. PMID: 24966908

34) Park JS, et al. Cytokine. 2020; 125: 154834. PMID: 31491724

35) Fonseca VR, et al. Arthritis Rheumatol. 2018; 70: 774-784. PMID: 29361207

36) Fonseca VR, et al. Clin Exp Immunol. 2019; 195: 302-304. PMID: 30632146

37) Chen W, et al. Front Med (Lausanne). 2022; 9: 900349. PMID: 35755031

38) Kaneko N, et al. Sci Rep. 2022; 12: 15427. PMID: 36104369

39) Ferraccioli GF, et al. Clin Exp Rheumatol. 1996; 14: 125-130. PMID: 8737717

40) Chen X, et al. Sci Rep. 2019; 9: 7319. PMID: 31086200

41) Zhou D, et al. Am J Pathol. 2012; 181: 753-760. PMID: 22770665

42) Ushio A, et al. Front Immunol. 2018; 9: 2594. PMID: 30467506

43) Bjordal O, et al. Surv Ophthalmol. 2020; 65: 119-132. PMID: 31634487

44) Colonna M, et al. Nat Immunol. 2004; 5: 1219-1226. PMID: 15549123

45) Yoshimoto K, et al. Arthritis Res Ther. 2020; 22: 157. PMID: 32576236

（宮原　佑佳／森山　雅文）

02 唾液腺外病変を中心に

point

▶ SS には約 30％程度に腺外型病変として多彩な全身諸臓器の病変が合併し得る。

▶ 多彩な腺外病変を合併する病態として、障害組織環境に起因する B 細胞の持続的活性化状態、過剰な免疫グロブリン産生や多種の自己抗体産生の関与が考えられている。

▶ 近年の知見により、病態に基づく新たな治療法の開発が進んでいる。

はじめに

　シェーグレン症候群（SS）は、慢性唾液腺炎と乾燥性角結膜炎を主徴とし、抗SS-A/B抗体等の多彩な自己抗体が出現する自己免疫疾患の一つである。臨床的には、病変が外分泌腺に限局する腺型（glandular form）と、外分泌腺以外の全身諸臓器に及ぶ腺外型（extra-glandular form）に分類される[1]。本邦の患者数は約68,000人とされ、一次性SS（primary SS: pSS）のうち腺型は69.1％、腺外型は24.7％（不明 6.2％）と報告されており[2]、国際的な疫学調査においても腺外型は約30～40％のSSに合併するとされている[1]。腺型病変は慢性的な乾燥症のため患者のQOLに影響を及ぼすが、生命予後を左右するのは活動性の高い腺外病変である[3]。本節では、SSにおける多彩な腺外病変について、その病態や新規治療法の可能性に関して述べる。

SSにおける腺外病変（extra-glandular form）

①腺外病変（extra-glandular form）とは

　European League Against Rheumatism（EULAR）-SS Task Forceが2015年に発表した、医師による全身症状評価のための活動性指標であるEULAR SS Disease Activity Index（ESSDAI）には、12の臓器特異的領域（健康状態、リンパ

節腫脹、腺症状、関節症状、皮膚症状、肺病変、腎病変、筋症状、末梢神経障害、中枢神経障害、血液障害、生物学的所見）が含まれる[4]。そのうち本邦のシェーグレン症候群診療ガイドライン[3]、およびEULARの治療recommendation[5]では、3つの主症状（乾燥、倦怠感、疼痛）に加えて、7つの腺外臓器病変（関節症状、皮膚症状、肺病変、腎病変、末梢神経障害、中神経障害、血液障害）に関する推奨が述べてられている。表5-1にこれらを包括した腺外型SSにおける全身病変を示す。

表5-1　腺外型 SS における全身病変

皮膚	乾燥皮膚、環状紅斑、皮膚血管炎、薬疹
関節	多発関節痛・関節炎
筋	筋炎
消化器系	萎縮性胃炎、慢性膵炎、原発性胆汁性胆管炎（PBC）、自己免疫性肝炎
呼吸器系	気管・気管支乾燥、気道の過敏性亢進、末梢気道病変、間質性肺障害、リンパ増殖性肺疾患、肺動脈性肺高血圧、アミロイドーシス、胸膜炎・胸水貯留、胸膜肥厚
腎・泌尿器・生殖器系	尿細管間質性腎炎、尿細管性アシドーシス、糸球体腎炎、過活動性膀胱、乾燥性膣炎
神経系	中枢神経障害（脳症、無菌性髄膜炎、脳白質脊髄病変、頭痛、認知障害、気分障害）、 末梢神経障害（多発性神経炎、脳神経障害、多発単神経炎）
内分泌系	慢性甲状腺炎
血液系	血球減少、高ガンマグロブリン血症、クリオグロブリン血症、悪性リンパ腫（MALT リンパ腫）、良性単クローン性 M タンパク血症、多発性骨髄腫

　これら腺外病変の存在は生命予後に影響するリスク因子となるが[3]、この中でも特に血液造血器腫瘍への進展と、肺病変の存在がSSの疾患活動性による直接的な生命予後規定因子として頻度が高く報告されている[6]。こういった背景より、SSにおける腺外病変を合併するリスク因子や病態理解の重要性は明らかであるが、外分泌腺を主要標的臓器病変とする本疾患が、どのように多彩な腺外病変を引き起こすかといった詳細な機序は未だ不明な点も多い。これまでの報告では、活動性の免疫学的異常、特にSSで認めるB細胞の活性化状態が示唆される臨床検査項目〔自己抗体の存在（抗SS-A/SS-B抗体）、Rheumatoid Factor（RF）陽性、クリ

オグロブリン血症、多クローン性の高ガンマグロブリン血症、血清遊離Light chain（L鎖）〕やβ2ミクログロブリンの上昇、C3・C4低値、といった所見を認める患者において、全身性の臓器障害を認めるリスクが高いことが示唆されている[7]。またpSSでは、口唇唾液腺生検における高度のリンパ球浸潤は非ホジキンリンパ腫発症の独立した予測因子であり、ESSDAI高値や腺外病変の合併とも関連することが報告されている[8]。ただし各障害臓器病変における病態機序は一様でなく、障害臓器ごとに多彩であるとも考えられている。例えば、唾液腺と類似して組織局所へのリンパ球浸潤を背景とした生じる間質性肺炎・間質性腎炎・原発性胆汁性胆管炎、過剰な免疫グロブリン産生を背景に形成された免疫複合体を原因とするクリオグロブリン血症性血管炎、細胞や組織に特異的に自己免疫応答が起こることで生じる血小板減少症・後根神経節炎・視神経脊髄炎、そして持続するリンパ球の活性化状態が惹起すると考えられるリンパ増殖性疾患への進展など、多彩な機序により、SSに合併する全身性の臓器障害を起こることが報告されている。以下に代表的な各障害臓器の病態を考察する。

②血液リンパ増殖性病変

　SSの疾患活性による直接的な死因として最も頻度の高い病変が血液リンパ増殖性疾患、特に悪性リンパ腫の合併である[6]。その病態の解明はSSにおいて重要な課題である。自己免疫疾患の中でもpSSは最も悪性リンパ腫の標準化罹患比が高く、pSSを背景とした悪性リンパ腫はその多くが病理学的にB細胞由来リンパ腫であるという特徴がある[9]。中でも耳下腺に発生する節外性辺縁帯由来B細胞性リンパ腫（mucosa-associated lymphoid tissue：MALTリンパ腫）のリスクが突出しており、次いで、その一部がMALTリンパ腫より形質転化することも知られるびまん性大細胞型B細胞リンパ腫（diffuse large B-cell lymphoma: DLBCL）がSSに合併するリンパ腫の病型として多く報告される。SSの主要標的臓器である外分泌腺を母地とした発生リスクが顕著であることからも、外分泌腺における慢性的なリンパ球活性化状態の持続がB細胞における単クローン性変化の獲得へつながると考えられている（図5-4）。

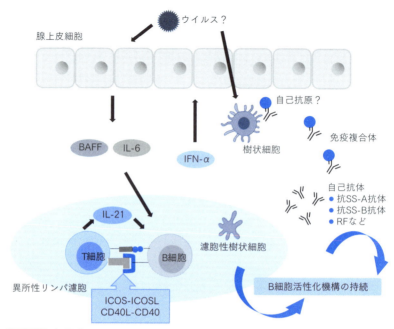

図 5-4 標的臓器における B 細胞活性化機構
Nocturne G, et al.B cells in the pathogenesis of primary Sjögren's syndrome.Nat Rev Rheumatol.2018;14:133-145. より著者改訂

　SSにおいて多クローン性の高γグロブリン血症はしばしば認める所見であり、免疫学的活性化の指標としてESSDAIの評価項目にも含まれる。時に単クローン性高γグロブリン血症（M蛋白）を認めることもあり、その存在はB細胞の活性化状態を反映する指標と考えられる。SSで認めるM蛋白はIgG型やIg M型M蛋白血症の報告が多く、これらはRF活性を有するものが多い[9]。M蛋白血症を認めるSSのうち、約10％程度で血液悪性腫瘍への進展を認めることが報告されており、特にIgM型M蛋白血症の存在がB細胞リンパ腫の発生と関連していた[10]。そのため、SSで認める悪性リンパ腫への進展の背景には、一部でRF活性を有する自己反応性B細胞における腫瘍化が関連していることが想定されている[9, 10]。
　このような"腫瘍化"、つまりB細胞における"単クローン性変化の獲得"は、慢性的なB細胞活性化状況下において複数の過程を経て進行すると考えられている。SSで発現亢進を認めるⅠ型IFN signatureは、唾液腺において上皮細胞よりB細胞活性化因子（B cell activating factor: BAFF）やIL-6といったサイトカインの

産生を誘導し[11]、B細胞を活性化させる。さらに唾液腺由来自己抗原との反応により局所で形成される免疫複合体や、T細胞・B細胞の集簇により形成される**異所性リンパ濾胞**[1]により、B細胞の活性化状態が維持される。加えて細胞増殖や炎症を制御する転写因子NF-κb経路における抑制制御機構の欠落も認めることが知られている。過去の遺伝子研究からはNF-κb経路の抑制に働くA20蛋白をコードする*TNFAIP3*遺伝子のバリアントがpSSの中で、特にMALTリンパ腫合併例において異常を認めることが報告されている[12]。*TNFAIP3*遺伝子のリスクアレルは、NF-κbシグナル抑制機構の異常をきたし、炎症性シグナルを持続させることが明らかとなっている。このような炎症が持続する局所環境が、自己反応性のB細胞、特にリウマトイド因子（RF）陽性B細胞のモノクローナルな増殖を惹起する事が考えられる[9]。ただし、SSに合併したMALTリンパ腫の中でも、RF陽性B細胞由来のMALTリンパ腫は半数未満[9]ではあるため、SSにおける悪性リンパ腫発症の全貌を説明できるものではない。より詳細な病態解明には、今後の更なる研究が望まれる。

③肺病変

肺病変は10～20％前後に合併し[1]、その存在は生命予後に影響する[3]。臨床像は多彩であり、気道病変、間質性肺炎、肺動脈性肺高血圧症、リンパ腫などを認める。この中でも間質性肺炎合併の頻度が高く、パターンとしては非特異性間質性間質性肺炎（nonspecific interstitial pneumonia: NSIP）が最多である。次いで通常型間質性肺炎（usual interstitial pneumonia: UIP）、リンパ球性間質性肺炎（lymphocytic interstitial pneumonia: LIP）が報告される[13]。肺病変では、唾液腺局所の組織所見と類似したリンパ球浸潤や、時にリンパ濾胞の形成を肺組織に認め、特にLIPでは肺胞隔壁に著明なリンパ球浸潤を認めることが特徴である。外分泌腺を主要臓器病変とするSSで、なぜ肺においてもリンパ球浸潤の所見を認めるのかに関する詳細な機序はまだ未解明である。病態仮説の一つとして、唾液腺と肺における共通の自己抗原（イオンチャネル、ムスカリン受容体、炭酸脱水素酵素など）に対する自己免疫応答や[14]、ウイルス感染を契機とした免疫学的異常

1　異所性リンパ濾胞：リンパ球が集簇し形成された構造体。リンパ節などのリンパ組織だけでなく、炎症組織や癌組織などの非リンパ組織に形成されるものを「異所性リンパ濾胞」と呼ぶ。

が病態に関与する可能性が考えられている。特にpSSとの関連性が報告されているHuman T-lymphotropic virus type 1（HTLV-1）感染では、pSSと気道病変の合併を認めることがあり、唾液腺と気道に対する共通したウイルス感染が病態に関与している可能性も示唆されている[15]。このようなウイルス感染等を契機に、唾液腺局所の病態と類似した形質細胞様樹状細胞（pDC）の活性化が肺でも起きることが想定される。pDCが産生するⅠ型IFNは、BAFF産生を誘導することで局所におけるB細胞の活性化や自己抗体産生を引き起こすだけでなく、IL-12とともにNK細胞やTh1細胞を活性化させ、局所におけるIFN-γ産生や組織障害を引き起こすことが知られている[16]。SSのマウスモデルでは、過剰なIL-12が気道周囲のリンパ球浸潤を引き起こし、間質や肺胞へのマクロファージ浸潤を誘導させること[17]からも、IL-12自体にも肺病変との関連性があると考えられている。

■ ④腎病変

腎病変はpSSの5〜15％程度に合併する[1]。その中で最も頻度の高い病態は、尿細管間質性腎炎（tubulointerstitial nephritis: TIN）である[18]。TINでは、唾液腺と類似したリンパ球浸潤が尿細管間質に認められ、尿細管障害を引き起こす[19]。臨床的には生命予後に影響を及ぼすことは少ないが、無症候性の腎機能障害や電解質異常をきたす。SSにおける電解質異常の主な原因は、遠位尿細管性アシドーシス（distal renal tubular acidosis: dRTA）であり、RTAの多くでTINを合併していること[20]から、RTAはTINの結果として起こると想定されている。尿細管間質への細胞浸潤は、主にはT細胞、B細胞、形質細胞であり、稀に集簇したリンパ球によるリンパ濾胞形成も見られる[21]。リンパ球浸潤がきたす炎症が慢性化すると、尿細管萎縮や間質の線維化が進展し、尿細管障害から不可逆的な慢性腎障害をきたすと考えられている。さらには局所の自己抗原に対する抗体の存在も複数明らかになっており、サイアザイド感受性Na-Cl共輸送体、炭酸脱水素酵素、そして介在細胞のH^+-ATPaseに対する自己抗体の存在も報告されている[22]。これら自己抗体の病原性に関してその詳細は未解明であるが、その存在の背景にはやはり組織環境下での慢性的なB細胞活性化状態の維持機構が関与していると考えられる。

糸球体病変として最も頻度が高い病変は、膜性増殖性糸球体腎炎（Membranoproliferative glomerulonephritis: MPGN）である。MPGNは臨床的に、高血圧、蛋

白尿、血尿、急速進行性糸球体腎炎といった所見を呈するため、TINと比較し診断に至りやすく、腎予後も悪い[23]。pSSでは、B細胞の活性化に伴い免疫グロブリンが過剰産生され、免疫グロブリンから構成されるクリオグリン血症が9～15%で認められる。MPGNはクリオグロブリン血症に続発する病変と考えられており、寒冷凝集により析出した免疫グロブリンが糸球体へ沈着し、病理学的に免疫複合体や補体の沈着がメサンギウム領域、内皮下に認められる。クリオグロブリン血症はpSSにおける生命予後不良因子やリンパ腫発生のリスクとして報告されている[6]が、それ以前にSSにおける糸球体病変合併例は非合併例と比較し生命予後が不良であること[23]からは、腎病変に関しては無症状であっても血清中のクリオグロブリンについて適切な温度下でのスクリーニングやフォローアップをした方が良いと考える。

⑤神経病変

神経病変はSSの10～20%に合併する[1]とされ、その障害は末梢神経障害から中枢神経障害まで幅広く多彩である。最も合併頻度が高い病変は末梢神経障害であり、多発性神経炎、脳神経障害、さらに多発性単神経炎の3型がSSに合併する特徴的な末梢神経障害とされる[3]。その発症機序は神経障害の型により異なることが報告されているが、大きくは神経節への炎症細胞浸潤による障害と血管炎病態による障害の2通りに分けられる。

まず多発性神経炎では感覚のみの障害が多く、その病態としてはT細胞やマクロファージを中心とした炎症細胞浸潤を認める脊髄神経節炎が主体と考えられる[24]。運動神経も障害される場合は、病態として末梢神経、神経根、および神経幹における血管炎の関与が考慮される[3]。次に脳神経障害では、視神経炎、三叉神経炎の頻度が高く報告される[3]。視神経炎は後述する抗アクアポリン4（aquaporin-4: AQP4）抗体関連脊髄視神経炎で認められる。三叉神経炎はほとんどが感覚神経障害のみであり、その機序としては三叉神経節への細胞浸潤が考えられている[25]。複数の脳神経が同時に障害されることもあり、その場合には血管炎の関与も考慮される。多発性単神経炎は、離れた末梢神経がランダムに多発性に障害されるものであるが、その際には神経栄養血管の血管炎による軸索変性像を呈するとされ、加えてクリオグロブン血症による血管炎を認める場合もある[3]。

中枢神経障害としては、脳症、無菌性髄膜炎、ついで脳白質・脊髄病変が特徴

的な病変として考慮される[3]。末梢神経病変同様に炎症細胞浸潤や血管炎の病態が考えられているが、それ以外にも脳内（特に大脳皮質や基底核）に発現するアセチルコリン受容体に対する自己抗体と脳炎の関連や、抗AQP4抗体関連視神経脊髄炎の合併を認める。視神経脊髄炎（neuromyelitis optica: NMO）は多彩な自己免疫疾患に合併するが、その中でも合併する頻度はSSが最多である。NMOは視神経炎と横断性脊髄炎を生じる炎症性中枢神経疾患であり、従来多発性硬化症（MS）の一亜型と考えられてきた。しかし抗AQP4抗体が発見され、現在では抗AQP4抗体が病態に関与する疾患を包括して視神経脊髄炎スペクトラム障害（NMOSD）として独立した疾患とされる。病変としてもAQP4が高発現する第三脳室周囲、第四脳室周囲、中脳水道周囲、延髄背側（最後野）などに病変が好発し特徴的な症候を呈することが知られる。詳細な機序は不明であるが、抗AQP4抗体が検出されないSSでは認められない障害であることから、SSにおいて抗AQP4抗体が産生されると、その病原性によりNMOが発症するものと考えられている[26]。

🔍 新規治療法に向けて

　現在SSに有効な治療薬は存在しないが、近年有効性を報告するランダム化比較試験（RCT）が小規模で複数報告されている。特に腺外病変を有する疾患活動性が高い患者群に対する治療戦略として今後の展望に期待し、標的機序ごとに解説する。

■ ①T細胞および抗原提示/共刺激分子

　B細胞の持続的活性化状態が疾患活動性を示す特徴であるSSだが[27]、その背景にはT細胞の活性化が関与すると考えられている[28]。IL-2はT細胞の活性化や分化に関わるサイトカインであり、低用量IL-2療法はその感受性が高いTregに選択的に作用することでTregを増殖させ、自己免疫疾患の治療候補と考えられている[29]。SSにおいても低用量IL-2療法のRCTは、疾患活動性ESSDAIを有意に低下させ、乾燥症状・疼痛・倦怠感といった主要症状も改善させた[30]。またT細胞・B細胞間相互作用に必要なCD40とCD40リガンド（CD40L）を標的とするIscalimab

（抗CD40抗体）、Dazodalibep（Non-antibody biological antagonist of CD40L）も
ESSDAIを有意に低下させる[31,32]ことがそれぞれ報告された。

■ ②B細胞

　B細胞がSSの病態に関与していることから、B細胞を標的とした治療法の有効
性は以前より期待されている。ただしその一つであるリツキシマブ（RTX：抗
CD20抗体）は、少数例対象RCTで有効性を示した[33]ものの、多数例対象RCTで
は有効性を示せなかった[34]。しかしその後、RTXと抗BAFF抗体であるベリムマ
ブ（BLM）併用療法におけるRCTでは、ESSDAIを有意に低下させる有効性を示
した[35]。RTX単剤に比べてBLM併用療法が有効であった病態背景として、RTXが
血中のBAFFを上昇させてしまうこと、さらに血中と比べ組織常在性B細胞抑制
能に関して不十分である可能性が示唆されており[35]、BLMを併用することでこれ
らの点を補完する相乗効果が期待できると考えられている。さらに、BAFF受容
体の一つであるBR3（BAFF-R、TNF receptor superfamily member 13C）に対
する特異抗体であるIanalumab[36]や、B細胞受容体からのシグナル伝達に関与す
るブルトン型チロシンキナーゼ（BTK）を標的とした阻害薬であるRemibrutinib
も小規模RCTでESSDAIを有意に改善させる[37]ことが報告されており、今後の発
展が期待される。

■ ③Ⅰ型IFN signature

　SSではⅠ型IFN signatureの亢進が認められる。その標的治療法として抗Ⅰ型
IFN受容体抗体anifrolumabが既に実臨床で用いられているSLEに続いて、SSでも
同様の治療標的による有効性が期待されている[38]。近年レフルノミドとハイドロ
キシクロロキンの併用療法が、Ⅰ型IFN誘導蛋白の発現を低下させ、ESSDAIを
有意に改善させることが報告された[39]。レフルノミドはピリミジン合成経路を標
的とし、NF-kBシグナルを抑制する。ハイドロキシクロロキンはToll様受容体
（TLR）シグナルを阻害し、これら併用療法はそれぞれ単剤では認められなかっ
た臨床的な改善を認めた。

🔍 おわりに

SSにおける多彩な腺外臓器病変に関する病態的な考察、および病態に基づく新規治療法の可能性に関して解説した。これまで有効な治療法がないとされ、経過を観察する他なかったSSだが、近年トランスレーショナルリサーチの蓄積や基礎研究による病態の解明により、病態に基づく新規治療法の可能性が期待されている。

参考文献

1）Mariette X, Criswell LA. N Engl J Med. 2018; 378: 931-939. PMID: 29514034
2）Tsuboi H. et al. Mod Rheumatol. 2014; 24: 464-470. PMID: 24252039
3）厚生労働科学研究費補助金難治性疾患等政策研究事業自己免疫疾患に関する調査研究班. シェーグレン症候群診療ガイドライン 2017 年版.
4）Seror R, et al. Ann Rheum Dis. 2016; 75: 382-389. PMID: 25480887
5）Ramos-Casals M, et al. Ann Rheum Dis. 2020; 79: 3-18. PMID: 31672775
6）Brito-Zerón P, et al. EClinicalMedicine. 2023; 61: 102062. PMID: 37457113
7）Martel C, et al. J Clin Immunol. 2011; 31: 840-847. PMID: 21744183
8）Risselada AP, et al. Ann Rheum Dis. 2014; 73: 1537-1540. PMID: 24525912
9）Nocturne G, et al. Rheumatology. 2021; 60: 3513-3521. PMID: 30838413
10）Brito-Zerón P, et al. J Autoimmun. 2012; 39: 43-48. PMID: 22297146
11）Rivière E, et al. Ann Rheum Dis. 2020; 79: 1468-1477. PMID: 32843324
12）Sisto M, et al. Histichem Cell Biol. 2011; 135: 615-625. PMID: 21604024
13）Lee AS, et al. Chest. 2021; 159: 683-698. PMID: 33075377
14）Routsias JG, et al. Clin Rev Allergy Immunol. 2007; 32: 238-51. PMID: 17992591
15）Kakugawa T, et al. Respir Med. 2018; 137: 95-102. PMID: 29605220
16）Nocturne G, et al. Nat Rev Rheumatol. 2013; 9: 544-556. PMID: 23857130
17）McGrath-Morrow S, et al. Am J Physiol Lung Cell Mol Physiol. 2006; 291: L837-846. PMID: 16751222
18）François H, et al. Nat Rev Nephrol. 2016; 12: 82-93. PMID: 26568188
19）Bossini N, et al. Nephrol Dial Transplant. 2001; 16: 2328-2336. PMID: 11733624
20）Ramos-Casals M, et al. Rheumatology(Oxford). 2015; 54: 2230-2238. PMID: 26231345
21）Bossini N, et al. Nephrol Dial Transplant. 2001; 16: 2328-2336. PMID: 11733624
22）RL Winer, et al. Clin Immunol Immunopathol. 1977; 8: 494-503. PMID: 144038
23）Goules AV, et al. Arthritis Rheum. 2013; 65: 2945-2953. PMID: 24166794
24）Griffin JW, et al. Ann Neurol. 1990; 27: 304-315. PMID: 2327738
25）Mori K, et al. Brain. 2005; 128: 2518-2534. PMID: 16049042
26）Pittock SJ, et al. Arch Neurol. 2008; 65: 78-83. PMID: 18195142
27）Nocturne G, et al. Nat Rev Rheumatol. 2018; 14: 133-145. PMID: 29416129
28）Verstappen GM, et al. Nat Rev Rheumatol. 2021; 17: 333-348. PMID: 33911236
29）Rosenzwajg M, et al. Ann Rheum Dis. 2019; 78: 209-217. PMID: 30472651
30）He J, et al. JAMA Netw Open. 2022; 5: e2241451. PMID: 36355371
31）Fisher BA, et al. Lancet Rheumatol. 2020; e142-152. PMID: 38263652
32）St Clair EW, et al. Ann Rheum Dis. 2023; 82: 201.

33）Meijer JM, et al. Arthritis Rheum. 2010; 62: 960-968. PMID: 20131246

34）Devauchelle-Pensec V, et al. Ann Intern Med. 2014; 160: 233-242. PMID: 24727841

35）Mariette X, et al. JCI insight. 2022; 7: e163030. PMID: 36477362

36）Bowman SJ, et al. Lancet. 2022; 399: 161-171. PMID: 34861168

37）Dörner T, et al. Ann Rheum Dis. 2023; 83: 360-371. PMID: 37932009

38）Verstappen GM, et al. Nat Rev Rheumatol. 2023; 19: 468-469. PMID: 37322372

39）van der Heijden EHM, et al. Lancet Rheumatol. 2020; 2: e260-269. PMID: 38273473

（安部　沙織／坪井　洋人／松本　功）

第6章

全身性強皮症（硬化症）

01 全般的病態、新規治療の可能性（特に PAH と ILD）

point

▶ 全身性強皮症は自己免疫、血管障害、線維化の3つを特徴とする疾患であり、3つがそれぞれ独立して治療標的となり得る。

▶ B細胞、IL-6、Ⅰ型 IFN のほか、線維化に関わる分子を標的とした治療が期待されている。

▶ 病態の細胞／臓器特異性も示唆され、様々なモデルを用いた研究が今後望まれる。

はじめに

　全身性強皮症（systemic sclerosis: SSc）は血管障害と皮膚および諸臓器の線維化を特徴とする膠原病である。以前は臓器障害の中でも腎クリーゼが最も重要な生命予後規定因子であったが、アンジオテンシン変換酵素阻害薬がその治療に用いられるようになって以降、間質性肺疾患（interstitial lung disease: ILD）、肺動脈性肺高血圧症（pulmonary arterial hypertension: PAH）が主要な生命予後規定因子となっている。加えて、皮膚硬化は患者の日常生活動作、生活の質を著しく低下させる。皮膚硬化、ILD、PAHの治療は現状、決して満足のいくものではなく、SScの病態理解、新規治療開発は急務と言える。

SScの全般的な病態

　SScの病因は未だ十分に解明されていないが、遺伝的素因と環境因子の双方の関与が重要と考えられている。ゲノムワイド関連解析により様々な疾患感受性遺伝子が明らかになっている一方で[1]、一卵性双生児におけるSScの発症一致率はわ

ずか4％程度と[2]、その他の自己免疫性疾患より低いことはわかってきた。また二卵性双生児におけるそれとほとんど差がなく、遺伝的素因以外の関与も重要であることが窺える。

SScの疾患感受性遺伝子として、まず、HLA（MHC class Ⅱ）、STAT4、IRF5など全身性エリテマトーデス（SLE）をはじめとするその他の膠原病と共通したものが挙げられる。これは、SScがSLEなどと共通する病態を有していることを示唆するもので、治療開発においても重要な知見と考えられる。一方、ゲノムワイドクロマチン相互作用解析により、SScに特異的な血管障害や線維化に関わる分子経路も明らかになってきている[1]。

環境因子についても、特定の化学物質、パルボウイルスB19、サイトメガロウイルス、ヘリコバクター・ピロリなど、様々なものが示唆されているが、中でも近年興味深いデータが発表されている。正常ヒト皮膚線維芽細胞にパルボウイルスB19を感染させると、大型で平坦な形態、老化関連β-ガラクトシダーゼ活性の上昇、DNA損傷、NF-κBの活性化、IL-1α、IL-1β、IL-6、IL-8の分泌（細胞老化関連分泌形質）といった典型的な細胞老化の特徴を獲得し、その特徴はSSc患者由来の皮膚線維芽細胞と類似していた[3]。

SScの病態は自己免疫、血管障害、線維化の3つにおおよそ要約できる。様々な細胞性因子、液性因子がそれらに関わっていると考えられるが、中でも、B細胞は重要な役割を担っている。SSc患者において、B細胞は皮膚、肺に浸潤し、共刺激分子であるCD80/86を高発現し、IL-6、TGF-βを多く産生する[4]。B細胞は当然ながら自己抗体を産生し、自己抗体はSScの病型および臓器障害と関連する。例えば、抗トポイソメラーゼI抗体はびまん皮膚硬化型およびILDと関連すると言われている。興味深いことに、皮膚でのB細胞の活性化は早期のびまん皮膚硬化型でより顕著であり[5]、各々の症例においてB細胞標的療法の適応時期を検討する上でも示唆に富む。またB細胞の生存、成熟を促進するBAFF/BLysの血清濃度がSSc患者で上昇し、皮膚硬化の程度と相関する[6]。

液性因子では、線維化に関わるという点で、とりわけIL-6、TGF-βが重要である。SSc患者ではIL-6の血清濃度が上昇し[7]、IL-6ノックアウトマウスはTGF-βを介さずにブレオマイシン誘発肺線維症モデルに抵抗性を示す[8]。TGF-βは、SScに限らず様々な線維化性疾患において、"線維化"の過程で主要なエフェクターとして作用するサイトカインである。TGF-βは上皮細胞や内皮細胞に作用し、コラーゲンなどの細胞外マトリックスタンパク質の主要な産生源である筋線維芽細胞に

形質を変化させる（上皮間葉転換／内皮間葉転換）。一方、TGF-βは線維化以外にも免疫、細胞増殖・分化、血管新生など様々な生理作用に関わるため、悪性腫瘍、出血などTGF-βを標的とした治療の安全性が懸念されている[9]。

I型IFNもSScの病態に関わる液性因子であり、前述した通り、ゲノムワイド関連解析の結果（STAT4、IRF5）からもその重要性は裏付けられている。遺伝子発現解析においても、SSc患者の末梢血、皮膚、肺ではI型IFNにより誘導される遺伝子の発現が上昇している（IFNシグネチャー）。また、SSc患者では病初期から単球においてIFNシグネチャーが見られ、BAFFの遺伝子発現およびⅢ型プロコラーゲンの血清濃度と相関していた[10]。さらに、末梢血細胞のIFNシグネチャーが後述する一酸化炭素肺拡散能（diffusing capacity of the lung for carbon monoxide: DLCO）と負の相関関係にあることも示され[11]、I型IFNが血管障害と関連している可能性も示唆される。

SSc-ILDの病態

SSc-ILDは、病理組織学的にはfibrotic nonspecific interstitial pneumoniaの像を呈することが多く、usual interstitial pneumoniaを呈する特発性肺線維症（idiopathic lung fibrosis: IPF）よりも炎症細胞の浸潤がみられるものの、多発性筋炎／皮膚筋炎など、他の膠原病に伴うILD（cellular fibrotic nonspecific pneumonia、organizing pneumonia、diffuse alveolar damageを呈する）と比較すると、その程度は軽い傾向にある。つまり、免疫・線維化の双方がSSc-ILDにおける重要な治療標的と考えられ、実際に、免疫抑制薬のみならず抗線維化薬がSSc-ILDの治療において中心的な役割を担うようになってきた。

細胞性因子、液性因子としては、前項で紹介した通り、B細胞、IL-6、TGF-β、I型IFNのほか、Ⅱ型肺胞上皮細胞が活性化した血管内皮細胞、浸潤した炎症細胞とともに線維化を誘導するニッシェを形成することで病態形成に関与していると考えられる。他のILD、とりわけIPFとの分子生物学的な差異は依然として不明な点が多いが、近年興味深いデータが発表されている。肺移植を受けたIPF、SSc-ILD患者の摘出肺組織のシングルセルRNA-seq解析が行われ、IPF肺のSPP1hiマクロファージ、FABP4hiマクロファージ、細胞障害性T細胞、ナチュラルキラーT細胞においてIFN-γシグナルの上昇が見られた一方、SSc-ILD肺では幅広い細胞集団でI型IFNシグナルの上昇が認められたという[12]。今後、治療選択において

IPFとSSc-ILDでのインターフェロンシグネチャーの違いが重視される可能性がある。

SSc-PAHの病態

SSc-PAHは、特発性PAHやSSc以外の膠原病（主にSLE）に伴うPAHなど、他のPAHとは異なる病理組織学的な特徴を有する。特発性PAHやSSc以外の膠原病に伴うPAHが血管平滑筋細胞の増殖を伴う中膜肥厚、炎症細胞の浸潤を伴う叢状病変といった肺動脈のリモデリングを特徴とするのに対し、SSc-PAHは、肺動脈〜肺静脈と広い範囲の肺血管における線維性内膜肥厚および内腔狭窄、肺毛細血管の消失を特徴とし、炎症細胞の浸潤に乏しい[13]。また、SSc-PAHの肺血管内膜にはα平滑筋アクチンとフォン・ヴィレブランド因子を共発現する細胞の存在が報告され[14]、内皮間葉転換をはじめとする血管内皮細胞の異常が病態に深く関わる可能性が示唆されている。

臨床的には、DLCOがSSc-PAHの診療、とりわけそのスクリーニングにおいて重要な役割を担う。では、DLCOの低下はどのような病理学的な異常を反映しているのだろうか。DLCOはSSc-PAHにおいて肺血管抵抗とおおよそ逆相関するが、こうした傾向は特発性PAHやSSc以外の膠原病に伴うPAHでは見られない[15]。一方、肺毛細血管〜肺静脈を病変の首座とする肺静脈閉塞症/肺毛細管腫症ではDLCOの著明な低下が認められる。前述したSSc-PAHの病理組織学的特徴を照らし合わせると、DLCOの低下はガス交換の場である肺毛細血管のリモデリングを反映していると考えられる。剖検症例の組織学的検討では、PAHを合併していない段階での混合性結合組織病患者（SScの特徴を有する患者を含む）でも高率に肺毛細血管の閉塞性病変を伴っていた一方、肺動静脈、とりわけ肺静脈の変化は軽微であった[16]。つまり、肺毛細血管リモデリングに伴うDLCOの低下はpreclinicalな段階から生じているSSc-PAHの病理を反映していると考えられる。

分子生物学的には、プロテオーム解析により、SSc-PAH患者においてアディポカインの一つであるケメリンの血清濃度が肺血管抵抗と相関することが近年示された[17]。またSSc-PAHの肺組織において、ケメリン受容体（CMKLR1）は線維芽細胞、肺動脈平滑筋細胞、周皮細胞、中皮細胞、血管内皮細胞、マクロファージと、幅広い細胞に発現していたが、とりわけ、α平滑筋アクチンを発現する細胞に高発現していた。ケメリンは特発性PAHにおいてもその血清濃度が上昇してい

ることから[18]、SSc-PAHと特発性PAHに共通した分子生物学的な異常が示唆される。ケメリンはSScに伴う手指潰瘍の発症にも関与していることが示唆されている[19]。

現在の治療

SScの3病態である自己免疫、血管障害、線維化はそれぞれ独立して治療標的となり、SScの治療は、皮膚硬化、ILD、PAH、レイノー現象／手指潰瘍にわけて考える必要がある。

皮膚硬化に対しては、免疫抑制薬であるミコフェノール酸モフェチル、シクロホスファミド、B細胞を標的とした抗CD20モノクローナル抗体リツキシマブが用いられるが、とりわけ前二者の効果は限定的であり、さらなる治療法の開発が求められている。

ILDに対しては、皮膚硬化と同様にミコフェノール酸モフェチル、シクロホスファミド、リツキシマブのほか、PDGF、FGF、VEGFを標的とする抗線維化薬ニンテダニブ、抗IL-6受容体モノクローナル抗体トシリズマブ[20,21]（2023年時点、米国でのみ承認）が用いられる。興味深いことに、ニンテダニブはSScに伴う心筋障害に対しても抗線維化・抗炎症作用を発揮する可能性が示唆されている[22]。

PAHに対しては、特発性PAHなど他のPAHと同様にエンドセリン受容体拮抗薬、ホスホジエステラーゼ5阻害薬、可溶性グアニル酸シクラーゼ刺激薬、プロスタサイクリンアナログ製剤、プロスタサイクリン受容体作動薬を適宜組み合わせた肺血管拡張療法が行われる。

レイノー現象／手指潰瘍に対しては、カルシウム拮抗薬に加えて、ボセンタンをはじめとしたPAH治療薬が考慮される。

今後期待される治療

皮膚硬化およびILDに対しこれまで最も高い有効性を発揮した治療が自家造血幹細胞移植である[23-25]。自家造血幹細胞移植では、移植前治療により体内の自己反応性リンパ球を根絶した後、造血幹細胞から新たに分化した免疫担当細胞によって免疫系が再構築される。自己免疫疾患全般の治癒または長期寛解が期待される一方、主に高用量のシクロホスファミドによる心毒性をはじめ、日和見感染、不

妊、悪性腫瘍など安全面での課題は多い。

CD19標的キメラ抗原受容体（chimeric antigen receptor: CAR）T細胞療法は、B細胞性急性リンパ性白血病、びまん性大細胞型B細胞リンパ腫に対し高い有効性を発揮しているが、近年、SLEをはじめとした自己免疫疾患に対してもその有効性が期待されている[26]。自己免疫疾患においては、エフェクター細胞の質的・量的低下、補体の消耗などにより、モノクローナル抗体による治療効果が十分に発揮されない可能性があるが、CAR-T細胞療法はこの問題を克服できると考えられる。SScについては、一例目の有効例が2023年に報告された[27]。症例は60歳の男性。非レイノー徴候の発症から22か月が経過し、自己抗体では抗RNAポリメラーゼⅢ抗体が陽性、皮膚硬化のほか、心筋線維化、ILD、肺高血圧症（前・後毛細血管混合性）、レイノー現象、関節炎を合併していた。CAR-T細胞輸注後、自己抗体は検出されなくなり、皮膚硬化、心筋線維化、肺高血圧症、関節炎、レイノー現象が改善した。また呼吸機能検査では、努力肺活量に変化はなく、DLCOが改善した。さらに安全面でも、CAR-T細胞輸注約80日後から末梢血中にB細胞が検出され、かつ再燃を伴わず、この点はリツキシマブよりも有利な可能性がある。

別のB細胞標的療法である抗BLySモノクローナル抗体ベリムマブは、すでにSLEおよびループス腎炎に対し高い有効性が確認されている。SScに対しては、2018年にプラセボ対照二重盲検比較試験（研究者主導、単施設、n=20）が行われた。ミコフェノール酸モフェチルを基礎治療とし、ベリムマブまたはプラセボが追加されたところ、ベリムマブ群において皮膚硬化の改善が認められたが、プラセボ群との統計学的有意差には至らなかった[28]。現在、SSc-ILDを対象とした第2／3相試験が進行中であり（NCT05878717）、結果が期待される。

Ⅰ型IFNを標的とする抗Ⅰ型IFN受容体Ⅰモノクローナル抗体アニフロルマブは、すでにSLEに対し高い有効性が確認され、SScに対してもその有効性が期待されている[29]。JAK阻害薬もⅠ型IFNおよびIL-6を標的とするため、SScに対し有効性が期待される[30]。また、Ⅰ型IFNの主要な産生源と考えられる形質細胞様樹状細胞を標的とした治療が現在SLEに対し開発中である[31]。

サイクリックGMPは血管平滑筋の弛緩を誘導する分子であるが、その他にも抗炎症、抗線維化、細胞増殖抑制など、様々な作用を有する。可溶性グアニル酸シクラーゼ刺激薬は一酸化窒素非依存的にサイクリックGMPの産生を強力に促進し、SScにおいては、血管障害、線維化、双方への作用が期待される。可溶性グアニル酸シクラーゼ刺激薬リオシグアトはSScの皮膚硬化を改善させたものの、

プラセボとの統計学的有意差には至らなかった[32]。現在、ヘム非依存的に可溶性グアニル酸シクラーゼを活性化する新しい薬剤が開発中である[33]。

ホスホジエステラーゼ4はサイクリックAMPを分解する酵素で、同阻害薬はその高い抗炎症作用からすでに乾癬、ベーチェット病の治療に応用されている。一方、ホスホジエステラーゼ4を阻害することにより、抗炎症のみならず抗線維化効果も期待されている[34]。新しいホスホジエステラーゼ4B阻害薬が第Ⅱ相試験でIPFに対し高い有効性を発揮し[35]、現在、SSc-ILDを含む進行線維化を伴うILDを対象とした第Ⅲ相試験が進行中である（NCT05321082）。

リゾホスファチジン酸は細胞間の情報伝達分子として機能する脂質分子で、臓器の線維化を誘導する。SSc患者の皮膚組織がリゾホスファチジン酸受容体1を高発現していること、同受容体の拮抗によりTsk1皮膚線維化モデルが改善したことから[36]、リゾホスファチジン酸の経路がSScの新たな治療標的として期待されている。

TGF-βスーパーファミリーのメンバーを標的とした治療として、アクチビンの作用を阻害するアクチビン受容体ⅡA-Fc融合タンパク質ソタテルセプトのPAHに対する有効性が確認された[37]。この試験では、18名（全体の17％）の膠病性に伴うPAH患者が組み入れられた。

🔍 おわりに

B細胞、IL-6、Ⅰ型IFN、線維化に関わる分子を標的とした治療、肺血管拡張薬の開発が進み、SSc診療のいわば長い暗闇にようやく一筋の光が差し込んできた。治療の視点からは、自己免疫、血管障害、線維化の3つがそれぞれ独立して標的となり得る。一方、病態の視点からは、この3つの病態がどのようにリンクしているのか、まだまだ不明な点が多い。また、病態の細胞／臓器特異性も示唆され、さまざまなモデルを用いた研究が今後望まれる。

参考文献

1）López-Isac E, et al. Nat Commun. 2019; 10: 4955. PMID: 31672989

2）Feghali-Bostwick C, et al. Arthritis Rheum. 2003; 48: 1956-1963. PMID: 12847690

3）Arvia R, et al. Rheumatology (Oxford). 2022; 61: 3864-3874. PMID: 34888638

4）Dumoitier N, et al. Arthritis Rheumatol. 2017; 69: 1078-1089. PMID: 27992693

5）Skaug B, et al. Ann Rheum Dis. 2020; 79: 379-386. PMID: 31767698

6) Matsushita T, et al. Arthritis Rheum. 2006; 54: 192-201. PMID: 16385515
7) Khan K, et al. Ann Rheum Dis. 2012; 71: 1235-1242. PMID: 22586157
8) Saito F, et al. Am J Respir Cell Mol Biol. 2008; 38: 566-571. PMID: 18096870
9) Rice LM, et al. J Clin Invest. 2015; 125: 2795-2807. PMID: 26098215
10) Brkic Z, et al. Ann Rheum Dis. 2016; 75: 1567-1573. PMID: 26371289
11) Roberson EDO, et al. Arthritis Rheumatol. 2023; 75: 108-119. PMID: 35762854
12) Valenzi E, et al. Front Immunol. 2021; 12: 595811. PMID: 33859634
13) Overbeek MJ, et al. Eur Respir J. 2009; 34: 371-379. PMID: 19282344
14) Good RB, et al. Am J Pathol. 2015; 185: 1850-1858. PMID: 25956031
15) Kato M, et al. Expert Rev Clin Immunol. 2020; 16: 993-1004. PMID: 32975145
16) Sasaki N, et al. Allergol Int. 2011; 60: 411-417. PMID: 21918364
17) Sanges S, et al. Ann Rheum Dis. 2023; 82: 365-373. PMID: 36600187
18) Peng L, et al. Front Pharmacol. 2022; 13: 767705. PMID: 35370637
19) Akamata K, et al. Rheumatology(Oxford). 2015; 54: 1308-1316. PMID: 25539827
20) Roofeh D, et al. Arthritis Rheumatol. 2021; 73: 1301-1310. PMID: 33538094
21) Kuwana M, et al. Mod Rheumatol. 2024; 34: 530-540. PMID: 37436828
22) Ninagawa K, et al. Rheumatology(Oxford). 2023; 62: 2550-2555. PMID: 36458921
23) Burt RK, et al. Lancet. 2011; 378: 498-506. PMID: 21777972
24) van Laar JM, et al. JAMA. 2014; 311: 2490-2498. PMID: 25058083
25) Sullivan KM, et al. N Engl J Med. 2018; 378: 35-47. PMID: 29298160
26) Mackensen A, et al. Nat Med. 2022; 28: 2124-2132. PMID: 36109639
27) Bergmann C, et al. Ann Rheum Dis. 2023; 82: 1117-1120. PMID: 37147112
28) Gordon JK, et al. Arthritis Rheumatol. 2018; 70: 308-316. PMID: 29073351
29) Goldberg A, et al. Arthritis Res Ther. 2014; 16: R57. PMID: 24559157
30) Khanna D, et al. JCI Insight. 2022; 7: e159566. PMID: 35943798
31) Furie RA, et al. N Engl J Med. 2022; 387: 894-904. PMID: 36069871
32) Khanna D, et al. Ann Rheum Dis. 2020; 79: 618-625. PMID: 32299845
33) Reinhart GA, et al. J Pharmacol Exp Ther. 2023; 384: 382-392. PMID: 36507845
34) Matsuhira T, et al. Eur J Pharmacol. 2020; 885: 173508. PMID: 32858049
35) Richeldi L, et al. N Engl J Med. 2022; 386: 2178-2187. PMID: 35569036
36) Ledein L, et al. Br J Pharmacol. 2020; 177: 4296-4309. PMID: 32627178
37) Humbert M, et al. N Engl J Med. 2021; 384: 1204-1215. PMID: 33789009

（加藤　将）

02 全身性強皮症の動物モデルから わかること

point

▶ 全身性強皮症（SSc）の病態研究にはモデル動物も用いられ、多くの知見が得られてきた。

▶ マウスはそのゲノムがヒトと非常に近いことが明らかになり、SSc モデルマウスは病態の理解や新規治療法の開発において、今後も重要な役割を果たしていくことが予想される。

▶ しかし、SSc の動物モデルは多数存在するが、SSc の病態や臨床症状を完全に模倣したモデルは存在しない。可能であれば、複数の異なるモデルを組み合わせて評価することが必要である。

はじめに

　全身性強皮症（SSc）は皮膚をはじめとした全身諸臓器の線維化、微小血管障害、自己抗体産生の主要3病態を有する膠原病である。疫学研究、患者由来の臨床検体を用いた研究、遺伝子解析研究などにより、様々な病態仮説が提唱され、検証されてきた。

　遺伝要因や環境要因から、血管構成細胞・免疫担当細胞・線維芽細胞などの様々な細胞の形質変化が生じ、自己抗体・サイトカイン・ケモカイン・活性酸素種などを介したそれぞれの相互作用が主要3病態につながり、細胞外マトリックス（ECM）の沈着、組織線維化が起こると考えられている。これらの研究にはモデル動物も用いられ、疾患の病態解明や治療法の開発に多くの知見が得られてきた。

　しかしながら、SScの動物モデルは現在、多数存在するが、SScの病態や臨床症状を完全に模倣したモデルは存在しない。それぞれのモデルは疾患の一側面を模倣したものであり、病変臓器分布もそれぞれ異なっている。本節では、SScモデルの代表的なマウスモデルを紹介し、マウスモデルからわかってきたSScの病態や新規治療の研究について概説する。

SScモデルマウスの紹介

SScモデルには、自己免疫成分の移入や環境因子によって病気が誘発される誘導モデルと、遺伝子の変異や修飾による自然発症モデルがある（**表6-1**）。代表的なマウスモデルを、その背景や発症機序を含めて紹介する。

表6-1 全身性強皮症モデル動物の特徴

	皮膚線維化	血管障害	炎症	自己免疫
誘導モデル				
ブレオマイシン誘導モデル	＋	＋	＋	＋
HOCl 誘導モデル	＋	－	＋	＋
サイトカイン誘導モデル	＋	－	＋	－
GVHD 誘導モデル（1）	＋	－	＋	＋
GVHD 誘導モデル（2）	＋	＋	＋	＋
トポイソメラーゼ I 誘導モデル	＋	－	＋	＋
アンギオテンシン II 誘発モデル	＋	－	＋	－
自然発生モデル				
突然変異種				
タイトスキンマウス（Tsk-1）	＋	－	－	＋
タイトスキンマウス 2（Tsk-2）	＋	－	－	＋
遺伝子改変				
TβRI ^{CA} ; Col1a2-CreER マウス	＋	－	－	－
TβRII Δk ; Col1a2-CreER マウス	＋	－	－	－
Caveolin-1$^{-/-}$ マウス	＋	－	＋	－
Ctgf ; Col1a2-CreER マウス	＋	N.D.	－	N.D.
Wnt10 トランスジェニックマウス	＋	N.D.	－	－
β-catenin $^{Δ exon3}$; Col1a2-CreER マウス	＋	－	－	－
Fra-2 トランスジェニックマウス	＋	＋	＋	－
uPAR$^{-/-}$ マウス	＋	＋	＋	N.D.
Klf5$^{+/-}$; Fli1$^{+/-}$ マウス	＋	＋	＋	＋
N.D.: not determined				

第6章 全身性強皮症（硬化症）／ 02 全身性強皮症の動物モデルからわかること

🔎誘導モデル

■ ①ブレオマイシン（BLM）誘導モデル

　ブレオマイシン（BLM）は、細胞内で金属イオンと結合して活性酸素を発生させ、DNAを切断する抗腫瘍薬である。ブレオマイシンの副作用として肺線維症や皮膚硬化をはじめとしたSSc様症候群が知られている。BLMをマウスの気管内や皮下に投与することにより、肺や皮膚の線維症が誘発されることが報告されており、1999年にYamamotoらがブレオマイシン誘発性皮膚硬化症モデルを確立した[1]。

　皮下に投与されたBLMは活性酸素種（ROS）の産生を誘発し、周囲の細胞、特に内皮細胞を損傷し接着分子の発現を上昇させる。その結果、好中球やマクロファージ、Tおよび Bリンパ球、マスト細胞などの炎症細胞が浸潤し、炎症性サイトカインおよび線維化促進性サイトカイン（IL-1、TNF-α、IL-6、INF-γ、IL-4、IL-13、MCP-1、TGF-β、PDGFなど）を放出する。これらのサイトカインは常在線維芽細胞を活性化し、皮膚の線維化につながるECM成分が過剰に産生される[2]。また、血中には抗核抗体、抗トポイソメラーゼ-I抗体や抗セントロメア抗体などの自己抗体が検出される。このモデルはSScにおける初期の炎症と線維化、自己免疫を模倣しており、皮膚と肺に炎症、線維化を認める。血管病変は観察されないとされてきたが、最近、腎に血管病変が観察できることが報告された[3]。このモデルの病態模式図を図6-1に示す。

　皮膚線維症は、4週間にわたって毎日BLMを皮下注射することにより誘発される。皮膚硬化は注射部位周辺に限局して起こり、BLM投与終了後6週間程度維持される。炎症相から線維化相への切り替わりはBLM曝露開始後9日目頃に起こると考えられている。このモデルは簡便で再現性が高く、短期間で炎症反応と線維化反応を観察できるため、最も広く利用され検討されているモデルである。

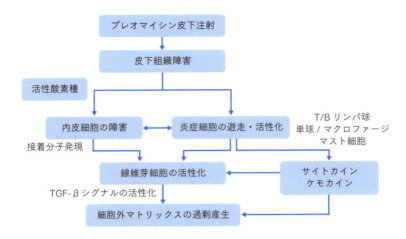

図6-1　ブレオマイシン誘導強皮症モデルの病態の概略図
皮下に投与されたブレオマイシンは活性酸素種の産生を誘発し、内皮細胞を損傷し接着分子の発現を上昇させる。その結果、炎症細胞が浸潤し、サイトカインやケモカインを放出する。これにより線維芽細胞が活性化し、皮膚の線維化につながる細胞外マトリックスが過剰に産生される。
Jérôme A. et al. Experimental models of dermal fibrosis and systemic sclerosis. Joint Bone Spine. 2013; 80: 23-28. より改変

②次亜塩素酸（HOCl）誘導モデル

　活性酸素種（ROS）は組織損傷と線維形成の開始に関連し、SScの病因と発症において重要な役割を果たしている。血管の虚血と再灌流を繰り返すと、スーパーオキシドアニオンが生成される[4]。また、SSc患者の線維芽細胞からはROSが大量に産生され、これがコラーゲン合成亢進と関連することが報告されている[5]。次亜塩素酸（HOCl）は、好中球による殺菌作用など生体内で利用されているROS発生物質であり、ヒドロキシラジカルを発生する。2009年、ServettazらはHOClなどのROS発生物質をマウスの皮下に反復投与することにより皮膚および肺や腎臓を含む内臓の線維化が誘発されることを報告した[6]。

　HOClはヒドロキシラジカルを発生させ、内皮細胞の損傷や炎症性細胞浸潤など炎症性変化を引き起こす。またHOClは線維芽細胞を刺激してROSを産生させ、増殖を亢進するとともに、線維芽細胞の筋線維芽細胞への分化を誘導してI型コラーゲンの産生を亢進する。腎血管には内膜や中膜の肥厚を伴う血管障害を認める。血清中には抗DNAトポイソメラーゼI抗体が検出される。これは、DNAトポイソ

メラーゼ1がヒドロキシラジカルによって切断、酸化され皮膚に蓄積すると、それが抗原として認識され抗体が生成されると考えられている。また、酸化DNAトポイソメラーゼ1は抗原となるだけでなく線維芽細胞を直接活性化することも報告されている。病変としては、皮膚の他に肺や腎臓に炎症と線維化、腎臓に血管障害を認め、SScの3主徴を模倣するモデルであるといえる。

6週間にわたって毎日HOClを皮下投与することにより、これらの病変が誘発される。皮膚硬化は注射部位周辺に限局して起こり、HOCl投与終了後10週程度維持される。BLM誘導モデルと同様に、このモデルは様々な研究に有用で、近年その利用割合が増加している。

■ ③慢性移植片対宿主病（GVHD）モデル

造血幹細胞移植は多くの血液疾患の根治療法として用いられている。しかし、その一方で、移植後に発生する可能性のある慢性移植片対宿主病（GVHD）は、移植患者の生活の質（QOL）や予後に大きな影響を及ぼす。慢性GVHDでは、活性化したドナーのT細胞やNK細胞がレシピエントの抗原に反応し、皮膚、肝臓、唾液腺、涙腺、呼吸器、消化管などの臓器が傷害される。特に、皮膚慢性GVHDは苔癬様皮膚症状とSSc様皮膚症状の2つのパターンに分類され、SSc様GVHDの臨床所見と病理像はSScの初期炎症期と類似している。このことから、強皮症を模倣する動物モデルとして、B10.D2ドナーマウスからBalb/cレシピエントマウスへの細胞移植によるGVHDマウスモデルが1983年に報告された[7]。

このモデルは、ドナーマウス由来の骨髄および脾臓細胞を、致死的γ線照射を行ったレシピエントマウスに移植することで誘発される。ドナーマウス由来のナイーブ$CD4^+$T細胞の移植がこの誘発に必要十分であることが示されている。移植後、T細胞やマクロファージ、マスト細胞などの免疫細胞が臓器組織へ浸潤し、炎症性サイトカイン、TGF-βなどによって常在線維芽細胞が刺激され、ECM成分が過剰に産生される。さらに、血中には核抗原に対する自己抗体も検出される。このモデルは、SScにおける初期の炎症と線維化、自己免疫を模倣している。病変としては、皮膚の他に肺、腎臓、消化管、肝臓、耳下腺などにも炎症と線維化を認めるが、血管病変は観察されない。

ただし、このモデルの皮膚病変においては、全身放射線照射の影響による線維化が混在すると考えられ、これにより病変の解釈が困難となる可能性がある。そ

のため、2004年にRuzekらは、放射線照射を必要としない改良型GVHDモデルを提案した[8]。このモデルでは、RAG2ノックアウトマウスをレシピエントマウスとして使用する。RAG2ノックアウトマウスは、T細胞およびB細胞の受容体遺伝子の再構成に必要なRAG2を遺伝子的にノックアウトすることで、T細胞、B細胞、NKT（natural killer T）細胞を欠く、Balb/cを背景とした免疫不全マウスである。このGVHDモデルは、RAG2ノックアウトマウスに対して、B10.D2ドナーマウスから採取した脾臓細胞を移植するものである。このモデルは、SScにおける初期の炎症と線維化、自己免疫を模倣している。炎症・線維化病変は、皮膚、腎臓、腸管、肝臓で確認され、肺では確認されない。さらに、皮膚や腎臓に血管病変も観察され、SScの3主徴を模倣するモデルであるといえる。

　いずれのGVHDモデルにおいても、移植の約2週間後から皮膚への炎症細胞浸潤が見られ、3週間後には線維化が観察される。ただし、これらのモデルの作成には、造血細胞の分離や移植に関する技術や、免疫不全マウスを扱う経験と無菌飼育環境、放射線照射装置が必要となる。SScの炎症期に酷似した非常に魅力的なモデルではあるが、その取り扱いはBLM誘導モデルと比較して難しい。

🔍 自然発症モデル

■ ①タイトスキン-1（Tsk-1）マウス

　細胞外マトリックス（ECM）は、主に繊維状タンパク質とプロテオグリカンから構成され、網目構造を形成している。ECMは、組織の形態や強度の維持、細胞の物理的な足場として機能するとともに、細胞の挙動・細胞間情報伝達など様々な細胞機能を制御している。フィブリリンはECMを構成する糖タンパク質の一種で、線維芽細胞によって分泌され、自己重合してECMの支持構造の足場となるマイクロフィブリルを形成する。フィブリリン-マイクロフィブリルはまた、TGF-βなどの成長因子の濃度や機能を調節している。フィブリリンは、その変異によってマルファン症候群などの結合組織病を引き起こすことで知られている。

　タイトスキン-1（Tsk-1）マウスは近交系マウスB10.D2（58N）/SNのフィブリリン-1（fbn-1）遺伝子の突然変異（タンデム重複）により皮膚線維症を自然発症するようになったもので、1976年にGreenらによって報告された[9]。この突然変異は常染色体優性変異であり、ホモ個体は子宮内死亡するため、マウスはヘテロ接

合体として繁殖される。

フィブリリンの異常はECM中のTGF-βレベルの上昇やTGF-βカスケードの活性化につながると考えられ、線維芽細胞はTGF-β-Smad経路を介してECMタンパク質を過剰産生する。線維化発症にはB細胞やCD4$^+$T細胞、肥満細胞などが関連することも報告され、自己免疫の関連が示唆されている。血清中に抗トポイソメラーゼ1抗体、抗RNAポリメラーゼ抗体、抗フィブリリン抗体などの自己抗体も検出され、その力価に相関した病原性も示唆されている。しかし、本モデルは皮膚局所の炎症性特徴を伴わず、血管障害も認めない、自己免疫と線維化のみを模倣するモデルである。線維化病変は、皮下のみならず、骨格筋、腱鞘、骨、軟骨などの結合組織に認められるが、内臓臓器には影響がない。皮膚病変は特に肩甲骨間部に見られ、1週齢から出現して8週齢程度で顕著となり、肩甲骨間部にこぶができて猫背となっていく。炎症を欠く条件下での線維化病態を研究するためのモデルとして使用されるが、本モデルは真皮自体の肥厚はなく、皮下組織と筋膜層の過形成と肥厚を特徴としており、ヒトSSc皮膚病変とは少し異なっている点で注意が必要である。

■ ②Fra2-トランスジェニックマウス

転写因子活性化タンパク質-1（AP-1）は、Jun（c-Jun、JunB、JunD）およびFos（c-Fos、FosB、Fra-1、Fra-2）で構成されるヘテロ二量体分子であり、様々な細胞ストレスシグナルによって誘導され、細胞増殖、アポトーシス、炎症、創傷治癒、腫瘍形成などを制御している。Fosファミリーの個々のタンパクの機能が研究される中で、2008年にFra-2を過剰発現させたマウス（Fra-2トランスジェニックマウス）が、肺線維症と肺動脈性肺高血圧症に似た肺の増殖性血管障害を発症することをEferlらが報告した[10]。さらにSSc患者の皮膚や肺の組織、筋線維芽細胞、内皮細胞、平滑筋細胞においてFra-2の発現が上昇していることが報告され[10-12]、SScの病態におけるFra-2、AP-1の関連が示唆されている。

このモデルでは、血管平滑筋細胞の増殖による肺動脈の内膜過形成や閉塞、微小血管の減少が認められる。炎症性細胞の浸潤、間質の慢性炎症は特に血管周囲で観察される。また、主に上皮間葉転換によって供給された筋線維芽細胞によるECM過剰産生の結果、肺線維症および皮膚線維症が起こると考えられている。自己抗体の発現は認めず、T細胞、B細胞、NKT細胞を欠いたFra-2トランスジェニ

ックRAG2ノックアウトマウスにおいても病態が変わらず進行することから自己免疫は関与しないと考えられている。Fra-2の過剰発現に応答してこれらの変化が生じるメカニズムとして、オステオポンチンやPDGFシグナルの関連などが報告されているが[10]、詳細は不明である。線維化病変は、肺や皮膚以外に心臓・消化管にも認める。

6週齢から皮膚や肺の閉塞性血管症と間質の炎症が見られ、9週齢で小動脈の機能障害をもたらす。12週齢には皮膚・肺の線維化が顕著になり、14週齢で呼吸困難が出現、多くの個体が17週齢で死亡する。本モデルはその病態の詳細が未だ不明ではあるが、SScの血管障害・炎症・線維化を模倣しており、肺高血圧症をはじめとした病態を探求するためのモデルとして期待される。

③Fli1$^{+/-}$；KLF5$^{+/-}$ マウス

Fli1とKLF5は、SScにおいてエピジェネティック制御により発現調節を受けている遺伝子として同定された転写因子である[13, 14]。Fli1は、TGF-β刺激を介した線維芽細胞の活性化やコラーゲン産生を抑制する機能を持つ。一方KLF5は、SScにおいて*CTGF*遺伝子の転写抑制因子として機能する。マウスの皮膚における持続的な線維化の誘導・維持にはTGF-βと*CTGF*が重要であることが知られている[15]。Fli1の発現低下によるTGF-β signalingの活性化と、KLF5 の発現低下による*CTGF*の発現亢進を同時に持続的に誘導することで、SScを模倣した皮膚線維化が誘導される可能性があると考えられた。これらの転写因子のダブルヘテロ欠損マウスが、新たな自然発症SScマウスモデルとして2014年にAsanoらによって確立された[14]。

TGF-β刺激により線維芽細胞が筋線維芽細胞へ分化し、ECMを過剰産生することによって皮膚硬化や肺線維症をきたす。血管内皮細胞において、Th2/Th17細胞の浸潤を促進する細胞接着分子の発現を誘導する。皮膚病変部に浸潤するT細胞のCD4/8比が上昇し、IL-4、IL-6、IL-10、IL-13、IL-17A、TNF-α、MCP-1などのサイトカイン・ケモカインの発現が亢進し、M2マクロファージの浸潤が増加する。血液中に抗核抗体も検出される。さらに、微小血管障害（皮膚毛細血管の減少、細動脈と毛細血管の構造異常、肺動脈性肺高血圧症など）も自然発症する。自己免疫・炎症、線維化、血管障害のSScの3主徴を全て模倣した自然発症SScマウスモデルである。

自己免疫・炎症は4週齢で、血管障害は4〜8週齢で、皮膚線維化は8〜12週齢で出現する。これらの主要な3病態を模倣し、さらに発症する順番もヒトSScと同様であることから、Fli1とKLF5のダウンレギュレーションがSScの発症において重要な事象であることを示唆している。今後の研究が非常に注目される。

研究論文に使用されている強皮症マウスモデルの頻度（図6-2）

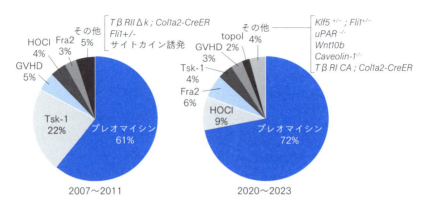

図6-2 2007〜2011年および2020〜2023年に報告された研究論文で使用された強皮症マウスモデルの頻度
松下貴史．全身性強皮症 - 最新の話題 - 基礎 強皮症モデルマウス．皮膚科．2022; 1: 594-599. より改変

図6-2は、2007〜2011年[16]および2020〜2023年に報告された研究論文で使用されたSScマウスモデルの頻度を示している。どちらの期間でも、BLM誘導モデルマウスが最も多く見られるが、近年ではTsk-1マウスの頻度が低下し、HOCl誘導モデルマウスやFra2トランスジェニックマウスの頻度が上昇している傾向がある。さらに、ヒトSSc検体から同定された発現異常遺伝子を反映させた新たなマウスモデルであるFli1$^{+/-}$；KLF5$^{+/-}$マウスが登場している。

📌 全身性強皮症の病態理解と新規治療標的
－マウスモデルを用いた研究を交えて－

　SScの線維化病態において、線維芽細胞が細胞外マトリックスを過剰に産生する直接的なエフェクターとなる。その活性化はBリンパ球をはじめとした活性化した炎症細胞からのサイトカインによって引き起こされる。さらにその上流では、形質細胞様樹状細胞などが産生するⅠ型IFNが関与していることが知られている（図6-3）[17]。これらSSc病態について、マウスモデルを用いた研究を交えて概説する。

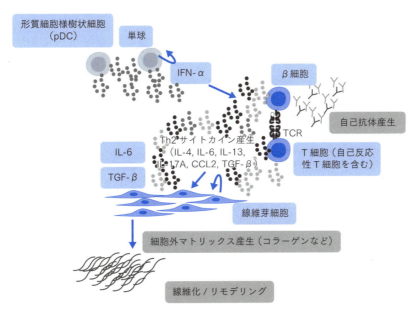

図6-3　全身性強皮症の病態の概略図
全身性強皮症の線維化病態において、線維芽細胞が細胞外マトリックスを過剰に産生する直接的なエフェクターとなる。その活性化はBリンパ球をはじめとした活性化した炎症細胞からのサイトカインによって引き起こされる。さらにその上流では、形質細胞様樹状細胞などが産生するⅠ型IFNが関与していることが知られている。
安岡秀剛．急速に変わりつつある全身性強皮症　線維化および免疫異常からみた全身性強皮症の病態．リウマチ科．2023; 69: 503-508．より改変

■ ①線維芽細胞

　筋線維芽細胞（myofibroblast: MF）は、創傷治癒や組織修復の際の瘢痕形成細胞として最初に報告された細胞で、α-平滑筋アクチン（α-SMA）陽性のストレス線維を持つ。正常組織にはMFが存在しないが、SScではMFの数が増加している。SScではMFが恒常的に活性化しており、TGF-βなどの線維化促進メディエーターを分泌し、ECMタンパク質を過剰に合成する。このことから、MFの増加と活性化はSScにおける組織の線維化の重要な原因と考えられている。

　SSc皮膚において、MFは多くの細胞型からの分化により増加し蓄積すると考えられている。TGF-βに応答して、組織常在線維芽細胞が筋線維芽細胞に分化する[18]。また、循環単球由来間葉系前駆細胞はケモカインによって組織に動員され、筋線維芽細胞へと分化することも報告されている[19, 20]。さらにTGF-βに応答して、脂肪細胞が筋線維芽細胞（AMT）、内皮細胞が筋線維芽細胞へ形質転換（EndoMT）することもBLM誘導モデルで示されている[21, 22]。上皮細胞の筋線維芽細胞へ形質転換（EMT）もSSc皮膚におけるMF蓄積の原因として示唆されている[23]。このように、TGF-βはMFへの分化・蓄積やMFのECMタンパク産生を誘導している主な因子であり、さらにMFは、自身が分泌するTGF-βのオートクリンによって活性化状態を維持すると考えられている。

　SSc皮膚のMF増加の原因としてMFのアポトーシスの減少も考えられる。一般に細胞のアポトーシス感受性は、アポトーシス促進タンパク（Bim、Bid）と抗アポトーシスタンパク（BCL-2、BCL-XL）のバランスによって決まる。創傷の正常な治癒過程終了時には、軟化したECMからの機械的シグナル（メカノトランスダクション）がインテグリン活性の調節を介してMFに伝達され、生存を促進するROCKシグナルが低下し、BCL-2の発現が減少してBimを介したMFのアポトーシスが起こる（Hoppo-YAP/TAZ経路）。一方SSc皮膚では、硬化したECMからMFへのメカノトランスダクションがBCL-2などの抗アポトーシスタンパクの発現を強化し、MFのアポトーシスが減少する。実際に、BLM誘導モデルマウスに対してアポトーシス促進タンパクであるBimの模倣薬を投与すると、MFのアポトーシスを誘導し皮膚線維症を改善したと報告されている[24]。さらに、TGF-βは、MFにおいてPI3K/AKt経路を活性化させたり[25, 26]、スフィンゴミエリナーゼの発現阻害により外因系アポトーシスシグナルであるFAS/FASリガンドを阻害してアポトーシスを減少させたりする[27]ことが報告されている。

108

②TGF-β

　前述の通り、TGF-βは、MFによるECMタンパクの産生の活性に大きく寄与している。TGF-βによるMF細胞内シグナル伝達はいくつかの正と負の調節因子によって制御され、その調節異常はSScの病態において重要であると考えられている。TGF-βシグナルを正に制御する因子として、Tribbles homologue 3（TRIB3）[28]、Twist-related protein 1（TWIST1）[29]、活性化転写因子3（ATF3）[30]・カゼインキナーゼⅡ（CKⅡ）[31] などが存在する。これらの因子の阻害やノックダウンが皮膚線維化を改善させることがBLM誘導モデルで示された。また、TGF-βシグナルを負に制御する因子としてビタミンD受容体[32]、核内受容体NR4A1[33]、CD109[34]、転写因子Nrf-2[35]などが存在する。これらの因子のアゴニスト投与や過剰発現が皮膚線維化を改善させることがBLM誘導モデルで示され、そしてNR4A1ノックアウトによって皮膚線維化が増悪することもBLM誘導モデル、Tsk-1マウスで示された。これらのTGF-βシグナルを細胞内で制御する因子は、今後のSScの治療標的と候補となり得ると考えられる。

③Bリンパ球

　MFの活性化にはBリンパ球をはじめとした活性化した炎症細胞が関与している。SSc皮膚病変部には、T細胞、B細胞、マクロファージなどの炎症細胞の浸潤が観察される。B細胞は自己抗体産生、抗原提示、サイトカイン産生、T細胞やマクロファージ、線維芽細胞との相互作用など様々な役割を果たし、SSc病態形成に重要な役割を果たしている。モデルマウスを用いた研究でも、その機能が研究されてきた。Tsk-1マウスにおいてCD19ノックアウトを行った場合、B細胞によるIL-6産生の減少と皮膚線維化の改善が観察された[36]。BLM誘導モデルマウスに対する抗CD20抗体投与は、線維化促進性マクロファージへの分化を抑制することによって皮膚および肺の線維化を抑制した[37]。Tsk-1マウスに対する抗CD20抗体投与は、新生児マウスでは皮膚硬化が改善されたが、成体マウスでは改善効果が見られなかった[38]。これらの結果は、線維化が完成する前であればB細胞枯渇による線維化予防効果が期待できることを示唆している。その後、リツキシマブによるB細胞の制御がSScの病態改善につながることがSSc患者においても確認された。

　一方、GVHDモデルにおいてドナーマウスのCD19をノックアウトすると、皮

膚線維化が増悪することが報告された[39]。B細胞には主にIL-6を産生し免疫反応を促進するエフェクターB細胞（Beff）と、主にIL-10を産生して炎症を制御する制御性B細胞（Breg）とが存在する。ドナー由来のIL-10産生Bregの移入によりその皮膚硬化は改善したとも報告されている[39]。網羅的なCD19ノックアウトではBregまで抑制してしまうため、よりBeffに選択性の高い治療法が研究されている。B細胞の制御因子の一つであるBAFFはB細胞の生存、分化、機能を調節しており、その阻害は自己免疫病態への有効性が期待されている。BLM誘導モデルに対するBAFFの抑制は、Bregは減少させることなくBeffを減少させ、皮膚や肺の線維化を抑制することが示された[40]。

■ ④インターロイキン6

B細胞やマクロファージなどの活性化した炎症細胞がIL-6を産生し、線維芽細胞の活性化とECM産生を誘導すると考えられており、SScモデルマウスにおけるIL-6阻害による治療効果が報告されている。BLM誘導モデルおよびGVHDモデルではIL-6阻害が皮膚線維症を減少させたが、成体Tsk-1マウスでは減少効果は見られなかった[41-43]。これらの結果は、IL-6の制御がSSc病態初期の炎症段階において有効である可能性を示唆している。抗IL-6受容体抗体製剤によるIL-6の制御がSScの病態改善に寄与することは、SSc患者においても確認されている。

■ ⑤Ｉ型IFN

リンパ球の増殖や活性化には、形質細胞様樹状細胞（pDC）などが産生するＩ型IFNが重要な役割を果たしていることが知られている。SSc患者において、IFN調節に関与する遺伝子多型が同定され、臨床検体からＩ型IFN過剰が報告されている。そして、pDCはTLR刺激によってＩ型IFNを強力に産生する細胞であり[44]、DCが欠失しているマウスでは、BLM誘導モデルマウスの発病が抑制され、線維化も回復することも報告されている[45, 46]。pDCにおけるＩ型IFN産生のトリガーとなる因子としてToll様受容体（TLR[1]）がある。TLRは、生体防御だけでなく自

1　TLR：Toll様受容体は、外来微生物や損傷した自己成分に由来する因子（Pathogen and Damage Associated Molecular Patterns, DAMP/PAMP）を認識して自然免疫や適応免疫の応答を制御する受容体。樹状細胞（DC）をはじめとした抗原提示細胞を介して機能し、免疫制御経路に関与する。線維芽細胞などにも発現。

己免疫疾患にも関与していることが近年注目されており、SScとの関連も報告されている。BLM誘導モデルマウスとTsk-1マウスにおいて、TLR-4をノックアウトすると皮膚と肺の線維化が抑制されたとの報告がある[47]。また、BLM誘導モデルの線維化は、TLRシグナルのⅠ型IFN産生における正の制御因子であるIRF5、IRF7のノックアウトで抑制され[48, 49]、一方で負の制御因子であるIRF8のノックアウトで増悪したとの研究結果がある[50]。中でも、IRF7ノックアウトの研究では、線維症の改善はpDCのⅠ型IFN発現レベル低下を伴ったと報告されている。Ⅰ型IFNをはじめとするこれらの因子は、SScの新規治療標的として期待され、研究が進められている。

🔍 おわりに

　SScはその病因や病態がまだ完全には解明されていない疾患であり、根治治療は存在しない。しかし、多くの研究によりSScの病態の理解が進みつつあり、新規治療法の開発も進行中である。特に、マウスはそのゲノム（DNA塩基配列）がヒトと非常に近いことが明らかになっており、SScモデルマウスは病態の理解や新規治療法の開発において重要な役割を果たしている。本節では、紙面の制約上、全てを紹介することができなかったが、特に重要で興味深いと思われるマウスモデルの紹介や、病態および新規治療薬研究へのマウスモデルの貢献について述べた。単一のモデルがSScの病態を完全に再現するわけではないため、研究の目的に応じて適切なモデルを選択し、可能であれば複数の異なるモデルを組み合わせて評価することが必要である。例えば、炎症病態を伴うモデルに対する抗炎症薬による抗線維化作用を過大評価する可能性があるため、炎症病態を伴わないTsk-1マウスを併用した研究が多く報告されている。今後も臨床検体やこれらのモデル動物を用いた研究により、SScの病態解明、新規治療開発がさらに進むことが期待される。

参考文献

1) Yamamoto T, et al. J Invest Dermatol. 1999; 112: 456-462. PMID: 10201529
2) Yamamoto T, et al. Exp Dermatol. 2005; 14: 81-95. PMID: 15679577
3) Pérez-Figueroa DC, et al. Iran J Basic Med Sci. 2023; 26: 760-767. PMID: 37396951
4) Herrick AL, et al. Clin Exp Rheumatol. 2001; 19: 4-8. PMID: 11247323
5) Sambo P, et al. J Invest Dermatol. 1999; 112: 78-84. PMID: 9886268

6）Servettaz A, et al. J Immunol. 2009; 182: 5855-5864. PMID: 19380834

7）Jaffee BD, et al. Cell Immunol. 1983; 77: 1-12. PMID: 6220812

8）Ruzek MC, et al. Arthritis Rheum. 2004; 50: 1319-1331. PMID: 15077316

9）Green MC, et al. Am J Pathol. 1976; 82: 493-512. PMID: 176891

10）Eferl R, et al. Proc Natl Acad Sci USA. 2008; 105: 10525-10530. PMID: 18641127

11）Maurer B, et al. Circulation. 2009; 120: 2367-2376. PMID: 19933934

12）Reich N, et al. Arthritis Rheum. 2010; 62: 280-290. PMID: 20039427

13）Wang Y, et al. Arthritis Rheum. 2006; 54: 2271-2279. PMID: 16802366

14）Noda S, et al. Nat Commun. 2014; 5: 5797. PMID: 25504335

15）Chujo S, et al. J Cell Physiol. 2005; 203: 447-456. PMID: 15605379

16）松下貴史. 皮膚科. 2022; 1: 594-599.

17）安岡秀剛. リウマチ科. 2023: 69: 503-508.

18）Postlethwaite AE, et al. Curr Opin Rheumatol. 2004; 16: 733-738. PMID: 15577612

19）Blakaj A, et al. Fibrogenesis Tissue Repair. 2012; 5(Suppl 1): S6. PMID: 23259722

20）Bellini A, et al. Lab Invest. 2007; 87: 858-870. PMID: 17607298

21）Marangoni RG, et al. Arthritis Rheumatol. 2015; 67: 1062-1073. PMID: 25504959

22）Manetti M, et al. Ann Rheum Dis. 2017; 76: 924-934. PMID: 28062404

23）Nikitorowicz-Buniak J, et al. PLoS One. 2015; 10: e0134092. PMID: 26217927

24）Lagares D, et al. Sci Transl Med. 2017; 9: eaal3765. PMID: 29237758

25）Hinz B, et al. Nat Rev Rheumatol. 2020; 16: 11-31. PMID: 31792399

26）Horowitz JC, et al. J Biol Chem. 2004; 279: 1359-1367. PMID: 14576166

27）Samuel GH, et al. J Dermatol Sci. 2012; 67: 166-172. PMID: 22771321

28）Tomcik M, et al. Ann Rheum Dis. 2016; 75: 609-616. PMID: 25603829

29）Palumbo-Zerr K, et al. Ann Rheum Dis. 2017; 76: 244-251. PMID: 27113414

30）Mallano T, et al. Ann Rheum Dis. 2016; 75: 586-592. PMID: 25589515

31）Zhang Y, et al. Ann Rheum Dis. 2015; 74: 936-943. PMID: 24431397

32）Messa P, et al. J Nephrol. 2011; 24 Suppl 18: S30-7. PMID: 21623580

33）Palumbo-Zerr K, et al. Nat Med. 2015; 21: 150-158. PMID: 25581517

34）Vorstenbosch J, et al. Arthritis Rheum. 2013; 65: 1378-1383. PMID: 23436317

35）Wei J, et al. Transl Res. 2017; 183: 71-86. e1. PMID: 28027929

36）Sato S, et al. Mol Immunol. 2004; 41: 1123-1133. PMID: 15482848

37）Numajiri H, et al. Arthritis Rheumatol. 2021; 73: 2086-2095. PMID: 33955200

38）Hasegawa M, et al. Am J Pathol. 2006; 169: 954-966. PMID: 16936269

39）Le Huu D, et al. Blood. 2013; 121: 3274-3283. PMID: 23422748

40）Matsushita T, et al. Sci Adv. 2018; 4: eaas9944. PMID: 30009261

41）Desallais L, et al. Arthritis Res Ther. 2014; 16: R157. PMID: 25059342

42）Kitaba S, et al. Am J Pathol. 2012; 180: 165-176. PMID: 22062222

43）Le Huu D, et al. J Invest Dermatol. 2012; 132: 2752-2761. PMID: 22810302

44）Skaug B, et al. Cytokine. 2020; 132: 154635. PMID: 30685202

45）Ah Kioon MD, et al. Sci Transl Med. 2018; 10: eaam8458. PMID: 29321259

46）Kafaja S, et al. JCI Insight. 2018; 3: e98380. PMID: 297205

47）Takahashi T, et al. Arthritis Rheumatol. 2015; 67: 254-265. PMID: 25302613

48）Saigusa R, et al. Proc Natl Acad Sci U S A. 2015; 112: 15136-15141. PMID: 26598674

49）Honda K, et al. Nature. 2005 ; 434: 772-777. PMID: 15800576

50）Ototake Y, et al. J Invest Dermatol. 2021; 141: 1954-1963. PMID: 33705797

（鈴鹿　隆保）

第7章

皮膚筋炎・多発筋炎

01 抗 MDA5 抗体陽性皮膚筋炎（筋無症候性皮膚筋炎）

point

- ▶ MDA5 は細胞内に存在するウイルスセンサーであり、細胞内シグナルの下流でⅠ型 IFN 産生を誘導する。
- ▶ 抗 MDA5 抗体は催炎症性の IgG1 タイプが大部分を占め、MDA5 が高発現する組織においては病原性を示す可能性がある。
- ▶ 抗 MDA5 抗体陽性皮膚筋炎では T 細胞、B 細胞など様々な細胞が活性化し、Ⅰ型、Ⅱ型 IFN などの炎症性サイトカインが産生される疾患で、障害組織において補体や免疫グロブリンなどが沈着する。
- ▶ 細胞内シグナルとしての JAK-STAT 経路を阻害する治療や炎症物質を除去する血漿交換療法が有効である。

はじめに

　抗MDA5抗体陽性患者は、白人では皮膚筋炎患者のうち1.8%を占めるが日本人では20%以上を占め、抗MDA5抗体陽性筋無症候性皮膚筋炎（MDA5-CADM）は、高率に治療抵抗性の急速進行性の間質性肺炎（RP-ILD）を合併し、6か月間死亡率が28 〜 66%と、最も予後不良な膠原病である[1-5]。有病率は7 〜 60%と幅があるが、白人（7 〜 16%）よりもアジア人（11 〜 60%）で高いことが特徴的である[6]。アジア人に多く、致死的な本疾患に対して新規治療法が望まれるが、治療薬開発のための発生機序・病態の理解には、未だに余地は残る。一方で近年、基礎研究を中心に、病態に関わる論文が立て続けに報告されてきている。本節では、それらの結果を紹介しつつ、未知が多い病態や新規治療法の可能性について述べる。

🔍 MDA5の役割と病原性

■ ①MDA5の歴史と機能

　MDA5（Melanoma differentiation-associated protein 5）は*IFIH1*（interferon-induced with helicase C domain 1）遺伝子によってコードされており、感染細胞の細胞質に侵入したウイルスの分子パターンを検出するレチノイン酸誘導遺伝子 I（RIG-I）様受容体ファミリーの一部である。2002年にヒト黒色腫細胞の細胞内に存在し、I型IFN誘導性遺伝子として初めて同定されたが、当初の機能は、ヒト黒色腫細胞のアポトーシスを誘導するものであった[7]。しかしその後、MDA5はウイルス感染に応答してI型IFNを含めた抗ウイルス作用を有する様々な関連遺伝子発現を誘導することが知られ、細胞内ウイルスセンサーの一つとして認識されるようになった。従来MDA5の認識ウイルスは、A型肝炎ウイルスや風邪ウイルスでもあるコクサッキーB、エンテロウイルス、ライノウイルスなどのピコルナウイルス科に属するウイルスだが、近年、新型コロナウイルスのSARS-CoV-2をも認識し、肺胞上皮細胞におけるウイルス感染を統制していることが報告されている[8]。

■ ②MDA5の構造

　RIG-I "様" ウイルスセンサーであるMDA5だが、RIG-Iとの最大の違いは認識するウイルスRNAの長さにある。RIG-Iはより短い（≦300 bp）RNAを認識するが、MDA5は主にRNAウイルスの複製中間体である長い（>300 bp）RNAを認識する[9-11]。MDA5は、RNAヘリカーゼドメインとC末端ドメイン（CTD）を介してウイルスの二本鎖 RNA（dsRNA）を感知し、その後、そのカスパーゼリクルートドメイン（CARD）を介してシグナルを伝達させる。ウイルスdsRNA を認識すると、MDA5 は dsRNA軸に沿って集合し、dsRNA の周囲にリング状の立体構造を取り、強い親和性を持って結合する。次にMDA5はミトコンドリアの外膜、ペルオキシソームやその他のミトコンドリア関連膜に存在するミトコンドリア抗ウイルスシグナル伝達タンパク質（MAVS）と相互作用する。CARDを介したMDA5とMAVS間の相互作用は、転写因子インターフェロン調節因子3（IRF3）と7（IRF7）、ならびに核因子-カッパB（NF-κB）の活性化をもたらす。リン酸化

された IRF3、IRF7、NF-κBは核内に蓄積し、そこでⅠ型IFN遺伝子などの抗ウイルス遺伝子の転写を活性化させる[12-14]。

③MDA5の体内での分布と発現

　MDA5は炎症などがない定常状態では、体内における発現は中程度で、組織特異性はないとされている[15]。しかし、MDA-CADM患者の血液サンプルではMDA5の遺伝子発現が亢進しており[16]、特に特異的な組織でのⅠ型IFNの存在がその発現に関係していることが報告されている[7,17]。皮膚に炎症が存在する場合、表皮でのⅠ型IFN産生を反映して、ケラチノサイトにおけるMDA5の発現が亢進するが、これはMDA5-CADM患者に限らず、炎症性皮膚疾患を有する患者でも見られる[18]。また皮膚筋炎や特発性肺線維症などの疾患にかかわらず、間質性肺疾患を有する患者においても、肺内の肺胞上皮細胞においてMDA5が高発現していることがわかっている[19]。このように定常状態では中程度の発現のMDA5だが、Ⅰ型IFNの存在下で上皮細胞を中心にその発現が亢進していることはわかってきた。上皮細胞以外にも好中球やMDA-CADM患者のCD14陽性単球などの免疫細胞で、細胞内あるいは細胞表面にMDA5が発現していることがわかっている[20,21]。加えて、健常者や皮膚筋炎患者の末梢血中には末梢血単核球から恒常的にMDA5蛋白質が放出されていることが報告された[22]。MDA5が認識する二本鎖RNAを添加すると、その放出が亢進することからは、ウイルス感染によって血中のMDA5蛋白の放出が亢進することが考えられる。

④MDA5の過剰な活性化と自己免疫疾患

　ブタ肺胞マクロファージ培養細胞にMDA5 のCARDドメイン遺伝子を発現させると、Ⅰ型IFNやTNF-aの産生が亢進することがわかっているが[23]、Ⅰ型IFN産生を亢進させるMDA5が過剰に活性化した際に、MDA5-CADM様の病態が起こるのかどうかは大きな疑問であった。実際に遺伝子変異によってMDA5の機能を亢進させたマウスでは、樹状細胞やマクロファージでのⅠ型IFN発現が亢進するが、その発現は腎臓で強く、糸球体腎炎が発生する。さらに抗ds-DNA抗体などが産生され、全身性エリテマトーデスのモデルとなることが報告されている[24]。MDA5の活性化に伴う高Ⅰ型IFN血症はMDA5-CADM に限らず、全身性エリテ

第7章 皮膚筋炎・多発筋炎／01 抗MDA5抗体陽性皮膚筋炎（筋無症候性皮膚筋炎）

115

マトーデスの他にも1型糖尿病や、乳児期に重篤な神経症状を示すAicardi-Goutières症候群などの自己免疫疾患にも関わることが知られている[14, 25]。このように全身におけるMDA5の恒常的活性化ではⅠ型IFN発現が亢進するものの、MDA5-CADMに特徴的な表現型とはならず、臓器特異的なMDA5の活性化が必要である可能性がある。

抗MDA5抗体の産生機序と病原性

①抗MDA5抗体の産生機序

　抗MDA5抗体の産生機序については十分判明していない。細胞質に存在するMDA5に対して自己抗体が産生されるためには、MDA5が細胞表面あるいは細胞外に出現する必要がある。前述のように、ウイルス感染などの炎症状態では、末梢血にMDA5蛋白の放出が見られることから、抗MDA5抗体産生の一助になっている可能性が考えられる。

②抗MDA5抗体の認識部位

　近年、抗MDA5抗体が認識するMDA5の部位（エピトープ）について、特に3つのドメインのうち、ヘリカーゼドメインを認識する事が報告されている[26, 27]。また、抗MDA5抗体が認識するエピトープによって臨床像が異なることも報告されており、特に間質性肺炎の進行によって死亡した患者では、CARDドメインのフラグメントを認識する抗MDA5抗体を有していたという[28]。さらに日本人ではCARDドメインのフラグメントを認識することが多く、急速進行性間質性肺炎との間に顕著な関連が見られたことと比べて、欧米人ではCTDドメインのフラグメントを認識することが多く、同じMDA5抗体陽性皮膚筋炎でも人種によって生じる予後の違いが、抗MDA5抗体の認識するエピトープに起因する可能性が示唆された[29]。

③抗MDA5抗体の病原性

抗MDA5抗体がCADM を合併した致死性 RPILD を有する患者群を予測する因子であるとされるが[3, 30]、近年はその病原性が注目されている。自己抗体は抗MDA5抗体も含めてIgG型が主だが、抗MDA5抗体はその中でもIgG1がサブクラスとして最多である[31]。このタイプの抗MDA5抗体は予後不良と関連するという[32]。IgG1はIgGのサブクラスの中でも炎症を惹起することで知られており、炎症誘発性サイトカイン（TNF、IL-1β、IL-23など）の産生やⅠ型IFN応答を誘導することができる[33]。さらにIgG1は補体も活性化させることができるため、補体を介した細胞傷害あるいは免疫複合体を形成する可能性も予想される。実際にヒトのMDA5蛋白質を過剰発現したマウスにヒト抗MDA5抗体を投与した実験では、重度の肺の炎症細胞浸潤を示した[19]。また、抗MDA5抗体価がⅠ型IFN signatureと相関関係であること[34]、MDA5-CADMの疾患活動性と関連していること[35]、生存患者では抗体価が低下するのに対して、非生存患者では抗体価は低下しないこと[36]、重症患者では血漿交換療法が有効で、血漿交換療法後に生存していた患者では抗MDA5抗体価が低下していたこと[37] から、抗MDA5抗体の病原性と、除去に伴う病態の改善が期待される。

🔍 MDA5-CADMの要因

リウマチ膠原病疾患は遺伝的要因に加えて環境要因が重なることで発症すると知られているが、MDA5-CADMにおいてもそれらの要因について研究が進められている。

①遺伝的要因

本邦からの報告では、MDA5-CADMに*HLA-DRB1**0101/*0405が関連していた[38]。HLA-DRはMHC-Ⅱに相当し、抗原ペプチドをT細胞に提示するための役割を果たす。一方で白人においては疾患と関連する有意なHLAは同定されていない[39]。このような遺伝的な違いがMDA5-CADMの地理・人種的な頻度の違いに影響を与えている可能性がある。

また、ゲノムワイド関連研究（GWAS）では、CADM と*WDYF4*遺伝子の短縮型変異体（スプライシングバリアント）の関連性が本邦から報告された[40]。

*WDFY4*はもともと古典的樹状細胞における抗原クロスプレゼンテーション[1]に重要であることが示されているが、切断された*WDFY4*はMDA5-CADMにおける古典的樹状細胞でのクロスプレゼンテーション、さらにはCD8陽性T細胞への抗原提示を促進している可能性がある[41]。*WDFY4*の変異体はMDA5誘導性のNF-κBシグナルとアポトーシスを増幅させるが、この変異体は同じアジア人である中国人のMDA5-CADM患者でも見られ、RP-ILDと関連する事が報告されている[42]。このような人種間での遺伝的変異の違いが、白人よりもアジア人でCADMの頻度が高い要因となっている可能性がある[30]。

■ ②環境要因

　環境要因についても、本邦からの報告が充実している。MDA5-CADMの発生が郊外や河川の近くに住む住民で多い傾向からは、環境に由来する何らかの因子がMDA5/CADMの発症に関わることが想起される[4]。さらに冬から春にかけてMDA5-CADMの発症が増加するという報告からは、何らかの感染症が関連することが疑われる[43, 44]。元来ピコルナウイルスを認識するMDA5だが、特定のウイルス感染がMDA5-CADMの発症と関連する報告は乏しかった。しかし近年、Gene set enrichment解析[2]の結果からは単純ヘルペスウイルス1型感染の経路の遺伝子発現が皮膚筋炎・間質性肺炎患者で亢進し、かつMDA5-CADM患者ではウイルスの蛋白質合成を阻害する遺伝子の発現が亢進していた[45]。すなわちMDA5-CADM患者ではウイルス感染に対抗するための機構が活性化していることを意味する。また、本邦からの別の報告でもMDA5-CADM患者の単球を用いた解析では、I型IFNシグナルの上流にTLR3、TLR7、TLR9などのウイルスの遺伝子を認識する受容体のシグナルが存在し、IFNの分泌を駆動することが報告されている[46]。TLRもまた、構造が異なることはあれど、それぞれがウイルスを認識する受容体であるため、MDA5-CADM患者においてウイルス感染がI型IFNを活性化させるトリガーである可能性が示唆された形となった。

1　クロスプレゼンテーション：樹状細胞などの抗原提示細胞に取り込まれた抗原は、通常ならばMHC class II分子を介してCD4陽性T細胞に提示されるが、MHC class I分子を介してCD8陽性T細胞に提示されることを言う。
2　Gene set enrichment解析：異なる二群の間で発現が異なる遺伝子が、特定の遺伝子セットに偏っているかどうかを調べるための手法。

MDA5-CADMの病態

MDA5-CADMでは、肺、皮膚、血管が障害を受けやすい。以下にそれぞれの病態と共通する病態について述べる。

①共通する病態

MDA5-CADM患者の血清では、I型IFNが高いことが知られているが[47]、トランスクリプトーム解析[3]でも、MDA5-CADM患者の皮膚や血管でもI型IFNが活性化しており[48]、頻繁に見られる血管障害にも関連するとされている[49]。I型IFNはMDA5-CADMの重要な炎症トリガーとしての役割を担っており、予後不良とも関連している[50]。I型IFNの供給源としてはマクロファージや樹状細胞が考えられている[24]。マクロファージの活性化はフェリチンやキトトリオシダーゼ[4]、sCD163などのマクロファージが産生あるいは細胞内に貯蔵している分子が患者血清で高値となり、さらに予後予測因子と関連することからも裏付けられている[37, 51]。また、活性化したマクロファージは病理学的にも傷害臓器で認められており[52]、マクロファージの活性化に伴うI型IFN血症がMDA5-CADMの共通する病態であると考えても良い。

②肺病変の病態

MDA5-CADMの肺病変は、主にはRP-ILDが代表される。剖検症例報告によると、RP-ILDの肺組織にはCD68陽性でフェリチンを高産生するマクロファージが肺に浸潤しており、活性化したマクロファージが病態の主体である[52]。

RP-ILDの急性期の場合、HRCTにおいて線維化所見が乏しく[16]、ヒト胎児肺線維芽細胞を用いた実験でもMDA5を過剰に発現させた場合はTGF-β誘発性線維化が抑制されることが示されている[16]。一方で、他の間質性肺炎患者同様に線維化病態もMDA5-CADMで見られることがある。MDA5-CADM患者の肺組織シン

---

3 トランスクリプトーム解析：特定の状況下において、細胞の中に存在する全てのmRNAを解析する手法。

4 キトトリオシダーゼ：グリコシルヒドロラーゼファミリーのメンバーであるキトトリオシダーゼは、キチンとキチン様基質の両方の加水分解を触媒するヒトのキチナーゼ。

グルセル解析の結果では、Ⅰ型IFNと関連して線維化に関連する遺伝子発現が亢進していることが示されている[53]。患者の末梢血や肺胞洗浄液の解析でも、肺において肺胞マクロファージや気道上皮細胞がstromal cell derived factor-1（SDF-1）を産生して、肺線維化を促進させるIL-21[6]を高発現するCD4$^+$CXCR4+T細胞を呼び寄せていることが示されている[54]。血清のサイトカイン解析では炎症性サイトカイン（IL-1、IL-6、TNF-a、IL-18）に加えて、線維化亢進に関わるサイトカイン（IL-8[6]、IL-10[7]、CX3CL1）、線維化抑制に関わるサイトカイン〔*CXCL10*（IP-10）[8]〕のいずれも上昇している[37,55]。MDA5-CADMの肺炎において、RP-ILD病態と線維化病態のバランスについては、さらなる研究が求められる。

③皮膚病変の病態

　MDA5-CADMの皮膚病理所見には表皮萎縮、基底細胞の空胞変性、基底膜部の液状変性、真皮浮腫、血管周囲の炎症細胞浸潤、毛細血管拡張、ムチン沈着などがあるが、これらの所見は皮膚筋炎以外の疾患でも見られ、特異的な変化ではない。一方で、近年の報告では重症の皮膚病理の特徴として、色素沈着と基底膜肥厚が報告されている[56]。

　トランスクリプトーム解析によると皮膚においてⅠ型IFNの誘導遺伝子である*CXCL10*遺伝子の発現が亢進していた[48]。*CXCL10*はCD8陽性CXCR3陽性T細胞を誘導し、皮膚におけるケラチノサイトの細胞死を引き起こす可能性があるとされている[57]。その供給源は血管内皮細胞であるが、Ⅰ型IFNに反応して産生が亢進する[58]。皮膚病変の病態にもⅠ型IFNの発現亢進が密接に関わっていることがわかる。

5　IL-21：肺線維芽細胞の増殖と TGF-β、α-SMA、およびコラーゲンⅠの産生を促進する。IL-21 はさらに IL-13 を産生する線維化促進性 CD8+ T 細胞を介して肺線維症を促進させることが報告されている[57]。

6　IL-8: 活性化した肺胞マクロファージによって刺激された好中球から分泌され、肺線維化を誘発するサイトカイン。

7　IL-10：Th1、Th17 を抑制し、線維化に傾ける Th2 サイトカイン

8　*CXCL10*（IP-10）：Ⅱ型 IFN であるインターフェロンγに誘導され、肺の線維化を抑制するケモカイン

④血管病変の病態

　血管病変においても I 型IFNの関与が示唆されている。ヒト肺血管内皮細胞においては単球を呼び寄せるCX3CL1（フラクタルカイン）やT細胞・単球・好酸球・好塩基球などを呼び寄せるCCL5（RANTES）の産生を I 型IFNが誘導することが報告されている[59]。これにより、肺血管に免疫細胞が遊走してくることが可能になる。さらに、MDA5-CADM患者の血清では血管内皮細胞の障害や機能不全で産生される可溶性細胞間接着分子-1（sICAM-1）、可溶性血管細胞接着分子-1（sVCAM-1）、エンドセリン-1（ET-1）およびフォンヴィレブランド因子（vWF）が上昇している報告がある[60]。これらの因子が上昇することで、血管閉塞や凝固亢進が生じる可能性が示唆されている。

⑤その他の病態

　MDA5-CADMでは自然免疫のうち、マクロファージの活性化が最も報告されているが、循環血液中で好中球が放出するNETも抗MDA5抗体陽性の間質性肺炎に関連することが報告されている[61]。

　一方で、獲得免疫の代表であるT細胞に関しては、MDA5-CADM患者の末梢血でCD8陽性T細胞が減少していることが報告されている[62, 63]。骨髄生検の結果ではリンパ球分化の異常は見られないことと、シングルセル解析の結果、肺組織では線維化促進性があり、肺線維症に関わるCD8陽性T細胞（GZMK+/GZM-B+,ISG15+）の活性化が指摘されていることから、CD8陽性T細胞が末梢血から肺組織に移行して活性化している可能性が考えられる[53, 62, 64]。

　T細胞に加えて、B細胞の活性化もMDA5-CADM患者で報告されている[53]。患者血清ではBAFFが亢進しているが[65]、末梢血トランスクリプトーム解析でも、形質芽細胞の活性化が判明している[66]。抗SS-A/Ro抗体が共存するとRP-ILD の頻度が増加し、表現型がより予後不良となる報告[67-69]や、一部の患者で自然免疫応答に関与することが知られているスプライシング因子プロリン/グルタミンリッチタンパク質（SFPQ）に対する抗体が出現している症例があり[70]、B細胞系統の寛容破綻も病態悪化に関わっている可能性がある。なお、MDA5-CADMの病態の首座である I 型IFNは、B細胞の分化やCD8陽性T細胞の活性化にも寄与することが知られている。

IFNに関しては I 型以外にも II 型IFN（IFN-γ）も増加している[53, 55, 71]。DM患者におけるRP-ILDの形成にIFN-γが関与するという報告があるが[72]、その供給源はT細胞やNK細胞とされている。また、MDA5-CADM患者の自己抗体が直接末梢血細胞におけるIFN-γの産生を促すことが知られている[73]。さらにIFN-γはIL-1βと組み合わさることで、ヒト肺線維芽細胞による可溶性 CX3CL1分泌を誘導する[74, 75]。加えて、バリア表面で抗ウイルス機能を持つサイトカインである III 型IFN（IFN-λ）のIFN-λ3の高値が、MDA5-DM-ILDの予後不良を予測する因子である報告もされている[76]。

MDA5-CADMとSARS-CoV-2の類似性と相違

MDA5はSARS-CoV-2を認識するが、MDA5-CADMとSARS-CoV-2感染症の関連が近年注目されている。オランダの多施設から合計4,962名の患者の血清を評価した報告によると、SARS-CoV-2感染症が蔓延する前の2019年（2,291名）と流行中の2021年（2,671名）を比較したところ、MDA5を含めたいくつかの筋炎関連抗体の陽性率が上昇した[77]。また、一部ではあるがSARS-CoV-2感染患者では抗MDA5抗体の陽転化することが示されている[78, 79]。

MDA5-CADMとSARS-CoV-2感染症の類似性にも注目が集まっている[80]。例えば、MDA5-CADM 同様、SARS-CoV-2感染症の重症化の病態においても重篤なILDが生じるが、血清ではMDA5-CADMに共通してIL-1、IL-6、線維化に関わるIL-10、 II 型IFNであるIFN-γなどの多彩なサイトカインが上昇してサイトカインストームを形成している[81, 82]。さらにシングルセル解析の結果からはSARS-CoV-2感染症においてもMDA5-CADM同様にリンパ球数が減少している一方で、形質芽球などのB細胞系細胞やCD8陽性T細胞の割合が増加している[83, 84]。

MDA5-CADM患者では I 型IFNの活性化が重症度や予後と関わるが、SARS-CoV2感染症においては抗ウイルス作用のある I 型IFNが活性化していることは病態の軽症化と関連し、抗 I 型IFN 抗体を有する患者ではより重症化する点で異なる[85]。また、重症のSARS-CoV-2感染患者では濾胞外B細胞の活性化が顕著な特徴とされており、大量の抗体分泌細胞の増殖や高濃度のSARS-CoV-2特異的中和抗体の早期産生と強く相関している[86]。一方でMDA5-CADM患者では、このような反応は見られない。

このように、MDA5-CADMとSARS-CoV-2感染症はサイトカインストームの観点では共通する部分も多いが、本質的に異なる点もあり、より革新的な研究が必要である。

MDA5-CADMのマウスモデル

近年、本邦からMDA5-CADMのマウスモデルが提唱された[87]。これは、マウスの組み換えMDA5蛋白質全長を免疫して抗MDA5抗体を産生させた上で、MDA5が認識するポリイノシン-ポリシチジル酸を経鼻投与することによって急性肺障害が生じさせるモデルである。このモデルではCD4陽性T細胞が病態形成に重要であることやIL-6が病態に関わることが示されたが、MDA5-CADMで典型的な皮膚症状が出ない点や、サイトカインやケモカインプロファイルがヒトと異なる点である。完全にヒトMDA5-CADMを模倣するマウスモデルの作成は困難ではあるが、一病態の理解には有用となる可能性がある。

MDA5-CADMの治療選択

①現在の治療

現在、MDA5-CADMは高用量ステロイド、カルシニューリン阻害薬、大量シクロホスファミド静脈投与の3剤併用が生命予後を改善させることが示されており、標準治療とされている[88]。

前述の通り、様々な免疫細胞や、サイトカイン、ケモカインが病態に関わることが知られてきたが、病態生理学的機序を考えると全ての炎症細胞を抑えるステロイドに加えて、炎症や線維化に関わるCD8陽性T細胞やCD4陽性T細胞を抑制するカルシニューリン阻害薬、さらにはT細胞やB細胞をともに抑制するシクロホスファミドの併用は疾患活動性を抑制する観点で重要である。

しかし、近年MDA5-CADMにおけるJAK阻害薬の有効性が報告されている[89]。JAK阻害薬はMDA5-CADMの主病態であるⅠ型IFNだけでなく、線維化などに関わるⅡ型IFNの双方を抑制することに加えて、さらに肺線維化に関わるIL-21にもJAK-STAT経路（JAK1-STAT1/JAK3-STAT5）が関わるため、急性期の炎症を抑制するだけでなく、慢性期の肺線維症にも有効となる可能性がある[90,91]。

また、MDA5-CADMの肺組織ではMDA5の発現以外に補体やIgGが高発現しており[19]、病原性が疑われている血液中の抗MDA5抗体や炎症性サイトカインを含めて除去できる観点では、重症患者では血漿交換の使用も有用性が期待できる[37,92]。2024年現在、抗MDA5抗体陽性皮膚筋炎に伴う急速進行性間質性肺炎に対して血漿交換療法が保険適応となり、今後の救命率のさらなる上昇が期待できる。

②今後期待される治療

前述の通り、MDA5-CADMにおいて抗MDA5抗体の病原性の可能性が示唆されている上、抗Ro抗体陽性が予後因子になる報告や、抗SFPQ抗体などの様々な自己抗体が産生されることからは、B細胞の寛容破綻が病態に関わると考えられる、そのため、B細胞除去療法の有用性も期待される。一部では報告では、B細胞除去療法であるリツキシマブがMDA5-CADMに有効であった報告や[93,94]、JAK阻害薬とリツキシマブを併用した報告[95]、形質細胞に高発現するCD38をターゲットとした抗CD38抗体（ダラツマブ）が有効だった症例もあり[96]、今後、使用が期待される。

また、全般的な免疫抑制療法に加えて、個別の病態に対して、例えば血管障害による皮膚潰瘍に対しては、ボツリヌス毒素とエンドセリン受容体拮抗薬を組み合わせた症例報告[97,98]や、シルデナフィルが有効であった報告[99]がある。

さらに早期に抗線維化薬を使用した場合に有効であったケースシリーズがある[100]。急性期には肺線維症は稀な病態だが、一部の肺線維化を起こす患者では有効性を示す可能性がある。

MDA5-CADMが重症のRP-ILDを引き起こすことが知られている一方で近年、抗MDA5抗体が陽性でも重症度が異なるフェノタイプが存在することが報告されている[101-103]。今後、全ての患者で強化免疫抑制療法が必要か再度検討するためにも適切なフェノタイプ分類を行う必要がある。

おわりに

MDA5-CADMは日本人を含めたアジア人に多く、重症度も高い疾患である。本

邦を含めアジアでの研究が当該分野における新規のエビデンスの確立に有用である。筆者らも今後の研究の発展に貢献していきたいと思う。

参考文献

1) Nakashima R, et al. Lupus. 2016; 25: 925-933. PMID: 27252271
2) Nakashima R, et al. Rheumatology (Oxford). 2010; 49: 433-440. PMID: 20015976
3) Koga T, et al. Rheumatology (Oxford). 2012; 51: 1278-1284. PMID: 22378718
4) Muro Y, et al. Arthritis Res Ther. 2011; 13: R214. PMID: 22192091
5) Lin RR, et al. JAMA Dermatol. 2024; 160: 575-577. PMID: 38598206
6) Nombel A, et al. Front Immunol. 2021; 12: 773352. PMID: 34745149
7) Kang DC, et al. Proc Natl Acad Sci U S A. 2002; 99: 637-642. PMID: 11805321
8) Yin X, et al. Cell Rep. 2021; 34: 108628. PMID: 33440148
9) Kato H, et al. J Exp Med. 2008; 205: 1601-1610. PMID: 18591409
10) Kato H, et al. Nature. 2006; 441: 101-105. PMID: 16625202
11) Peisley A, et al. Proc Natl Acad Sci U S A. 2011; 108: 21010-21015. PMID: 22160685
12) Loo YM, et al. Immunity. 2011; 34: 680-692. PMID: 21616437
13) Rehwinkel J, et al. Nat Rev Immunol. 2020; 20: 537-551. PMID: 32203325
14) Dias Junior AG, et al. Trends Microbiol. 2019; 27: 75-85. PMID: 30201512
15) Human. Tissue expression of IFIH1 - Summary - The Human Protein Atlas [Internet]. [cited 2023 May 22]. Available from: https://www.proteinatlas.org/ENSG00000115267-IFIH1/tissue
16) Shen N, et al. Rheumatology (Oxford). 2022; 62: 373-383. PMID: 35412608
17) Kang DC, et al. Oncogene. 2004; 23: 1789-1800. PMID: 14676839
18) Zahn S, et al. J Am Acad Dermatol. 2011; 64: 988-989. PMID: 21496705
19) Zaizen Y, et al. Respir Res. 2023; 24: 86. PMID: 36934274
20) Berger M, et al. J Biol Chem. 2012; 287: 19409-19417. PMID: 22532562
21) He J, et al. Rheumatology (Oxford). 2024; 63: 2284-2294. PMID: 37941459
22) Okamoto M, et al. Heliyon. 2024; 10: e31727. PMID: 38845920
23) Li S, et al. Front Microbiol. 2021; 12: 677634. PMID: 34177861
24) Funabiki M, et al. Immunity. 2014; 40: 199-212. PMID: 24530055
25) Onizawa H, et al. Int Immunol. 2021; 33: 225-240. PMID: 33165593
26) Mo Y, et al. Rheumatology (Oxford). 2024; 63: 1456-1465. PMID: 37551942
27) Van Gompel E, et al. Rheumatology (Oxford). 2024; 63: 1466-1473. PMID: 37572295
28) Yamaguchi K, et al. Rheumatology (Oxford). 2024; 63: 2016-2023. PMID: 37815819
29) Yamaguchi K, et al. Rheumatology (Oxford). 2024; keae466. PMID: 39186037
30) Chen Z, et al. Arthritis Care Res (Hoboken). 2013; 65: 1316-1324. PMID: 23908005
31) Chen M, et al. Rheumatology (Oxford). 2021; 61: 430-439. PMID: 33742662
32) Xu YT, et al. Rheumatology (Oxford). 2022; 62: 397-406. PMID: 35412602
33) Hoepel W, et al. J Immunol. 2020; 205: 3400-3407. PMID: 33188071
34) Wang Y, et al. Front Immunol. 2023; 14: 1249844. PMID: 37701443
35) Matsushita T, et al. Br J Dermatol. 2017; 176: 395-402. PMID: 27452897
36) Abe Y, et al. Rheumatology (Oxford). 2017; 56: 1492-1497. PMID: 28499006
37) Shirakashi M, et al. Rheumatology (Oxford). 2020; 59: 3284-3292. PMID: 32276271
38) Gono T, et al. Arthritis Rheum. 2012; 64: 3736-3740. PMID: 22886382
39) Rothwell S, et al. Ann Rheum Dis. 2019; 78: 996-1002. PMID: 31138531
40) Kochi Y, et al. Ann Rheum Dis. 2018; 77: 602-611. PMID: 29331962
41) Theisen DJ, et al. Science. 2018; 362: 694-699. PMID: 30409884

42) Guo L, et al. Rheumatology (Oxford). 2023; 62: 2320-2324. PMID: 36637178

43) Nishina N, et al. RMD Open. 2020; 6: e001202. PMID: 32506053

44) Toquet S, et al. Autoimmun Rev. 2021; 20: 102788. PMID: 33609802

45) Liu Y, et al. Rheumatology (Oxford) . 2023; 62: 3724-3731. PMID: 36912714

46) Gono T, et al. Rheumatology (Oxford). 2022; 61: 806-814. PMID: 33890985

47) Zhang SH, et al. Br J Dermatol. 2019; 180: 1090-1098. PMID: 29947075

48) Cassius C, et al. J Invest Dermatol. 2020; 140: 1276-1279. e7. PMID: 31955963

49) Ono N, et al. Rheumatology (Oxford). 2019; 58: 786-791. PMID: 30541137

50) Qian J, et al. Front Immunol. 2023; 14: 1151695. PMID: 37006269

51) Fujisawa T, et al. J Rheumatol. 2019; 46: 935-942. PMID: 31092718

52) Gono T, et al. Rheumatology (Oxford). 2012; 51: 1336-1338. PMID: 22361226

53) Ye Y, et al. Nat Commun. 2022; 13: 6458. PMID: 36309526

54) Wang K, et al. Rheumatology (Oxford). 2019; 58: 511-521. PMID: 30508148

55) Gono T, et al. Rheumatology (Oxford). 2014; 53: 2196-2203. PMID: 24970922

56) Chan AWS, et al. Int J Rheum Dis. 2023; 26: 2031-2036. PMID: 37574925

57) Wenzel J, et al. Clin Exp Dermatol. 2006; 31: 576-582. PMID: 16716166

58) Indraccolo S, et al. J Immunol. 2007; 178: 1122-1135. PMID: 17202376

59) Nakano M, et al. Clin Exp Immunol. 2012; 170: 94-100. PMID: 22943205

60) He C, et al. Clin Exp Rheumatol. 2021; 39: 151-157. PMID: 32896243

61) Peng Y, et al. Clin Rheumatol. 2018; 37: 107-115. PMID: 28842784

62) Huang W, et al. Rheumatology (Oxford). 2020; 59: 3886-3891. PMID: 32535634

63) Chen F, et al. Rheumatol Int. 2012; 32: 3909-3915. PMID: 22198664

64) Brodeur TY, et al. J Immunol. 2015; 195: 5251-5260. PMID: 26519529

65) Matsushita T, et al. J Dermatol. 2019; 46: 1190-1196. PMID: 31631384

66) Sugimori Y, et al. ACR Open Rheumatol. 2023; 5: 93-102. PMID: 36651871

67) Lv C, et al. J Rheumatol. 2023; 50: 219-226. PMID: 35705235

68) Xu A, et al. Rheumatology (Oxford). 2021; 60: 3343-3351. PMID: 33331866

69) Gui X, et al. Rheumatology (Oxford). 2022; 61: 4570-4578. PMID: 35148366

70) Hosono Y, et al. J Autoimmun. 2017; 77: 116-122. PMID: 27919567

71) Thuner J, et al. Autoimmun Rev. 2023; 22: 103420. PMID: 37625674

72) Ishikawa Y, et al. Arthritis Res Ther. 2018; 20: 240. PMID: 30367666

73) Coutant F, et al. J Autoimmun. 2022; 130: 102831. PMID: 35436746

74) Ishida Y, et al. Sci Rep. 2017; 7: 16833. PMID: 29203799

75) Isozaki T, et al. Transl Res. 2011; 157: 64-70. PMID: 21256458

76) Fukada A, et al. Arthritis Rheumatol. 2024; 76: 796-805. PMID: 38146102

77) Kamperman RG, et al. J Autoimmun. 2023; 139: 103081. PMID: 37393780

78) Chang SE, et al. Nat Commun. 2021; 12: 5417. PMID: 34521836

79) Wang G, et al. Front Immunol. 2021; 12: 791348. PMID: 34987516

80) Tonutti A, et al. Front Immunol. 2022; 13: 937667. PMID: 35833112

81) Mangalmurti N, et al. Immunity. 2020; 53: 19-25. PMID: 32610079

82) Wang Y, et al. Ann Rheum Dis. 2022; 81: e192. PMID: 32759260

83) Stephenson E, et al. Nat Med. 2021; 27: 904-916. PMID: 33879890

84) COvid-19 Multi-omics Blood ATlas (COMBAT) Consortium. Electronic address: julian.knight*well. ox.ac.uk, COvid-19 Multi-omics Blood ATlas (COMBAT) Consortium. Cell. 2022;185: 916-938. e58. PMID: 35216673

85) Bastard P, et al. Science. 2020; 370: eabd4585. PMID: 32972996

86）Woodruff MC, et al. Nat Immunol. 2020; 21: 1506-1516. PMID: 33028979

87）Ichimura Y, et al. Proc Natl Acad Sci U S A. 2024; 121: e2313070121. PMID: 38588434

88）Tsuji H, et al. Arthritis Rheumatol. 2020; 72: 488-498. PMID: 31524333

89）Chen Z, et al. N Engl J Med. 2019; 381: 291-293. PMID: 31314977

90）Habib T, et al. Biochemistry. 2002; 41: 8725-8731. PMID: 12093291

91）Asao H, et al. J Immunol. 2001; 167: 1-5. PMID: 11418623

92）Bay P, et al. J Autoimmun. 2022; 133: 102941. PMID: 36323067

93）Ge Y, et al. Clin Rheumatol. 2021; 40: 2311-2317. PMID: 33411136

94）Clottu A, et al. Dermatology. 2012; 225: 376-380. PMID: 23428928

95）Manghani M, et al. Rheumatology and Autoimmunity Volume4, Issue2, June 2024. pp122-125.

96）Holzer MT, et al. Chest. 2023; 163: e1-5. PMID: 36628678

97）Min HK, et al. J Clin Neurol. 2020; 16: 160-162. PMID: 31942775

98）Combalia A, et al. JAMA Dermatol. 2018; 154: 371-373. PMID: 29344607

99）Collantes-Rodríguez C, et al. Br J Dermatol. 2020; 182: e1. PMID: 31489611

100）Bando T, et al. Eur Respir J. 2023; 62(suppl 67): PA401. Available from: https://erj.ersjournals.com/content/62/suppl_67/PA401

101）Allenbach Y, et al. Neurology. 2020; 95: e70-e78. PMID: 32487712

102）Xu L, et al. Arthritis Rheumatol. 2023; 75: 609-619. PMID: 35849805

103）Guo R, et al. Front Immunol. 2024; 15: 1349611. PMID: 38533498

（吉田　常恭）

02 筋炎特異自己抗体と自己抗体特異的マウスモデルの設立

point

▶ 皮膚筋炎・多発筋炎では**筋炎特異自己抗体（MSAs）**[1]が高率に検出され、MSAs ごとに臨床的フェノタイプが異なることが明らかになっている。

▶ MSAs ごとに分子的メカニズムに差異を認める可能性も示唆され、各MSAs の病態解明が必要である。

▶ 近年、各MSAs に対応するモデルマウスが複数報告されている。

はじめに

　近年、皮膚筋炎・多発筋炎（Dermatomyositis/Polymyositis: DM/PM）を含む特発性炎症性筋疾患（idiopathic inflammatory myopathies: IIMs）の患者血清より複数の自己抗体、筋炎特異自己抗体（Myositis specific antibodies: MSAs）や筋炎関連自己抗体（Myositis associated antibodies: MAAs）[2]が同定されている。さらにMSAsごとに臨床的特徴が異なることが示されている（**表7-1**）。

---

[1] 筋炎特異自己抗体（Myositis-specific antibody: MSA）：IIMs で高率に検出される抗体であり、抗体ごとに臨床フェノタイプが異なることが示されている。同一患者に2つ以上の MSA が陽性になることは極めて稀である。

[2] 筋炎関連自己抗体（Myositis-associated antibody: MAA）：IIMs で検出されることのある自己抗体であるが、他の自己免疫性疾患・膠原病関連疾患でも検出されることのある自己抗体。抗 U1-RNP 抗体や抗 Ro/SS-A 抗体などが挙げられる。全身性強皮症とのオーバーラップ症例で検出されることもある抗 Ku 抗体や抗 PM-Scl 抗体・抗 RuvBL 抗体もこれに含まれる。

表7-1 MSAs の臨床的特徴

MSA	頻度（%）		臨床的特徴	保険収載	分布
	成人	小児			
ARS	10 〜 30	-	ASS; 筋炎、慢性 ILD、Mechanic's hand	○	小胞体
MDA5	10 〜 48	7 〜 38	無筋症性 DM、急速進行性 ILD	○	細胞質
TIF1γ	7 〜 31	22 〜 32	若年発症、妊娠関連、悪性腫瘍関連 DM	○	核内
NXP2	1 〜 17	20 〜 25	若年発症、悪性腫瘍高リスク群、重症筋症		核内
SAE	2	< 1	DM, Angel wings sign		核内
Mi-2	2 〜 45	4 〜 10	DM	○	核内
SRP	8 〜 13	< 2	IMNM		細胞質
HMGCR	3 〜 8	-	IMNM、スタチン関連		細胞質

保険収載、2024 年 12 月現在保険収載され測定可能なもの：分布対応抗原の細胞内分布

　これらのMSAsが病態形成にどのように関与しているかは現状も明らかにはなっていないが、近年、MSAsの対応抗原を用いたマウスモデルの開発が進んでおり、病態解明の一助となる可能性が示されている。本節では、MSAsごとの病態・分子メカニズムの違いや、個々のMSAs対応マウスモデルの開発について述べる。

🔍 MSAsとIIMsの関連性

■ ①MSAsごとの臨床的特徴

　初めに、MSAsとIIMsの臨床的観点の関連性について現時点で判明している事象について述べる。これまでにDM/PMに関連のある自己抗体として、抗アミノアシルtRNA合成酵素（ARS）抗体・抗Transcription inducible factor 1γ（TIF1γ）抗体・抗Mi-2抗体・抗Melanoma differentiation associated gene 5（MDA5）抗体・抗Nuclear matrix protein 2（NXP2）抗体・抗SUMO-activated enzyme（SAE）抗体などが検出されている。また、抗Signal recognition particle（SRP）抗体・抗3-hydroxy-3-methylglutaryl-coA reductase（HMGCR）抗体陽性例では、免疫介在性筋炎（Immune-mediated necrotizing myopathy: IMNM）を呈するこ

とが言われている。近年、封入体筋炎（Inclusion Body Myositis: IBM）でもcytosolic 5'-nucleotidase 1A（CN1A）抗体陽性例が多いことが同定されており[1]、関連する自己抗体として注目されている。これらをまとめると、IIMsのうち、約7割の症例でMSAsが検出されるとされる。これらのMSAsと臨床像・合併症に強い関連を認めており、MSAsごとに予後も大きく異なっている（表7-1）。例えば、抗ARS抗体陽性例は、「Mechanic's hand」と呼ばれる母指尺側、示指・中指撓側に認められる角化性紅斑を伴う例が多く、筋炎・慢性間質性肺疾患（interstitial lung diseases: ILD）・Raynaud現象をきたすことが特徴として挙げられる。近年では、このような特徴を有し、他のDM/PMとは病態を別にすることより、抗合成酵素症候群（Anti-synthetase syndrome: ASS）として、1つの独立した疾患概念とすることも提唱されている。抗TIF1γ抗体陽性例では、臨床像としては典型的なDMをきたす例が多く、若年発症例が多いこと、悪性腫瘍合併例が多いことが知られている。近年では、妊娠中の発症例に多く認められることも示されている[2]。このようにMSAsごとに臨床的特徴が異なっていることが示されているが、逆に同一のMSAs陽性例の中で皮膚症状の有無で比較した時に、ILD・悪性腫瘍などの合併症頻度や筋炎の重症度に差は認めないことが複数のMSAsで示されており[3]、DM/PMの括りで分類することより、MSAsごとでの疾患区分の方がリーズナブルだとする意見もある。このことからもわかる通り、現在のIIMsの診療上MSAsを同定することは診療上重要な因子であり、抗ARS抗体・抗TIF1γ抗体・抗Mi-2抗体・抗MDA5抗体はELISAで測定することができ、保険収載されている。

②MSAsと病理学的・分子メカニズム的差異

　MSAsと合併症などの関連について前段落で述べたが、筋組織での差異も報告されている。抗ARS抗体症候群の筋病理像では、筋線維束周辺壊死（perifascicular necrosis: PFN）を認めることが多いと知られている。また、Ⅰ型IFN関連遺伝子であるMyxovirus resistance protein 1（MxA）の発現が乏しいことが報告されている。一方、他のMSAs陽性DMでは高頻度に認められる所見ではないが筋線維束周辺萎縮（perifascicular atrophy: PFA）を認めることが一つの特色として知られ、高率に筋線維のMxA発現が亢進していることが報告されている。DMの中でも筋病理の特色が異なることを示唆する報告もなされており[4]、特に抗NXP2抗体陽性DMでは、筋内の微小梗塞像が認められることが特色として挙げられている。

また臨床像ではPMを呈するものの、筋組織学的には筋の壊死・再生所見が激しくリンパ球浸潤が乏しいIMNMというサブセットが提唱されており、このような症例では抗SRP抗体や抗HMGCR抗体が陽性になる例が多いことが指摘されている。

皮疹に関しても抗体による特色の違いが指摘されている。抗SAE抗体陽性例では広範な皮疹を呈し、時として紅皮症を呈するが、この際に肩甲骨下縁を避ける像を呈する（Angel wings sign）ことがある。抗NXP2抗体陽性例では皮下浮腫や皮下石灰化を認める症例が多く報告されている。皮膚病理に関しても、MSAsごとに差異があることが報告されている[5]。Gottron徴候/丘疹の病理所見を比較したところ、抗ARS抗体陽性例では、表皮肥厚が強く、乾癬様の病理像を呈しており、抗MDA5抗体陽性例では真皮の血管障害を高頻度に認める。また、MxAの発現は抗MDA5抗体陽性例で亢進している例が多く、抗ARS抗体陽性例では少なかった。

IIMsの筋組織のRNA-seqを行った研究[6]では、DM・ASS・IMNM・IBMでM2マクロファージの活性化や好中球細胞外形成、インターフェロンシグナリングの活性化に関与する遺伝子群が発現変動遺伝子として抽出されているが、その度合いに関しては疾患群ごとで異なることが指摘されている。特にIMNMではⅠ型IFNの関与が小さいことが示されている。DMでのMSAsごとで組織での分子発現の違いに関しては、現状直接比較した研究が少なく、今後の検討が待たれる。

このように組織学的な差異が認められるほか、分子メカニズムとしても差異がある可能性が示唆されており、MSAsもしくは対応抗原に対する自己免疫応答が疾患形成に関与している可能性が考えられるが、その直接的な証明は難しい現状となっている。

📍DM/PM病態を反映したモデルマウス

これまでに筋炎をきたすモデルマウスは複数報告されている（**表7-2**）。

表7-2 IIMs の筋炎モデル

モデル	筋特異的MHC class I 高発現	実験的自己免疫性筋炎	C蛋白誘導性筋炎	Jo-1誘導性筋炎	TIF1γ誘導性筋炎	IMNM-IgG誘導性筋炎	ヒトMDA5-Tgマウス※
投与物質		ミオシンB	C蛋白	HRS	TIF1γ	抗HMGCR/SRP抗体（患者由来）	抗ヒトMDA5抗体
蛋白由来		ラビット	マウス＜ヒト	マウス	ヒト	ヒト	ラビット
病変							
皮膚	-	-	-	×	×	-	-
筋肉	○	○	○	○	○	○	-
肺	-	-	-	○	×	-	○
自己抗体	○	○	○	○	○	○	-
抗原反応性T細胞	-	-	○	○	○	-	-
養子移入							
IgG	-	○	×	×	×	-	-
T細胞	-	○	○	×	○	-	-
ヒトの疾患※※	△	×	×	○	○	○	○

※ ヒトMDA5蛋白を発現させたトランスジェニックマウスにラビット抗ヒトMDA5抗体を投与することで肺に炎症をきたすモデル
※※ 実際の疾患で報告されているMSAsを背景に持つモデル

　古くは、SJL/Jマウスにミオシンを免疫することで筋炎を誘導できるマウスモデルが報告されている[7]。SJL/Jマウスは筋ジストロフィーモデルマウスとしても知られており、肢体型筋ジストロフィーの原因遺伝子であるDysferlinに変異を有することが知られている。実臨床では抗ミオシン抗体を有するDM/PMは報告されておらず、この病態が実際のDM/PMを反映しているものかはやや疑問が残る。近年では直接的に病態と関連する可能性のあるモデルとして、MSAsの対応抗原の免疫や、疾患例の血清移入モデルなどが報告されており、これらの知見が今後DM/PMの病態解明につながる可能性がある。その中より、以下にASSを模したモデル、IMNMを模したモデル、抗TIF1γ抗体陽性DMを模したモデルにつき、そ

れぞれ解説していく。

①MHC class Ⅰ高発現マウスとHistydil tRNA synthetase（HRS）免疫マウス

　Nagarajuらは筋肉特異的にMHC class Ⅰ分子の過剰発現を誘導することにより、筋炎が誘発されることを示した[8]。本モデルでは、C57BL/6マウスにテトラサイクリン遺伝子発現調整システム（Tet-offシステム）を用い、M型クレアチンキナーゼ遺伝子下流にテトラサイクリン調節性トランス活性化因子を組み込んだものと、テトラサイクリン応答因子とマウスMHC class Ⅰのα鎖配列を組み込んだものを用いて、テトラサイクリン誘導体であるドキシサイクリン投与をやめると同時に筋肉（正しくはCK-M発現細胞）のMHC class Ⅰのα鎖が過剰発現するモデルを作成した。このマウスに生後4週齢までドキシサイクリン投与を行い以降中止したところ、3.5か月齢時点で筋組織の壊死・再生像やマクロファージの浸潤を認めた。また、このマウスの血清のうち数例からは、抗Jo-1抗体の対応抗原であるヒトHRSに反応する抗体の存在が示された。このことから、本モデルはASSの1つのモデルとなりうると考えられるが、モデルマウス自体の作成が難しいこともあり、さらなる解析が進んでいない状況である。

　PMでは古くよりMHC class Ⅰの過剰発現が言われており、この筋特異的MHC class Ⅰ高発現マウスの結果とも合致する。また、このマウスの解析およびPMの筋生検サンプルでの検討から、MHC class Ⅰの過剰発現により、NF-κBの活性化や小胞体ストレス応答の増強が示され、これらが筋炎の誘発に関与していることが示唆された[9]。しかしながら、本モデルではなぜ特定の細胞内タンパクに対しての自己抗体が産生されるのか説明は難しく、またMSAsごとに疾患フェノタイプが異なることの説明も難しい。このモデルは筋炎の進展メカニズムとしては、一定の説明ができるものと考えられる。

　ASSのモデルに近いモデルとしては、KatsumataらがHRSをマウスに免疫することによりILDおよび筋炎を誘発できることを報告している[10]。B6.G7マウスにマウスHRSと完全フロイントアジュバント（CFA）を混和してエマルジョン化したものを投与した後、8週間後の筋組織に筋線維の変性・消退とともにリンパ球浸潤を誘導することが示された。また肺においても、血管周囲・細気管支周囲へのリンパ球浸潤を認めた。このマウスでは抗マウスHRS抗体が検出されており、実際

のASSに近いモデルと言える。しかし皮疹や関節炎の発症は報告されていない。さらにT細胞・B細胞欠損マウスであるDO11.10/RAG2-/-マウスでも同エマルジョン投与後に筋組織にリンパ球浸潤を誘導することができ、またTLR4欠損マウスであるC3H/HeJマウスでは抗HRS抗体産生は認めないものの筋肉へのリンパ球浸潤を認め、T細胞・B細胞を介さずに病態が誘導されることが示された[11]。HRS自体がケモタキシス、自然免疫を誘導することが本モデルの病態形成の重要な要素と考えられる。

■ ②抗SRP抗体/抗HMGCR抗体移入モデル

Berguaらは抗SRP抗体/抗HMGCR抗体陽性患者血清より抽出したIgGをマウスに移入することで、IMNM類似の筋病変を呈するモデルを報告している[12]。C57BL/6マウスにシクロホスファミドを投与し、2日後より抗SRP抗体または抗HMGCR抗体陽性患者由来のIgGを連日7日間投与し、最終投与翌日にマウスの筋組織を確認すると、マクロファージの集簇を周囲に伴う壊死した筋線維病巣が確認された。RAG2-/-マウスに同様に連日21日間、同IgGを投与しても壊死筋線維の出現を認めており、この患者由来のIgG自体が病態誘導性を有するものと考えられた。またC3-/-マウスに同様にIgGを投与したところ壊死病巣は減少し、ヒト由来の補体を追加投与したところ壊死病巣の増加を認めたことから、補体の活性化が病態形成に重要な役割を果たしていることが示唆された。

本IMNMモデルではIgG自体が病態形成に関与すると考えられるが、IMNMの臨床像において、これまでの研究ではB細胞などとの関連が示された研究はなく、臨床面からのアプローチでこのモデルからの仮説が支持されるものかを今後検討していく必要性がある。

■ ③TIF1γ誘導性筋炎モデル

OkiyamaらはTIF1γ蛋白をマウスに免疫することにより筋炎が誘導されることを報告している[13]。C57BL/6マウスにリコンビナントヒトTIF1γ全長蛋白とCFAを混和しエマルジョン化したものを週1回・計4回皮下投与を行い、2週後の筋組織にて単核球浸潤と筋組織の壊死を認め、筋炎を形成していた（**図7-1**）。

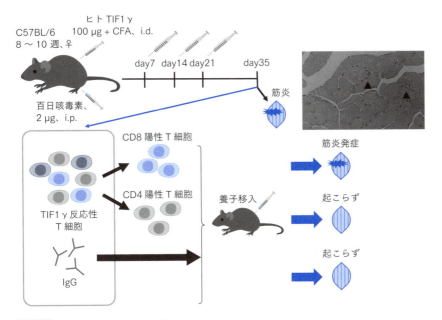

図7-1 TIF1γ誘導性筋炎モデル

Okiyama N, et al. Immune response to dermatomyositis-specific autoantigen, transcriptional intermediary factor 1γ can result in experimental myositis. Ann Rheum Dis. 2021; 80: 1201-1208. より作成

　本モデルでは、筋の一部にDMで見られる線維束周囲性萎縮も伴っていた。同筋組織の免疫組織学的検討では、マクロファージとともにCD8陽性T細胞の筋周囲への浸潤を認めていた。本モデルに抗CD4除去抗体投与したところ同様に筋炎を誘導できたが、抗CD8除去抗体を投与したところ、筋炎は誘導できなかった。また、このTIF1γ免疫マウスより回収したCD8陽性T細胞を、別のマウスにCFAの皮下投与とともに経静脈的に移入したところ、同様に筋炎を誘導できたことより、抗原特異的CD8陽性T細胞が病態形成に関与しているものと考えられた。本モデルでのB細胞やIgGの関与を検討する目的で、B細胞欠損マウスであるμMTマウスにTIF1γ投与を行ったところ、筋炎の発症は抑制されなかった。またTIF1γ免疫マウスより回収したIgGを別のマウスに投与したが、筋炎は誘導されなかった。このことから、このモデルでのB細胞・自己抗体の関与は小さいものと考えられた。

　本モデルではDMで筋組織における発現亢進が報告されているMxAの発現亢進が同様に確認され、インターフェロンα受容体ノックアウトマウスにTIF1γを

同様に投与したところ、筋炎の軽症化を認めたことより、発症にⅠ型IFNの関与も示唆された。抗TIF1γ抗体陽性DMの筋組織や皮膚組織でのⅠ型IFNの亢進を示唆する報告は複数あり、本マウスの結果とも合致する。抗TIF1γ抗体陽性DMと悪性腫瘍の関係性など本モデルの解析により知見が得られる可能性はあり、今後の更なる研究が待たれる。

おわりに

皮膚筋炎・多発筋炎のMSAsと疾患フェノタイプの関連性、および各MSAsをターゲットとした疾患モデルマウスの開発について概説した。今後、これらのモデルマウスの解析を進めることで、病態解明や新規の治療の開発につながることが期待される。

参考文献

1）Pluk H, et al. Ann Neurol. 2013; 73: 397-407. PMID: 23460448
2）Oya K, et al. Rheumatology (Oxford). 2020; 59: 1450-1451. PMID: 31665457
3）Ichimura Y, et al. Rheumatology (Oxford). 2022; 61: 1222-1227. PMID: 34152410
4）Tanboon J, et al. Neurology. 2022; 98: e739-e749. PMID: 34873015
5）Okiyama N, et al. JAMA Dermatol. 2019; 155: 1080-1082. PMID: 31290941
6）Moon SJ, et al. J Autoimmun. 2023; 138: 103063. PMID: 37220716
7）Matsubara S, et al. Acta Neuropathol. 1993; 85: 138-144. PMID: 8442405
8）Nagaraju K, et al. Proc Natl Acad Sci U S A. 2000; 97: 9209-9214. PMID: 10922072
9）Nagaraju K, et al. Arthritis Rheum. 2005; 52: 1824-1835. PMID: 15934115
10）Katsumata Y, et al. J Autoimmun. 2007; 29: 174-186. PMID: 17826948
11）Soejima M, et al. Arthritis Rheum. 2011; 63: 479-487. PMID: 21280002
12）Bergua C, et al. Ann Rheum Dis. 2019; 78: 131-139. PMID: 30309969
13）Okiyama N, et al. Ann Rheum Dis. 2021; 80: 1201-1208. PMID: 33811031

（市村　裕輝）

03 多発性筋炎・免疫介在性壊死性筋症ほか

point

▶ 特発性炎症性筋疾患（IIM）には多発性筋炎、皮膚筋炎、抗合成酵素症候群、壊死性筋症などサブタイプが含まれ、サブタイプごとに病理学的特徴や臨床像が異なり、筋傷害機序も異なると想定されている。一方で、傷害を受けた筋細胞におけるネクロトーシス関連分子の発現亢進や、ダメージ関連分子であるHMGB1の発現亢進は、これらの異なるサブタイプに共通して確認される所見である。

▶ 多発性筋炎の細胞モデルを用いた検証の結果、傷害を受けた筋細胞がネクロトーシスに至り、ダメージ関連分子であるHMGB1を放出することが明らかとなった。マウス多発性筋炎動物モデルに対するネクロトーシス阻害や、HMGB1の阻害は、筋の炎症や筋の機能を改善させることが示された。筋細胞のネクロトーシスや傷害筋細胞から放出されるHMGB1などの炎症介在因子は、これらの異なるIIMサブタイプ間に共通した新規治療標的として期待される。

はじめに

特発性炎症性筋疾患（idiopathic inflammatory myopathy: IIM）は、上下肢の近位筋や体幹・嚥下筋の進行性の筋力低下を主症状とする慢性疾患で、多発性筋炎（polymyositis: PM）、皮膚筋炎（dermatomyositis: DM）、抗合成酵素症候群（anti-synthetase syndrome: ASS）、免疫介在性壊死性筋症（immune-mediated necrotizing myopathy: IMNM）などのサブタイプが含まれる。IIMの病態生理の詳細は未解明であるものの、筋組織にはT細胞の浸潤が確認されることや、患者血清中に自己抗体がしばしば検出されることから、自己反応性の免疫細胞が筋を傷害する自己免疫性疾患と考えられている。IIMの治療には副腎皮質ステロイド薬や種々の免疫抑制剤が用いられるが、治療の中心として用いられる副腎皮質ステロイド薬が誘導するステロイド筋症は筋力の回復を妨げ得る。また、これらは非特異的な免疫抑制を作用機序とすることから、感染症などの多彩な副作用のリスクは避けがたい。一方で、現在の治療法では炎症の制御が困難な症例はしばしば存在し、さらには炎症の制御後にも約半数の症例で筋力低下が長期に残存する[1]。し

たがって、安全かつ筋力回復に有効な治療法の開発が求められている。

　免疫細胞を標的とした現行の標準加療が炎症や筋力の改善に不十分である現状から、筆者らはIIMの病態形成における筋細胞の役割に着目した解析を行ってきた。傷害を受けた筋細胞は細胞死に至り、種々の炎症介在因子を放出してさらなる炎症を誘導する[2,3]。よって、筋細胞の細胞死がIIMの治療標的として期待されたが、その詳細は不明であった。本節では、組織学的検証に加え、細胞モデル・動物モデルを用いた統合的な解析に基づいて明らかとなったIIMにおける筋細胞の細胞死機序と、筋細胞の細胞死が筋炎の病態に及ぼす影響について解説する。

IIMにおける筋傷害機序

　IIMの病態生理は、筋病理所見や動物モデルを用いた機能的解析から推測されてきた。DMやASSについては他ページで詳細な解説がなされているため、ここではPMとIMNMについて、臨床像・組織学的な特徴や、動物モデルによる検証、想定される病態生理を概説する。

①PM

　PMは亜急性かつ進行性の近位筋の筋力低下を呈する。DMやASSに認められるような皮疹は伴わない[4]。組織学的には、CD8陽性T細胞が隣り合う筋細胞の細胞膜（筋内膜）の間に、非壊死筋細胞を取り囲むように浸潤し、時に筋細胞の中に侵入する所見がPMに特徴的と考えられている[5]。筋内膜に浸潤するCD8陽性T細胞には、細胞傷害性分子を高発現したCD28^{null}サブセットが高率に含まれる[6]。また、壊死に至った筋細胞が散見され、罹患筋における筋細胞には広範なMHC class Ⅰの発現亢進が認められる[7]。PM患者の末梢血中には共通のT細胞受容体（TCR）のクローン型を持つCD8陽性T細胞の増加が認められ、同一のクローン型を有するT細胞が筋組織中にも観察される[8]ことからも、PMにおけるCD8陽性T細胞によるTCR-MHC class Ⅰ分子を介した筋傷害の関与が示唆される。PMの病態解析には種々のマウスモデルが利用されてきた。前節（→P.133）でも示された通り、NagarajuらはMHC class Ⅰ K^b（H2K^b）分子をC57B/6マウスの骨格筋に過剰発現させることで、筋内膜へのCD8陽性T細胞の浸潤を伴う筋炎を誘導した[9]。一部のマウスで抗Jo-1抗体が検出されるものの、MHC class Ⅰの過剰発現が筋炎を引き

起こすプロセスはPMに合致したマウスモデルの一つである。本モデルにおいて、H2K^{b}の過剰発現による小胞体ストレス応答が筋炎発症に重要であることが報告された[9, 10]。また、筆者が所属している研究室で開発されたC蛋白誘導性筋炎 (C protein-induced myositis: CIM) もPMのマウスモデルであり、C57B/6マウスにヒト骨格筋C蛋白フラグメントを完全フロイントアジュバント（CFA）とともに単回免疫することで筋炎を誘導する[11]。CIMを誘導されたマウスは筋力低下を伴う筋炎を発症する[11-13]。組織学的にはCD8陽性T細胞の筋内膜への浸潤や非壊死筋細胞への侵入、筋細胞におけるMHC class I分子の発現亢進など、PMに特徴的な病理所見を再現している[11]ことから、CIMはPMの病態解明や治療標的の探索を目的とした多くの研究で活用されてきた。CIMの発症には自己反応性のCD8陽性T細胞[11, 14, 15]が関与すると言われてきた。しかし興味深いことに、CFAを再投与することで筋炎が再発するので、CFAによる筋組織のコンディショニング、つまりは自然免疫の活性化が必須であることが示されている[16]。IIM患者においても、全ての筋肉ではなく、限られた筋群に筋力低下を呈すること、またMagnetic resonance imaging (MRI) 検査において罹患筋に隣接する筋がダメージを受けず、斑状に罹患筋が分布すること[17]がしばしば経験される。さらに、炎症が改善した後にも患者の罹患筋にはCD8陽性T細胞が長期に残存する[18]。これらは筋炎発症において全ての筋肉に一様に炎症が起こっているわけではなく、各々の筋肉において自然免疫の活性化の違い、すなわち筋局所のコンディショニングの重要性を示唆しているものと考えられる。

②IMNM

IMNMは進行性の近位筋の筋力低下をきたし、しばしば年余に及ぶ慢性の経過をたどり、血清中のクレアチンキナーゼ値の著明な（時に数千あるいは1万 IU/Lを超える）上昇を認めることが特徴的である[19]。抗3-hydroxy-3-methylglutaryl coenzyme A reductase (HMGCR) 抗体や抗signal recognition particle (SRP) 抗体が約7割の患者血清において検出される。抗HMGCR抗体陽性のIMNMはスタチン使用と関連することが知られる[20]。組織学的には壊死筋細胞の散在と、マクロファージを中心とした炎症細胞浸潤がまばらに認められる。筋細胞の細胞膜には、免疫複合体やIgGの沈着に加え、HMGCRあるいはSRPの発現が認められる[21-23]。IMNMの動物モデルとしては、前節（→P.134）でも示したように、抗HMGCR抗

体あるいは抗SRP抗体陽性例の患者血清由来のIgGをC57BL/6マウスに反復して静脈注射することで誘導されるヒト化IMNMモデル（humanized mouse model of IMNM）が開発された[24]。本モデルの筋組織中には壊死筋細胞の散在と、マクロファージのまばらな浸潤が観察された。筋細胞には免疫複合体の沈着が認められたが、補体C3欠損マウスでは、筋力低下が緩和され、患者由来IgGに加え補体を投与することで筋力低下の増悪をきたした[24]。IMNMにおいて抗HMGCRあるいは抗SRP抗体の病原性と免疫複合体形成、さらには自然免疫活性化が加わることによる筋傷害が推測された。

③筋細胞の細胞死がIIMの病態へ及ぼす影響

　IIMのサブタイプごとに、臨床像や病理所見、そして想定されている筋傷害メカニズムは異なる。一方で、筋細胞の壊死はIIMの全てのサブタイプに共通して確認される所見である。CIMを用いた検証にて、筋毒性を有する薬物であるブピバカイン塩酸塩の筋注射が筋細胞の細胞死を惹起し、組織への炎症性マクロファージの浸潤を誘導すること、浸潤したマクロファージはTNFα、IL-1βなどの向炎症性サイトカインやCCL2などの遊走因子を発現し炎症を増悪させることが示され[3]、筋細胞死が筋組織における自然免疫活性化に寄与することが推察された。疫学研究にて、激しい筋運動[25]やウイルス感染[26]がIIMの発症リスクである可能性が示唆されていることも、筋の細胞死がIIMの病態形成を促進させることを支持している。よって、筋細胞の細胞死がIIMの治療標的になり得ると考えられたが、その詳細は不明であった。

プログラムされたネクローシスと筋細胞の細胞死研究

①IIMにおける筋細胞の細胞死はネクローシスか

　細胞死（cell death）とは細胞が機能不全に陥り、その完全性を非可逆的に喪失することを指すが、その中でも分子によって厳密に制御される細胞死は「プログラム細胞死（programmed cell death: PCD）」と呼ばれる。1970年代にカスパーゼの活性化によって執行されるアポトーシスがPCDとして初めて特定された[27]

が、一方でアポトーシス以外の細胞死は「ネクローシス（necrosis）」と称され、これは分子によって制御されない、偶発的・受動的な細胞死と考えられていた。アポトーシスとネクローシスは形態学的・機能的にも異なる特徴を有する。アポトーシスに至った細胞は核の凝集やDNAの断片化をきたし、細胞膜が保たれた状態で細胞質が細片し、食細胞により貪食される[27]。この過程で、ダメージ分子パターン（damage-associated molecular patterns: DAMPs）などの炎症介在因子を含んだ細胞内容物の漏出を伴いにくいため、アポトーシスは抗炎症性の細胞死と知られる。一方、ネクローシスはDNAの断片化を伴わず、細胞の膨潤、細胞膜の破綻をきたす。破綻した細胞膜からDAMPsを含む細胞内容物が放出されることから、ネクローシスは炎症誘導性の細胞死と考えられている（図7-2-A）[28]。IIMにおける筋細胞の細胞死に着目した研究は主に1990年代から2000年代に行われた。筋細胞には形態学的にアポトーシスの所見に乏しいこと、さらに種々の抗アポトーシス分子の発現亢進とアポトーシス関連分子の発現低下を伴うことから、その細胞死は非PCDと同義であるネクローシスと考えられてきた[29]。一方、2000年代以降、かつて一括りにネクローシスと捉えられていた細胞死から種々のPCDが発見され、細胞死を制御する分子の違いによりネクロトーシス（necroptosis）、フェロトーシス、パイロトーシスなどが次々に特定された（図7-2-A）[27]。これらは炎症介在因子放出を伴う細胞死であり、炎症誘導を介し様々な炎症性疾患や変性疾患の増悪に寄与することが報告されている[30-32]。一方、偶発的・受動的な細胞死は物理的破砕や温度や浸透圧の急激な変化などの非生理的状態で誘導されるものに限定され、これらはaccidental cell death（ACD）として新たに定義された[27]。ACDの制御は困難な一方、PCDは関連分子の阻害にて抑制可能である。よって、筆者らはIIMにおける筋細胞がPCDであれば、それが治療標的になり得るのではないかと考えた。

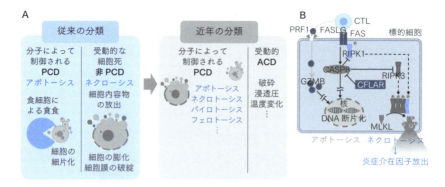

図7-2 プログラムされたネクローシスの発見とCTLが誘導しうるプログラム細胞死
A 細胞死の分類の変化。かつては受動的な細胞死と捉えられていたネクローシスから新たに種々のプログラム細胞死（PCD）が特定された。
B CTLが誘導するPCD経路。CTLは標的細胞に対してPRF1/GZMBを介したアポトーシス、あるいはFASLG/FASを介したアポトーシスもしくはネクローシスを誘導しうる。FAS下流にてCFLARはCASP8の活性化抑制を介し、ネクローシスを誘導する。
Choi ME, et al. Necroptosis: A crucial pathogenic mediator of human disease. JCI Insight. 2019; 4(15).
Galluzzi L, et al. Molecular mechanisms of cell death: Recommendations of the Nomenclature Committee on Cell Death 2018. Cell Death Differ. 2018; 25: 486-541.
Galluzzi L, et al. Necroptosis: Mechanisms and Relevance to Disease. Annu Rev Pathol Mech Dis. 2017; 12: 103-130. より作成

②細胞傷害性T細胞が誘導しうる細胞死

　PMにおいて、CD8陽性細胞傷害性Tリンパ球（CTL）が筋細胞を傷害する主要な細胞である[9,10]。CTLの代表的な細胞傷害分子にはPRF1、GZMB、そしてFASLGが知られる（**図7-2**-B）。PRF1とGZMBは協調して標的細胞を傷害するが、その結果誘導される細胞死はアポトーシスである。一方、FASLGは、標的細胞上のFASに結合し細胞を傷害する。FASの下流でCASP8が活性化可能であればアポトーシスが誘導されるが、CASP8の活性化が阻害された状態ではRIPK1、RIPK3、MLKLのリン酸化を介したネクローシスが誘導される（**図7-2**-B）[32]。ネクローシスは前述のように、かつてネクローシスに分類されていたPCDで、DAMPsの放出を伴う炎症誘導性の細胞死である。以上より、筆者らは、PMの筋細胞はFASLG/FAS介したネクローシスに至るのではないかと仮説を立てた。

③PMの筋細胞はFASLG/FASを介したネクロトーシスに至る

　PMの筋組織に対して、アポトーシス検出法であるterminal deoxynucleotidyl transferase nick-end labeling（TUNEL）法を用いた検証を行った結果、傷害筋細胞は非アポトーシスの所見であった（図7-3 - A）。また、免疫組織学的検証よりこれらの傷害筋細胞にはRIPK3、MLKL、リン酸化MLKL（phospho-S358 MLKL）などのネクロトーシス関連分子に加えFASの発現亢進が確認された（図7-3 - B）[13]。さらに、傷害筋細胞に活性型CASP8の発現は認められず、CASP8の活性化阻害作用を有するCFLAR[33]の発現亢進が確認された[13]。なお、DMやASSの筋組織においても同様の所見が確認され、IMNMの筋組織におけるRIPK3やリン酸化MLKLの発現亢進も報告されている[13,34]。

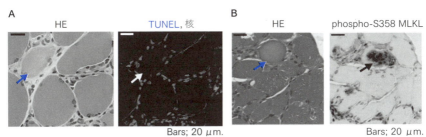

図7-3　PMの壊死筋細胞の組織学的検証
A　壊死筋細胞はTUNEL陰性で非アポトーシスの所見であった。
B　壊死筋細胞はネクロトーシスの指標であるリン酸化MLKL（phospho-S358 MLKL）陽性であった。矢印は壊死筋細胞を指す。
Kamiya M, et al. Targeting necroptosis in muscle fibers ameliorates inflammatory myopathies. Nat Commun. 2022; 13: 166. より引用、改変

　さらに、筆者らはPMの筋管細胞の培養細胞モデル[35]を利用した検証を行った。このモデルでは、CTLによる抗原特異的な筋傷害を再現するために、オボアルブミン由来ペプチド（OVA）をH2Kb型のMHCクラスⅠ分子上に表出した筋管細胞と、OT-Iマウス由来のCTL（OT-I CTL）との共培養を用いる（図7-4 - A）。このモデルにおいて、筋管細胞の細胞死誘導にPRF1、GZMBは関与しない一方、FASLGが必須であった[13]。さらに、CTLによる筋管細胞の細胞死は、アポトーシス阻害剤（z-VAD-fmk）にて抑制されず、ネクロトーシス阻害剤（Necrostatin-1s: Nec1s）により阻害された（図7-4 - B）。また、筋管細胞に対する、small interfering RNA（siRNA）を用いたRIPK3の発現抑制も、その細胞死を阻害した（図7-4 - C）。以上より、PMにおいてCTLが筋細胞に対してFASLGを介したネクロ

トーシスを誘導しうることが in vitro 実験でも確認された[13]。

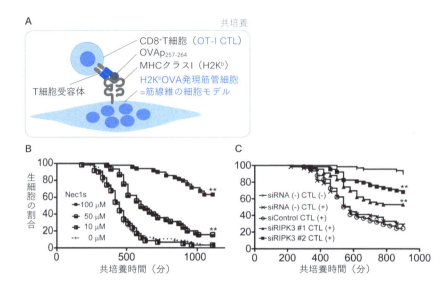

図7-4　細胞モデルを用いた筋細胞の細胞死誘導機序の検証
A　　CTLによる抗原特異的な筋傷害を再現する細胞モデル。
B・C　ネクロトーシス阻害剤（Nec1s: b）やsiRNAを用いたRIPK3の発現抑制（siRIPK3: c）は筋管細胞の細胞死を阻害した。** p<0.01（b, c）
Kamiya M, et al. Targeting necroptosis in muscle fibers ameliorates inflammatory myopathies. Nat Commun. 2022; 13: 166. より引用、改変

④ネクロトーシスはIIMを増悪させる

　ネクロトーシスがIIMへ及ぼす影響を知るため、筆者らはマウスPMモデルであるCIMを用いて検証を行った。ネクロトーシス関連分子であるRIPK3、MLKLを欠損したマウスでは、これらの分子について野生型のマウスと比較して筋細胞の壊死面積の減少と、筋の炎症の軽減が確認された。さらに、ネクロトーシス阻害剤であるNec1sの投与はマウスの筋力を改善し、筋の壊死面積を減少させ、筋の炎症を抑制した（**図7-5**-A）[13]。

　ネクロトーシスによる炎症誘導には、ネクロトーシスに伴い放出されるdamage-associated molecular patterns（DAMPs）が重要な役割を担う[13,34,36]。PM、DM、ASS、IMNMにおける傷害筋細胞において、主要なDAMPsの一つであるHMGB1がその細胞質に高発現していることが報告されている[13,34]。またIMNMを

対象とした研究において、筋組織におけるHMGB1の発現量は、徒手筋力テストを含むIIMの疾患活動性の指標と相関するという[37]。さらにPMやDM患者血清中のHMGB1濃度は健常者と比較して高いことも知られている[38]。CIMやMHC class Ⅰマウスモデルにおいても、筋細胞にHMGB1の発現亢進が認められる[9, 10, 13]。分子学的な観点からは、HMGB1はCXCL12に結合し免疫細胞の遊走を促進させる[39]ほか、単球系の細胞に対してTLR2、TLR4、TLR9などのパターン認識分子への結合を介して、抗原提示能や炎症性サイトカインの産生を亢進させる[40, 41]。これらのTLRはIIMの筋細胞において発現が亢進しており、マウス筋細胞を用いたモデルにおいてHMGB1は筋細胞に対してはToll like receptor 4 (TLR4)を介してMHC class Ⅰの発現亢進やERストレスを誘導し、筋機能障害を引き起こすことがわかっている[42, 43]。

筆者らの検討では、CIMモデルマウスの血清中のHMGB1濃度は著明な上昇を認めたが、Nec1s投与によるネクロトーシス阻害はその上昇を抑制した（図7-5-B）[13]。PMの培養細胞モデルにおいても、筋管細胞とCTLとの共培養は、筋管細胞からのHMGB1の放出を促進させた一方、筋管細胞に対するNec1sを用いたネクロトーシス阻害は、HMGB1の放出を抑制した。

以上の結果から、ネクロトーシスに至った筋細胞ではHMGB1が放出され、さらに炎症を惹起することが考えられた。興味深いことに、CIMに対する抗ネクロトーシス薬だけでなく、抗HMGB1阻害抗体もマウスの筋力を改善し、筋における炎症を抑制したことが判明した（図7-5-C）[13]。

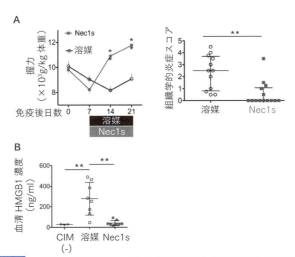

図7-5 筋細胞のネクロトーシスやHMGB1は筋炎を悪化させる

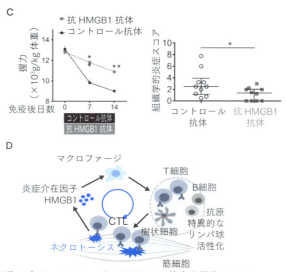

図7-5　筋細胞のネクロトーシスやHMGB1は炎症を悪化させる
A　筋炎マウスモデル（CIM）に対するネクロトーシス阻害はマウスの握力や、筋の炎症を改善させた。
B　CIM誘導により血清HMGB1は上昇し、Nec1sはHMGB1濃度を低下させた。
C　抗HMGB1抗体はマウスの握力や、筋の炎症を改善させた。*,**, p<0.05, <0.01.
D　筋細胞死とIIM病態形成メカニズム。筋細胞のネクロトーシスやそれに伴うHMGB1の放出がさらなる炎症を誘導し、病態を悪化させる（A-C）。
Kamiya M, et al. Targeting necroptosis in muscle fibers ameliorates inflammatory myopathies. Nat Commun. 2022; 13: 166. より引用改変

🔎 おわりに　～ネクロトーシスはIIMの新規治療標的となるか

　筆者らは、IIMにおいて傷害を受けた筋細胞はネクロトーシスに至り、HMGB1などの炎症介在因子を放出し、炎症や筋機能障害を誘導することを示した（図7-5-D）。

　傷害筋細胞におけるネクロトーシス関連分子の発現亢進は、IIMの異なるサブタイプ間に共通した所見である。一方で、細胞死に至った筋細胞の割合はIIMサブタイプ間で異なる可能性があり、ネクロトーシスが病態生理に及ぼす影響力が異なるかもしれない。また、IIMの各サブタイプで筋傷害機序として推定されているものの多くは、既知のネクロトーシス執行経路との直接の関連が知られていない。さらに、ネクロトーシスがIIMの筋細胞における主たる細胞死様式である

かどうかも未解明である。現時点ではネクロトーシスやHMGB1の阻害効果が検証されているIIM動物モデルはCIMのみであり[13]、IIMサブタイプ間の病態の相違点を考慮すると、他のIIM subtypesの病態を反映した動物モデルによる検証が必要である。

　ネクロトーシス関連分子の発現亢進はIIMのみならず、遺伝性筋疾患であるデュシェンヌ型筋ジストロフィーやそのマウスモデル（mdxマウス）においても確認されている[44]。RIPK3を欠損したmdxマウスでは筋の変性や筋組織への炎症細胞浸潤が軽減し、筋機能の改善が認められた[44]。筋細胞は特徴的な抗アポトーシス分子やアポトーシス関連分子の発現パターンを示し、アポトーシス抵抗性の細胞であると考えられる[33, 45-57]。さらに、ネクロトーシスがアポトーシスをバイパスする細胞死経路として機能することから、筋細胞は傷害機序に依らずネクロトーシスに陥りやすい細胞である可能性がある。心筋細胞、神経細胞、表皮角化細胞など、終末分化した細胞の多くはアポトーシスに対する抵抗性を示す。この抵抗性は組織の維持や恒常性維持には重要であるが、病的な条件下で過剰なネクロトーシスが誘導されると組織損傷を引き起こす[30, 48-50]。ネクロトーシスは他のPCDと同様に感染症[51]や腫瘍免疫[52, 53]において細胞を排除し、生体防御に貢献し得る。また、ネクロトーシスに伴って放出される炎症介在因子の中には組織の再生を促進させる可能性が示されているものがあり、マウス急性筋損傷モデルでは筋細胞のネクロトーシスは、再生因子であるTNCの放出を介し、筋前駆細胞の増殖を促進した[54]。CIMの炎症極期におけるネクロトーシスやHMGB1の阻害は筋炎や筋力改善に目覚ましい効果を示したが、臨床応用のためには、ネクロトーシスを長期的に阻害することによる潜在的な副作用の可能性を考慮することが極めて重要である。

　IIMsは全身疾患であり、皮膚病変や間質性肺炎、心筋障害や関節炎などの臓器障害をきたし得る[29]。ネクロトーシス阻害がこれらの筋外病変に及ぼす影響は未検証である。一方で、ネクロトーシスは様々な炎症性病態への関与が報告されており、その阻害は皮膚炎[49, 55]、急性呼吸窮迫症候群（ARDS）[56]、心筋炎[57]、関節炎[58]モデルを改善させた。乾癬を対象とした第Ⅱ相試験ではネクロトーシス阻害剤は皮膚病変を改善させた一方で、重大な副作用の合併は認められなかった[55]。以上より、ネクロトーシスの全身性の阻害はIIMの筋外病変に対しても有効である可能性がある。

　筋細胞の細胞死や、それに伴い放出される炎症介在因子を標的とした、いわば

"筋指向型"の治療は、現行の治療法のように免疫細胞を非特異的に抑制するものではないため、感染症などの副作用が少なく、感染症などの副作用が少なく、筋力改善効果を有する治療法として期待される。

参考文献

1）Tomimitsu H, et al. Mod Rheumatol. 2016; 26: 398-402. PMID: 26375202
2）Rayavarapu S, et al. Skelet Muscle. 2013; 3: 13. PMID: 23758833
3）Kimura N, et al. Arthritis Rheumatol. 2015; 67: 1107-1116. PMID: 25580817
4）Dalakas MC. N Engl J Med. 2015; 372: 1734-1747. PMID:
5）Arahata K. Ann Neurol. 1988; 23: 493-499. PMID: 25923553
6）Pandya JM, et al. Arthritis Rheumatol. 2016; 68: 2016-2026. PMID: 26895511
7）Hoogendijk JE, et al. Neuromuscul Disord. 2004; 14: :337-345. PMID: 15099594
8）Nishio J, et al. J Immunol. 2001; 167: 4051-4058. PMID: 11564826
9）Nagaraju K, et al. Proc Natl Acad Sci U S A. 2000; 97: 9209-9214. PMID: 10922072
10）Salomonsson S, et al. Muscle and Nerve. 2009; 39 :674-682. PMID: 19229963
11）Sugihara T, et al. Arthritis Rheum. 2007; 56: 1304-1314. PMID: 17394136
12）Okiyama N, et al. Arthritis Rheum. 2009; 60: 2505-2512. PMID: 19644888
13）Kamiya M, et al. Nat Commun. 2022; 13: 166. PMID: 35013338
14）Sugihara T, et al. Arthritis Rheum. 2010; 62: 3088-3092. PMID: 20583106
15）Okiyama N, et al. Int Immunol. 2015; 27: 327-332. PMID: 25577193
16）Okiyama N, et al. Arthritis Rheum. 2012; 64: 3741-3749. PMID: 22806443
17）Adams EM, et al. Radiographics. 1995; 15: 563-574. PMID: 7624563
18）Goebels N, et al. J Clin Invest. 1996; 97: 2905-2910. PMID: 8675705
19）Watanabe Y, et al. J Neurol Neurosurg Psychiatry. 2016; 87: 1038-1044. PMID: 27147697
20）Christopher-Stine L, et al. Arthritis Rheum. 2010; 62: 2757-2766. PMID: 20496415
21）Rojana-udomsart A, et al. J Neuroimmunol. 2013; 264: 65-70. PMID: 24041831
22）Allenbach Y, et al. Neurology. 2018; 90: e507-e517. PMID: 29330311
23）Lundberg IE, et al. Nat Rev Rheumatol. 2018; 14: 269-278. PMID: 29651121
24）Bergua C, et al. Ann Rheum Dis. 2019; 78: 131-139. PMID: 30309969
25）Lyon MG, et al. J Rheumatol. 1989; 16: 1218-1224. PMID: 2810279
26）Christensen ML, et al. Arthritis Rheum. 1986; 29: 1365-1370. PMID: 3022759
27）Galluzzi L, et al. Cell Death Differ. 2018; 25: 486-541. PMID: 29362479
28）Choi ME, et al. JCI Insight. 2019; 4: e128834. PMID: 31391333
29）Dalakas MC, et al. Lancet. 2003; 362: 971-982. PMID: 14511932
30）Ofengeim D, et al. Cell Rep. 2015; 10: 1836-1849. PMID: 25801023
31）Ito Y, et al. Science. 2016; 353: 603-608. PMID: 27493188
32）Galluzzi L, et al. Annu Rev Pathol. 2017; 12: 103-130. PMID: 27959630
33）Nagaraju K, et al. J Immunol. 2000; 164: 5459-5465. PMID: 10799913
34）Peng QL, et al. Arthritis Rheumatol. 2022; 74: 1048-1058. PMID: 35077006
35）Kamiya M, et al. Rheumatol (Oxford). 2020; 59: 224-232. PMID: 31257434
36）Kaczmarek A, et al. Immunity. 2013; 38: 209-223. PMID: 23438821
37）Day J, et al. Front Cell Dev Biol. 2020; 8: 226. PMID: 32363191
38）Shu X, et al. PLoS One. 2016; 11: e0161436. PMID: 27537498
39）Schiraldi M, et al. J Exp Med. 2012; 209: 551-563. PMID: 22370717

40）Lotze MT, et al. Nat Rev Immunol. 2005; 5: 331-342. PMID: 15803152

41）Tian J, et al. Nat Immunol. 2007; 8: 487-496. PMID: 17417641

42）Grundtman C, et al. FASEB J. 2010; 24: 570-578. PMID: 19837864

43）Zong M, et al. Ann Rheum Dis. 2013; 72: 1390-1399. PMID: 23148306

44）Morgan JE, et al. Nat Commun. 2018; 9: 3655. PMID: 30194302

45）Siu PM, et al. J Appl Physiol (1985). 2005; 99: 204-209. PMID: 15774698

46）Li M, et al. J Neuroimmunol. 2000; 106: 1-5. PMID: 10814776

47）Burgess DH, et al. Cell Death Differ. 1999; 6: 256-261. PMID: 10200576

48）Zhou F, et al. Mol Cell Biochem. 2018; 442: 11-18. PMID: 28887702

49）Duan X, et al. Cell Death Dis. 2020; 11: 134. PMID: 32075957

50）Mareninova OA, et al. J Biol Chem. 2006; 281: 3370-3381. PMID: 16339139

51）Gaiha GD, et al. Immunity. 2014; 41: 1001-1012. PMID: 25526311

52）Bozec D, et al. Oncotarget. 2016; 7: 46384-46400. PMID: 27344176

53）Koo GB, et al. Cell Res. 2015; 25: 707-725. PMID: 25952668

54）Zhou S, et al. Cell Res. 2020; 30: 1063-1077. PMID: 32839552

55）Weisel K, et al. Clin Pharmacol Ther. 2020; 108: 808-816. PMID: 32301501

56）Wang L, et al. PLoS One. 2016; 11: e0155723. PMID: 27195494

57）Zhou F, et al. Mol Cell Biochem. 2018; 442: 11-18. PMID: 28887702

58）Jhun J, et al. J Transl Med. 2019; 17: 84. PMID: 30876479

（神谷　麻理）

第8章

ANCA 関連血管炎

01 活動性・臓器障害のバイオマーカー、モデルマウスを中心に

point

▶ 動物モデル実験により AAV の病態解析や新規治療薬の開発が進められてきた。

▶ ANCA の疾患活動性マーカーとしての有用性は限定的である。

▶ AAV 診療の更なる発展には、治療戦略の変遷に加え、疾患活動性を正確に評価できる客観的マーカーの開発が必要不可欠である。

はじめに

　好中球細胞質抗体（ANCA）関連血管炎（AAV）は、ANCAが病態に関連し、全身の小型血管炎を発症する自己免疫疾患である[1]。顕微鏡的多発血管炎（MPA）、多発血管炎性肉芽腫症（GPA）、好酸球性多発血管炎性肉芽腫症（EGPA）が含まれる。ANCAの対応抗原は、好中球細胞質顆粒にあるミエロペルオキシダーゼ（MPO）とプロテイナーゼ3（PR3）である。これらに対する抗体であるMPO-ANCA、PR3-ANCAは、GPA、MPAの90%以上でどちらかが陽性となり[2]、有用な診断マーカーであるが、疾患活動性マーカーとしての有用性は限定的である。リツキシマブ（RTX）やアバコパンといった病態に応じた分子標的治療を用いて、グルココルチコイド（GC）などの薬剤関連有害事象を最小限に抑えながらタイトな疾患活動性制御を達成する治療の最適化が進められている[3,4]。本節では、AAVの病態解析に用いられる動物モデル、疾患活動性マーカー研究を中心に述べる。

ANCAの病原性（臨床的根拠）とエピトープ解析

はじめに、ANCAの疾患活動性との関連については議論の余地がある。ANCA値と活動性や再燃は関連し[5]、B細胞を標的とするRTXが主要な治療薬である点は、ANCAの病原性を示唆する臨床的根拠である。また、妊娠中に再燃したMPO-ANCA陽性MPAの母親から経胎盤移行したMPO-ANCAが、新生児に腎炎と肺出血が発症したという報告もある[6]。

しかし、疾患活動性とANCA値の乖離やANCA陰性例も認め、さらに薬剤や感染症によるANCA陽性患者の大部分はAAVを発症しておらず[7]、ANCAとAAV発症の因果関係に一貫性はない。ANCA陽性にも関わらずにAAVが発症しない事や、疾患活動性が異なる事の理由の一つに、疾患毎に陽性となるANCAが反応するエピトープの違いや抗原親和性の違いがあると言われている。MPOの線状ペプチドを用いた解析では、ANCAは重鎖のN末端部を多く認識するが、寛解期に認識するエピトープ数が減少することや、疾患活動性、腎病変、寛解患者、健常者それぞれに関連して認識される特定のエピトープがある事が報告された[8-10]。また、ANCA陰性AAV患者の血清において、血清中セルロプラスミンの分解産物が線状エピトープの一部をマスキングすることで、MPOとMPO-ANCAとの反応を阻害するために、MPO-ANCAがELISAで検出されないことが言われている[10]。さらに、MPO-ANCAは競合的 ELISA を用いて高親和性抗体と低親和性抗体に区別されることが分かっており、高親和性抗体を持つ患者はバーミンガム血管炎活動性スコア（BVAS）が有意に高く[11,12]、糸球体内での好中球細胞外トラップ（NETs）産生量が多いことも示されている[12]。

このように、ANCA単独モニタリングにおけるAAVの鑑別や疾患活動性の正確な評価には、MPOのエピトープとしての立体構造やMPO/HLA-DR複合体[13] を認識するエピトープ解析などによる病原性の高いANCAの特定とその測定系の開発が必要である。

ANCAの病原性に関する動物モデル

次に、MPO-ANCA の病原性およびAAVの病態の解析に使用される代表的なMPO-AAV動物モデルの特徴を **表8-1** にまとめる。

| 表8-1 | MPO-AAV 動物モデルの特徴 |

MPO-AAV モデル	動物	腎炎の重症度	期間	利点	問題点	文献
受動免疫モデル						
モデル1. 抗MPO抗体移入	C57BL/6 マウス or Rag2欠損マウス	+ CrGN 5-10%	6日	ANCAの直接的な病原性の解析 pauci-immune型の腎炎	自己免疫反応ではない 腎炎が軽症	14
モデル2. 抗MPO脾細胞移入	Rag2欠損マウス	+++ CrGN 80%	13日	病態が長期持続 半月体形成率が高い	自己免疫反応ではない 移入脾細胞の増殖は非生理的 腎に免疫複合体が沈着	14
モデル3. MPO免疫 MPO欠損マウスへ骨髄移植	MPO欠損マウス	++ CrGN 30%	8週間	ANCAとMPO陽性好中球の関連解析 ANCA産生が長期間持続 IgG精製が不要	自己免疫反応ではない 骨髄移植が必要 放射線照射の影響	15
能動免疫モデル						
モデル4. ヒトMPO免疫後に抗GBM抗体による腎炎惹起	C57BL/6 マウス	+ CrGN 15%	4-5日	自己免疫反応である CD4⁺エフェクターT細胞の役割を解析	腎炎が軽症 腎に免疫複合体が沈着 エフェクターフェーズが短い	16
モデル5. ヒトMPO免疫腎炎感受性ラット	WKYラット	+ ~ ++ CrGN 5-30%	4-6週間	自己免疫反応である 低用量抗GBM抗体によりAAVを正確に再現	ヒトMPO免疫のみでは腎炎が軽症で6週間で自然回復	17

① 受動免疫によるMPO-AAVモデル

抗MPO抗体・抗MPO脾細胞移入モデル

　Xiaoらは、マウスMPOを免疫したMPO欠損マウスから得た抗MPO抗体を野生型C57BL/6マウスに移入し、6日後にCrGN、全身性壊死性血管炎や肺出血が発症するモデルを報告した（モデル1）[14]。抗MPO抗体が直接的にpauci-immune型のCrGNを発症させるため、ANCAの病原性を証明した画期的なモデルである。また、MPO免疫MPO欠損マウス由来の抗MPO脾細胞をB細胞・T細胞が発生しないRag2欠損マウスに移入すると、80％と高率に半月体形成や壊死病変を発症する（モデル2）[14]。

MPOを免疫したMPO欠損マウスへの正常骨髄移植モデル

　MPO免疫MPO欠損マウスに対し放射線照射により骨髄を抑制した上で野生型マウスの正常骨髄を移入し、CrGNを発症するモデルである（モデル3）[15]。放射線に対する形質細胞の相対的な耐性により、MPO欠損マウスは野生型マウス骨髄由来のMPO陽性好中球に対する十分な液性免疫を保持し、疾患中〜後期の解析に使用できる。

② 能動免疫によるMPO-AAVモデル

マウスにヒトMPOを免疫するモデル

　ヒトMPOとヒツジ抗マウス基底膜抗体（GBM）で免疫したC57BL/6マウスにてCrGNを発症するモデルである（モデル4）[16]。産生される抗ヒトMPO抗体は、マウスMPOと交差反応するが単独では腎炎を誘発できない。抗GBM抗体を用いて好中球を糸球体に誘導し内因性MPOを放出・糸球体へ沈着させ、MPOを認識する抗原特異的CD4$^+$細胞と遅延型過敏反応エフェクター細胞を動員しCrGNを発症させる。MPOに対する自己免疫寛容の破綻と解釈されるが、抗GBM抗体により腎に免疫複合体が形成される。

ラットにヒトMPOを免疫するモデル

　腎炎感受性ラット〔Wistar-Kyoto（WKY）rat〕にヒトMPOを免疫し、ラットMPOと交差反応する抗ヒトMPO抗体が産生され、6～8週後に軽度のCrGNや肺出血を引き起こすモデル（Experimental autoimmune vasculitis: EAV）である（モデル5）[17]。61％のラットで全糸球体の約5％にCrGNが発症する。MPOの免疫以外の追加介入なしにCrGNを発症できる唯一のモデルであり、WKYラット以外のラット系統では血管炎を発症しない[18]。近年、低用量の異種抗ラットGBM抗体を含む腎毒性血清を投与し、全個体に免疫複合体の沈着がない腎炎を全糸球体の60％、半月体形成を30％に生じるEAVモデルが報告された[19]。発症期間を4週間に短縮でき、4週以降は自然回復せず腎病変は瘢痕化や線維化をきたしAAVを正確に再現できる。前臨床における新規治療薬の評価には、従来のEAVのほか[20]、低用量抗GBM抗体を用いたEAVが使用される[19]。

■ ③PR3に対する免疫反応による血管炎モデル

　MPO-AAVモデルとは異なり、説得力のあるPR3-AAVモデルは未だない。ヒトとマウスのPR3の相同性は68％と限定的であり、マウス好中球表面にはPR3が強く表出されない等のヒトとマウス間でのPR3の生物学的差異が原因とされる[21]。それゆえ、PR3ではモデル1・5のような血管炎は発症しない。

　PR3-AAVモデルとして、1型糖尿病を自然発症するNon-obese diabetic（NOD）マウスにマウスPR3を免疫し、その抗PR3脾細胞をNOD-severe combined immunodeficiency（SCID）マウスに移入することで、全糸球体の56％に分節性壊死、19％に半月体形成を伴うCrGNを発症するモデルがある[22]。これは移植20～40日後に急性腎不全などで全例死亡する。

　また、放射線照射したNOD-SCID-IL-2受容体γ欠損マウスにヒト造血幹細胞を移入してヒト免疫系を再構成し、患者由来PR3-ANCA投与によりpauci-immune型腎炎や肺出血をきたすモデルがある[23]。全マウスの83％に軽度増殖性腎炎、17％に半月体形成を認め、生体内でヒトPR3-ANCAの病原性を証明した重要なモデルである。

④その他のAAVモデル

LAMP-2 に対する免疫反応による血管炎モデル

MPOやPR3以外のANCAとして抗Lysosome-associated membrane protein 2（LAMP-2）抗体がある[24]。ラットLAMP-2に交差反応するウサギ抗ヒトLAPM-2抗体をWKYラットに移入すると、24時間後には巣状壊死性腎炎を全糸球体の22％、48時間後には21％に半月体形成を認める[25]。ヒト抗LAMP-2抗体は好中球を活性化し、微小血管内皮細胞を直接障害する。抗LAMP-2抗体のエピトープの1つはグラム陰性菌の接着因子FimHの9個のアミノ酸と100％の相同性を持ち、FimHで免疫したラットでは抗LAMP-2抗体産生とpauci-immune型のCrGNをきたすため、細菌感染がANCA産生のトリガーになることが示唆される。

MP0-ANCA産生を伴う自然発症血管炎モデル

Spontaneous crescentic glomerulonephritis（SCG）/Kjマウスは、（BXSB×MRL/lpr）F1マウスを交配し、CrGN発症個体を兄妹交配したリコンビナント近交系マウスで、全個体にpauci-immune型ではないCrGNを伴うほか、脾・卵巣・子宮・消化管・心臓に壊死性血管炎をきたす[26]。MPO-ANCA産生、腎炎や血管炎に関連する遺伝子座以外をB6/lprに置き換えた区間コンジェニックマウスが報告され、AAVの遺伝的要因や発症機序の解明に有用である[27]。

NETs受動免疫伝達モデル

NETs構成成分を抗原認識させた骨髄系樹状細胞を野生型マウスに移入し、MPOやPR3への免疫寛容破綻から各ANCAが産生され、肺や腎に血管炎を発症するモデルである[28]。二重鎖DNA抗体など他の自己抗体も産生し、腎に補体やIgGが沈着するため、MPO-ANCAや血管炎を伴う全身性エリテマトーデスの解析に有用とされる。

薬剤誘発性AAVモデル

PTUを添加してphorbol myristate acetate（PMA）で白血球を刺激して誘導したNETsはDNaseIで分解されない異常形態を示す[29]。PTUとPMAでラット好中球から誘導したNETsを免疫されたWKYラットではMPO-ANCA産生と肺毛細血管

炎をきたす。PTUを経口投与しPMAを腹腔内投与されたWKYラットでは、MPO-ANCAが産生され、pauci-immune型の糸球体腎炎や肺毛細血管炎を発症する。

動物モデルから新規治療薬の開発

　動物モデル実験とヒト対象の臨床研究やin vitro研究によりAAVの病態解析は目覚しい進歩を遂げた。①好中球のプライミング、②好中球表面のMPO/PR3およびFcγ受容体とANCAが結合、③好中球の過剰活性化によるMPO/PR3放出とNETs形成、④NETsやMPO/PR3による血管内皮障害と自己抗原の提示、⑤ANCAの産生、がAAVの主病態である[1]。さらに活性化した好中球からは、補体代替経路のC3変換酵素を安定化させるProperdinが産生され、代替経路活性化によるC5a生成を介した好中球プライミングがAAVの炎症を増幅する[30]。Xiaoらは、MPO-AAVモデル（モデル1、2）を用いて、C4・C6欠損マウスでは腎炎が抑制されず、C3枯渇およびB因子・C5欠損マウスでは腎炎が完全に抑制されたことから、MACを介さない補体代替経路によるAAV発症への関与を証明した（**図8-1**）[31,32]。そして、C5a受容体欠損マウスおよびC5a受容体阻害薬（CCX168）により腎炎発症が抑制された[32]。こうして、動物モデル実験からトランスレーショナルリサーチにつながり、臨床応用まで辿りついた新規治療薬がC5a受容体阻害薬アバコパンである。

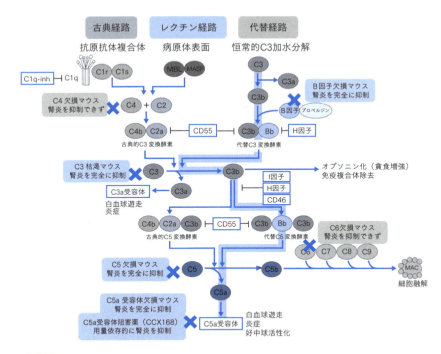

図8-1 AAVの病態における補体系の関与

AAVにおける疾患活動性・再燃予測マーカー

①活動性・再燃予測マーカーとしてのANCAの有用性

　ANCA値の再燃予測に関する15の既報のメタ解析で、寛解中のANCA上昇による再燃予測の陽性尤度比、陰性尤度比はそれぞれ2.84、0.49であり、ANCA持続陽性では1.97、0.73であった[5]。治療変更などの意思決定に有用なバイオマーカーの条件は陽性尤度比8以上、陰性尤度比0.125以下が目安とされ[33]、再燃予測マーカーとして有用性は低いと判断される。その後の後ろ向き研究では、ANCA持続陽性よりANCA陰性化後に再陽転化した患者で再燃率が高く、ANCA持続陰性は再燃リスクが低い結果で一致した[34-38]。しかし前向き研究であるMAINRITSAN2試験では、ANCAの5パターン（登録時陰性→陰性持続/陽転化、登録時陽性→陰転化/上昇/横ばいで陽性持続）と再燃に関連はなかった[39]。ANCA単独モニタリン

グに基づく診療には限界があり、2022年のAAV診療のEULAR推奨で、治療変更の決定はANCA測定ではなくBVAS等の構造化された臨床評価で行うことが推奨された[3]。

しかし、本邦で陽性率の高いMPO-ANCAは、PR3-ANCAよりも再燃予測マーカーとして有用性が高い可能性がある。MPO-ANCA陰性化した寛解患者の再陽転化が再燃予測因子であり、特に腎病変を伴うAAVで有用性が高いとする複数の報告がある[35, 37, 40]。本邦ではMPO-ANCAモニタリングで再燃予測できる症例も多く存在しうるが、ANCA単独での活動性評価には限界があり、個々の症例で有用性を判断する必要がある。

②AAVの新規バイオマーカー研究

疾患活動性指標であるBVASに炎症所見やANCA値は含まれない[41]。EULAR推奨では10年以上前から新規活動性マーカーの同定がresearch agendaに挙げられているが[3]、現在までに実用化に至った新規マーカーは1つもない。

高活動性期（治療前、再燃時）と寛解期の比較で有意差を示すことは活動性マーカーの最低条件に過ぎない。AAV診療のアンメットニーズを満たすため、活動性マーカーに求める特性は、①治療中における低疾患活動性と寛解の判別、②重症度判定、③再燃・寛解維持予測、④生命・臓器予後予測、および⑤感染症との鑑別が可能、等である。50以上の検体数で解析された血清バイオマーカー研究で上記条件を1つ以上満たす既報を表8-2に示す。

RTX投与下での末梢血CD19/CD20陽性B細胞数の有用性が複数の研究で検証され、不完全なB細胞除去やB細胞除去後の再増殖が再燃と有意に関連したが[36, 38]、前述の前向き研究では再燃例の45％でB細胞が未検出のままであった[39]。2022年のEULAR推奨ではANCAと同様にB細胞数単独モニタリングによる治療変更の決定は推奨されていない[3]。

表8-2 ANCA 関連血管炎の血中バイオマーカー

バイオマーカー	コメント	文献、検体数
ANCA	寛解期の ANCA 値上昇・持続陽性は再燃と関連するが有用性は低く、ANCA 単一モニタリングでの治療の意思決定には限界がある 前向き研究において RTX 投与下の ANCA と再燃に関連なし	5) メタ解析 39) n=162
PR3-ANCA	27.7% は ANCA 値と臨床転帰が不一致、単一モニタリングでの GPA 診断は困難 RTX 投与下の PR3-AAV において PR3-ANCA 持続陰性が寛解維持と強く関連	34) n=126 38) n=110
MPO-ANCA	MPO-AAV 寛解例において ANCA 再陽転化が再燃予測因子 寛解例の 28% は 6 ヶ月時点で MPO-ANCA 陰転化せず	37) n=271
CD19/CD20+ B細胞	RTX 投与下で末梢血 B 細胞の再出現は再燃と関連 前向き研究において RTX 投与下の再燃例の 45% で B 細胞は検出されず	38) n=110 39) n=162
TIMP-1	CRP や ANCA より優れた活動性マーカー、治療 6 ヶ月時の寛解と非寛解を判別可能 寛解維持期の TIMP-1 低値は 12 ヶ月間の寛解維持と関連	42) n=186 53) n=169 54) n=69
MMP3 CXCL13	活動性マーカーであるが、GC 投与量に影響して上昇することが問題	42) n=186 54) n=69
S100A8/A9 (calprotectin)	治療開始 2 および 6 ヶ月後の上昇は RTX 投与下の PR3-AAV の再燃を予測 寛解維持期の上昇は 12 ヶ月後までの腎機能低下を予測	43) n=144 44) n=76
CD93 Transketolase	活動性および腎病変を反映するマーカー 治療前の高値群は治療 6 か月以内の腎死と関連する腎予後予測マーカー	53) n=169
C3a, C5a, C5b-9 fragment Bb	活動期で有意に高値となる活動性マーカー、Bb は腎病変の重症度と相関する	49) n=66
C3	発症時の C3 低値は腎病変の重症度と関連し、1 年および 5 年腎生存・全生存率を反映する予後予測マーカー	50) n=111
IL-6	MPO-AAV より PR3-AAV 患者で有意に高値で、RTX 投与下でのみ寛解期の上昇は重症再燃を予測。寛解導入療法により寛解達成・未達成に関係なく低下する	45) n=78
CCL18	CrGN を伴う AAV の疾患活動性マーカー、治療前の高値群はその後の再燃と関連	46) n=63
HMGB-1	活動期で有意に高値となる活動性マーカー、活動性の腎病変と関連	47) n=74
可溶性 PD-1	BVAS と相関し、活動性および重症 AAV（BVAS ≥12）を反映する	48) n=59

Monachらは、RAVE試験登録AAV186名の治療前/6か月後の血清を用いた解析で、108種のAAVに関連しうる炎症マーカーと28種の組織障害・修復マーカーを任意に選出し、CRPやESRよりも優れた活動性マーカーとしてtissue inhibitor of metalloproteinases-1（TIMP-1）、C-X-C motif chemokine ligand 13（CXCL13）、MMP-3の3種を同定した[42]。治療開始2および6か月後の血清S100A8/A9上昇はRTX投与下のPR3-AAV患者における再燃を予測し[43]、寛解維持期のS100A8/A9上昇は12か月後までの腎機能低下を予測した[44]。

　血清IL-6値は活動期のMPO-AAVよりPR3-AAVで有意に高値となり、PR3-ANCA値と相関し、RTX投与下の寛解期での上昇は重症再燃を予測したが、治療により寛解達成・未達成に関係なく低下した[45]。CC chemokine ligand 18（CCL18）はCrGNを伴うAAVにおいて活動期に有意に上昇し、治療前の高値群は再燃と関連した[46]。High mobility group box 1（HMGB-1）は活動期に有意に上昇し、活動性腎炎に関連する[47]。可溶性Programmed cell death 1（PD-1）はBVASと相関し、重症例で有意に上昇するが、経時的な解析は未実施である[48]。

　Gouらは、C3a、C5a、C5b-9およびBbが活動期のAAVで有意に上昇し、補体代替経路の活性を示すBbはESR、BVASや細胞性半月体数と正の相関を認め、全身・腎病変の活動性マーカーとなると報告した[49]。また、腎病変を伴うAAV患者で発症時のC3低値群は透析使用率が高く、硬化糸球体と尿細管間質線維化が高率で、1年および5年腎生存・全生存率が低いという報告があるが[50]、上記2報でC4値は、疾患活動性や腎・生命予後と関連はなかった。

　マーカー候補を任意に選出した研究は多いが、未知のマーカー候補を含む網羅的なバイオマーカー探索の既報はなく、筆者らは世界に先駆けてターゲットプロテオミクスをAAVのバイオマーカー解析に導入した。

■ ③ターゲットプロテオミクスによるバイオマーカー探索

　生体サンプルでのタンパク質の発現変動を網羅的に多重反応モニタリング（multiple reaction monitoring: MRM）で解析するアプローチは「ターゲットプロテオミクス」と呼ばれ、バイオマーカー探索で導入されている[51]。3連四重極型質量分析を用いるMRMは標的タンパク質のトリプシン消化ペプチドと同じアミノ酸配列を有する安定同位体標識合成ペプチドを内部標準に用いて、イムノアッセイでは困難な50〜100種のタンパク質を高精度に同時定量できる。筆者らは血中

微量タンパク質（ng/mLレベル）を標的としたMRMによる定量解析システムを確立し[52]、AAVの血清プロテオーム解析によりバイオマーカー探索を行った。

④大規模プロテオーム解析による新規活動性マーカー探索

RemIT-JAV-RPGN登録患者[4]および当院患者の計169名の治療前/6か月後の血清を用いて大規模プロテオーム解析を実施し、267種の血清タンパク質の中から、高疾患活動期と寛解期/健常人を判別できる有用なマーカー8種（Tenascin C、CRP、TIMP-1、Leucine-rich alpha-2-glycoprotein 1、S100A8/A9、CD93、Transketolase、MMP-9）を同定した。その中で、CRPやMPO-ANCAを含む他のマーカーでは有意差はなかったものの、TIMP-1が治療6か月後の寛解群より非寛解群で有意に高値である事が判明した[53,54]（図8-2）。

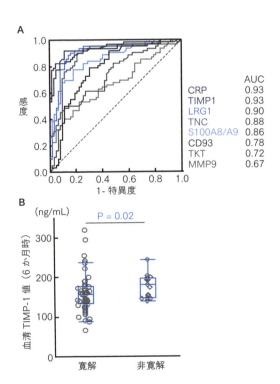

図8-2 疾患活動性および寛解維持予測マーカー TIMP-1 の有用性（次ページに続く）

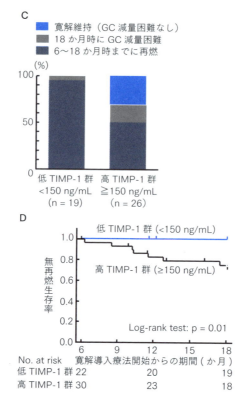

図8-2 疾患活動性および寛解維持予測マーカー TIMP-1 の有用性（続き）
A 各活動性マーカーによる高疾患活動性 / 寛解の判別
B 寛解 / 非寛解例 (6 か月時) の TIMP-1 値の比較
C 6 か月時 TIMP-1 値 (寛解例) と 18 か月後までの臨床転帰の関連
D 低・高 TIMP-1 群 (寛解例) における無再燃期間の解析
Ishizaki J, et al. Targeted proteomics reveals promising biomarkers of disease activity and organ involvement in antineutrophil cytoplasmic antibody-associated vasculitis. Arthritis Res Ther. 2017; 19: 218.
Ishizaki J, et al. Usefulness of tissue inhibitor of metalloproteinase 1 as a predictor of sustained remission in patients with antineutrophil cytoplasmic antibody-associated vasculitis. Arthritis Res Ther. 2021; 23: 91. より作成

　TIMP-1はMMPs活性の制御により細胞外マトリックスの維持・再構築・代謝回転の調整を担うほか、CD63およびβ1-インテグリンと結合し炎症細胞や腫瘍細胞の分化・増殖・生存・細胞行動などを調整する[55]。AAVの病態におけるTIMP-1の役割は解明されていないが、腫瘍分野の研究でTIMP-1が好中球上のCD63と結合し、ERKシグナル活性化によりNETs形成に関与すると近年報告され[56]、AAV

の病態にもNETs形成を介して直接関与する可能性がある。

　TIMP-1値は、患者背景や治療内容が異なる2つの大規模研究に共通して寛解導入期の優れた活動性マーカーと報告されてきた[42, 53)]。筆者らはそれに加えて寛解維持期の解析で、以下の2点が示された。①寛解患者のTIMP-1値上昇は再燃やGC減量困難と関連し、再燃の6か月前からCRPより早期に上昇する。②TIMP-1値150 ng/mL以上であれば約30%の患者で6 ～ 12か月後に再燃し、150 ng/mL未満であればほぼ全例で少なくとも12か月間の寛解を維持する[54)]（**図8-2**）。すなわち、TIMP-1は寛解導入・維持期の寛解判定、再燃と寛解維持予測のいずれにおいても有用な活動性マーカーであると言える。

　BVAS 0でも潜在下に血管炎症状が持続するケースは多く存在し、問題となっているが、TIMP-1はAAVの潜在的な活動性を反映するマーカーとなり得ることが期待される。すなわち寛解期に健常人レベル（中央値133 ng/mL）に近似するTIMP-1低値であれば長期寛解が維持されるため、完全な寛解状態が示唆される。GCを含む薬剤関連有害事象の最小限化を目指すAAV診療において、TIMP-1のような寛解維持予測マーカーが望まれるが、今後、前向き研究による血清TIMP-1値の有用性の更なる検証が必要である。

📍おわりに

　AAVを再現する動物モデルを用いたトランスレーショナルリサーチによる病態解明や新規治療薬の開発が進んでいる。AAV診療の更なる発展のためには優れた新規活動性マーカーの登場が望まれる。

参考文献

1) Jennette JC, et al. Clin J Am Soc Nephrol. 2017; 12: 1680-1691. PMID: 28842398
2) Sada KE, et al. Mod Rheumatol. 2016; 26: 730-737. PMID: 26873424
3) Watanabe R, et al. Mod Rheumatol. 2023; 33: 982-989. PMID: 36112482
4) Hellmich B, et al. Ann Rheum Dis. 2024; 83: 30-47. PMID: 36927642
5) Tomasson G, et al. Rheumatology (Oxford). 2012; 51: 100-109. PMID: 22039267
6) Schlieben DJ, et al. Am J Kidney Dis. 2005; 45: 758-761. PMID: 15806479
7) Balavoine AS, et al. Thyroid. 2015; 25: 1273-1281. PMID: 26414658
8) Suzuki K, et al. Microbiol Immunol. 2007; 51: 1215-1220. PMID: 18094540
9) Gou SJ, et al. PLoS One. 2013; 8: e60530. PMID: 23577119
10) Roth AJ, et al. J Clin Invest. 2013; 123: 1773-1783. PMID: 23549081
11) Yoshida M, et al. Clin Exp Rheumatol. 2009; 27(1 Suppl 52): S28-32. PMID: 19646343

12）Yoshida M, et al. Nephrology (Carlton). 2016; 21: 624-629. PMID: 26833773

13）Hiwa R, et al. Arthritis Rheumatol. 2017; 69: 2069-2080. PMID: 28575531

14）Xiao H, et al. J Clin Invest. 2002; 110: 955-963. PMID: 12370273

15）Schreiber A, et al. J Am Soc Nephrol. 2006; 17: 3355-3364. PMID: 17108314

16）Ruth AJ, et al. J Am Soc Nephrol. 2006; 17: 1940-1949. PMID: 16769746

17）Little MA, et al. Blood. 2005; 106: 2050-2058. PMID: 15933057

18）Little MA, et al. Am J Pathol. 2009; 174: 1212-1220. PMID: 19264905

19）Prendecki M, et al. J Pathol. 2021; 255: 107-119. PMID: 34124781

20）Nakade I, et al. Arthritis Res Ther. 2023; 25: 215. PMID: 37932784

21）Shochet L, et al. Front Immunol. 2020; 11: 525. PMID: 32373109

22）Primo VC, et al. Clin Exp Immunol. 2010; 159: 327-337. PMID: 20015271

23）Little MA, et al. PLoS One. 2012; 7: e28626. PMID: 22247758

24）Peschel A, et al. J Am Soc Nephrol. 2014; 25: 455-463. PMID: 24203998

25）Kain R, et al. Nat Med. 2008; 14: 1088-1096. PMID: 18836458

26）Kinjoh K, et al. Proc Natl Acad Sci U S A. 1993; 90: 3413-3417. PMID: 8475090

27）Hamano Y, et al. Autoimmunity. 2019; 52: 208-219. PMID: 31476889

28）Sangaletti S, et al. Blood. 2012; 120: 3007-3018. PMID: 22932797

29）Nakazawa D, et al. Arthritis Rheum. 2012; 64: 3779-3787. PMID: 22777766

30）Brilland B, et al. Autoimmun Rev. 2020; 19: 102424. PMID: 31734405

31）Xiao H, et al. Am J Pathol. 2007; 170: 52-64. PMID: 17200182

32）Xiao H, et al. J Am Soc Nephrol. 2014; 25: 225-231. PMID: 24179165

33）Monach PA. Curr Opin Rheumatol. 2014; 26: 24-30. PMID: 24257367

34）Thai LH, et al. Autoimmun Rev. 2014; 13: 313-318. PMID: 24225075

35）Kemna MJ, et al. J Am Soc Nephrol. 2015; 26: 537-542. PMID: 25324502

36）Alberici F, et al. Rheumatology (Oxford). 2015; 54: 1153-1160. PMID: 25477054

37）Watanabe H, et al. Arthritis Rheumatol. 2018; 70: 1626-1633. PMID: 29790303

38）van Dam LS, et al. Nephrol Dial Transplant. 2021; 36: 1408-1417. PMID: 32601673

39）Charles P, et al. Ann Rheum Dis. 2018; 77: 1143-1149. PMID: 29695500

40）Terrier B, et al. Ann Rheum Dis. 2009; 68: 1564-1571. PMID: 18957481

41）Mukhtyar C, et al. Ann Rheum Dis. 2009; 68: 1827-1832. PMID: 19054820

42）Monach PA, et al. Ann Rheum Dis. 2013; 72: 1342-1350. PMID: 22975753

43）Pepper RJ, et al. Arthritis Rheumatol. 2017; 69: 185-193. PMID: 27428710

44）Romand X, et al. RMD Open. 2023; 9: e003477. PMID: 37903568

45）Berti A, et al. J Autoimmun. 2019; 105: 102302. PMID: 31320177

46）Brix SR, et al. J Am Soc Nephrol. 2015; 26: 2105-2117. PMID: 25762060

47）Page TH, et al. Rheumatology (Oxford). 2022; 61: 834-845. PMID: 33974049

48）Yoon T, et al. Clin Exp Rheumatol. 2019; 37 Suppl 117: 116-121. PMID: 30873951

49）Gou SJ, et al. Kidney Int. 2013; 83: 129-137. PMID: 22913983

50）Villacorta J, et al. Clin Rheumatol. 2016; 35: 2733-2740. PMID: 27562032

51）Gillette MA, et al. Nat Methods. 2013; 10: 28-34. PMID: 23269374

52）Takemori N, et al. Mol Biosyst. 2016; 12: 2389-2393. PMID: 27203355

53）Ishizaki J, et al. Arthritis Res Ther. 2017; 19: 218. PMID: 28962592

54）Ishizaki J, et al. Arthritis Res Ther. 2021; 23: 91. PMID: 33743769

55）Justo BL, et al. Int J Mol Sci. 2021; 22: 9319. PMID: 34502227

56）Schoeps B, et al. Cancer Res. 2021; 81: 3568-3579. PMID: 33941611

（石﨑　淳）

02 AAVの病態：細胞性免疫を中心に

point

▶ AAV は自己抗体産生、細胞傷害、好中球異常を特徴とし、治療予後は未だ不良である。

▶ NETs 形成抑制、自己反応性 T/B 細胞応答の抑制を指向する治療戦略が可能となりつつある。

▶ 免疫細胞動態異常による感染症や合併症を考慮したマネージメントをすることが求められる。

はじめに

ANCA関連血管炎（ANCA-associated vasculitis: AAV）は細動脈、毛細血管・細静脈レベルの血管炎症に伴う急速進行性の多臓器障害をきたす自己免疫疾患である。80歳以上の高齢者であっても、Glucocorticoid（GC）単独では予後不良であり[1]、Rituximab、Avacopanの使用によって予後の改善が期待されているが、特に国内では間質性肺炎の頻度が高く、これによる生命予後、臓器ダメージを改善するマネージメントが求められる重要な疾患である。合併症のマネージメントも課題であり、虚血性心疾患、DVT/PEのリスクが上昇するほか[2]、現行の免疫抑制治療による有害事象の頻発が大きな問題である。治療開始1年間の主な死亡原因は血管炎ではなく感染症死である[3]。本節ではAAVの臨床的特徴と関連した免疫細胞動態異常について主に解説する。

免疫細胞動態異常の概要

他の自己免疫疾患と比較してAAVに特筆すべき点としては、有核細胞にユビキタスに発現する蛋白核酸ではなく、好中球に含まれる細胞質顆粒内蛋白に対する自己抗体の産生と、好中球の異常な活性化である。好中球細胞質抗体（ANCA）の一部は免疫複合体を形成してFc受容体に結合するが、主には免疫複合体を形成することなく、好中球表面に表出された抗原を標的とすることで好中球細胞外ト

ラップ（Neutrophil Extracellular Traps: NETs）を誘導し、糸球体腎炎、間質性肺炎などの多臓器障害に直接的に関与するとされる。自己抗体の産生にはリンパ球異常も関与する。

　免疫細胞フェノタイピングによって細かく分類した末梢血の細胞分画でクラスタリングした研究では、AAV患者は抗体産生を特徴とする群、細胞傷害を特徴とする群、好中球増多/リンパ球減少を特徴とする群に分類された[4]。特筆すべき点としては、AAVの中にリンパ球減少を特徴とする群が存在し、この群では有意に重篤感染症が多かった点である。重篤感染症は特にCD4陽性T細胞の減少と関連し、AAV患者の一部は治療前のベースラインから細胞性免疫不全状態である点に留意する必要がある。AAVは高齢者に好発することを差し引いても感染症の頻度が多く、5年のフォローアップで30%が入院を要する感染症に罹患する[5]。ニューモシスチス肺炎を含めた日和見感染症の予防としてST合剤の使用を積極的に行うことに加えて、LoVAS試験、PEXIVAS試験、ADVOCATE試験などのGC減量レジメンを参考にステロイドの使用を再考することが重要である。

病態形成仮説

　AAVの病態が形成されるに至る全貌は明らかにされていないが、組織でのNETs過剰形成が病態の中心と考えられている[6]。NETsは脱凝縮したクロマチンで構成され、顆粒内蛋白および核内蛋白で装飾されており、細菌の物理的封じ込めを保護するなどの生物学的意義を有するが[7]、DAMPSの過剰産生は組織傷害を誘導する。SLEではミトコンドリアDNAによるIFN応答が中心であるのに対して、AAVではヒストンやHMGB-1などによる急性期炎症、血管障害、血栓の誘導が中心である[8]。NETsによるMPO/PR3の放出はリンパ組織での抗原提示にも関与することが想定されるが、どのような機序で免疫寛容が破綻するのかは十分に明らかにされていない。

　感染症を契機とする病態形成仮説は以前から言われており、特に、黄色ブドウ球菌の菌体成分である6PGD 391-410（YFKNIVTDYQEALRDVVATG）が抗原提示されることで、これと相同配列を有するMPO 435-454（PRWDGERLYQEAR-KIVGAMV）に交差反応する自己反応性T細胞が産生され、これがさらにB細胞の成熟を誘導しMPOに対する自己抗体を産生するモデルである[9]。理にかなった仮説ではあるが、臨床研究においてもマイクロバイオームを評価した基礎研究にお

いても黄色ブドウ球菌感染症と疾患との関連はPR3-ANCA陽性例で多く報告されており[10]、MPO-ANCA陽性例では一般的に明らかな感染症の先行は乏しいとされる。

さらに別の仮説としては、好中球のHLA-DRを介して抗原提示が行われるとするものがある[11]。定常時の好中球はMHC classⅡ分子であるHLA-DRを発現しないが、IFN-γなどのサイトカイン刺激によってHLA-DR発現を誘導し、特にこれがMPAの感受性アレルである場合に高い効率で好中球表面にMPOを提示する。提示される過程でMPOの構造がミスフォールドするため、本来自己であるMPOに対する自己免疫応答が誘導される。この仮説はMPOが細胞表面へ表出する過程についても説明し得る。一方でPR3が細胞表面へ表出する過程には、好中球に特徴的に発現する受容体であるCD177の関与が報告されており[12]、HLA-DRの関与は明らかでない。PR3蛋白をコードする*PRTN3*遺伝子、PR3の酵素活性を阻害する*α-1*アンチトリプシンをコードする*SERPINA1*遺伝子の多型はAAVの発症と関連する報告があり、抗原蛋白の変性や活性が抗原提示に関与する可能性が考えられる[13]。

治療標的となる免疫応答

①NETs

NETsはDAMPSの産生を通じて自然免疫応答を誘導するほか、補体活性化を誘導する。SLEでは免疫複合体からの活性化による古典的経路の誘導が中心であるのに対して、AAVではC3の自発的反応からの活性化による副経路の誘導が中心である[8]。補体活性化については、近年、C5a受容体を阻害する低分子化合物であるAvacopan、抗C5a受容体抗体であるVilobelimabの登場によって一層注目されている。Avacopanは好中球など白血球の遊走や活性化を阻害することでAAVのモデル動物および患者に対する有効性が証明され、国内でも保険収載された[14, 15]。原著ではNETsに対する抑制効果は証明されておらず、効能は好中球プライミングの抑制効果として捉えられていたが、近年、Avacopanの作用機序がCOVID-19感染症のモデルで詳細に検討された[16]。C5a受容体1は好中球、単球、古典的樹上細胞の順番に特徴的に発現することが明らかとされた上、AvacopanはNETsを抑制することが示された。NETsを誘発しやすい好中球としてLow-density granulo-

cyte（LDG）が知られているが、特にCD10陽性の幼弱なLDGにおいてC5a受容体
1が上昇しており、NETsの主要な産生源であると考えられている[17]。

　C5a受容体阻害以外のNETsの過剰形成を抑制する機構として、PAD4阻害、
MPO阻害、チロシンキナーゼ阻害、血小板第4因子阻害、好中球-血管内皮細胞相
互作用の修飾、NETsの分解促進などがAAVの新規治療薬剤の候補として報告さ
れており、開発が期待される。

■ ②自己反応性B細胞応答

　ANCAには病原性があることが報告されていることから、MPO/PR3に対する
自己反応性B細胞応答の獲得がAAVの発症に先行することが想定されている。実
際、ANCA陽性の無臓器病変あるいは単独臓器病変で分類不能の患者の中には、
その後に複数臓器病変を有するAAVの診断に至ることを経験する。PR3-ANCA
陽性患者ではPR3陽性B細胞が増多し、PR3-ANCAを産生する[18]。ANCAの治療
前後での抗体力価推移からも洞察を得ることができる。一部治療後もMPO/
PR3-ANCAが持続陽性となる症例を除き、多くの場合は治療に伴い低下し、再燃
とともに上昇する傾向が報告されている[19]。自己反応性B細胞応答の抑制はRit-
uximabの臨床経験から多くの知見が得られている。RituximabはCD20を発現する
前駆B細胞から活性化B細胞までを抑制するが、CD20を発現しない形質細胞は直
接的に抑制しない。末梢血B細胞のわずかな上昇であっても、抗体産生に関与す
る形質細胞増多を反映することがあり、抗体価の上昇より鋭敏である[20]。MAIN-
RITSAN試験ではB細胞カウントを指標としたIndividually-tailored治療が提唱さ
れたが、Fixed-schedule治療に比べて無再燃率が低かった[21]。この結果はIndivid-
ually-tailored治療の投与回数がFixed-schedule治療に比べて少ないことを反映し
ているが、末梢血のB細胞カウントを抑制できていても組織中のB細胞を十分に抑
制できていない可能性も示唆しており、より組織移行性の高い抗体医薬やCD19を
標的としたCAR-T治療の臨床応用も期待される。

■ ③自己反応性T細胞応答

　NETsおよび自己反応性B細胞応答はAAVの比較的新しい治療標的であるが、
T細胞は別の古典的な治療標的である。末梢血のT細胞全体および抑制性Tregは

低下傾向である一方、細胞障害性や増殖能を有するエフェクターメモリーT細胞が増多している。自己抗体の産生を補助するTphやTfhは末梢血中で極端には増えても減ってもいないが、末梢組織のリンパ濾胞で機能することが想定されている。

エフェクターメモリーT細胞の一部は自己反応性T細胞と考えられており、自己反応性T細胞はTh1/Th2/Th17/Th22に分化する傾向がある。最近の研究では、AAVの腎組織に浸潤するT細胞がG蛋白質共役受容体56（GPR56）を発現し、これは末梢血中で低下、GCおよびCyclophosphamideによる治療で上昇することを明らかとした。この細胞はPerforinやGranzyme Bの高発現を特徴とし、特に、GRP56陽性T細胞を単離してPR3で刺激した際にGRP56陰性T細胞と比較してIFN-γを多量に産生するため、GRP56は自己反応性T細胞の表面マーカーであると考えられた。GRP56陽性T細胞は、サイトメガロウイルスなどの慢性ウイルス感染においても確認されているが、PR3存在下で培養し、増殖マーカーであるCD137とKi67がいずれも陽性の細胞のTCRレパトアを評価した結果、HLA-DPB1*04:01アレルを持つ患者で共有されるTCRレパトアが同定され、これはサイトメガロウイルスに応答するTCRレパトアとは異なるものであるようであった[22]。GPR56は新規に同定された加齢関連ヘルパーT細胞（ThA）のマーカーでもあり、関連の解明が望まれる[23]。

■ ④その他の免疫応答

AAVの病態の中心は好中球であるとされることが多いが、単球も好中球と類似する性質を持つことが報告される。MPO/PR3は単球にも存在するため、MPO/PR3-ANCAは単球の活性酸素種産生、糖の取り込み、細胞代謝を亢進させ、IL-1βなどのサイトカイン産生に関与することが多くの実験によって明らかにされている。AAV患者ではCD14++ CD16+炎症性単球の増多が報告されており、さらに、S100Aファミリー遺伝子などの発現が亢進した活性化単球の増多は高炎症状態を反映し、再燃と関連することが報告された[24, 25]。

🔖 EGPAの特殊性

EGPAは著明な好酸球増多を伴う点、臓器障害のパターンも特殊である点から、

MPA/GPAとは一線を画して分類される。臨床的にはMPO-ANCA陰性で好酸球増多を主病態とする群と、MPO-ANCA陽性で血管炎を主病態とする群に分けて解釈されるが[26]、MPO-ANCA陰性例であってもMPO-ANCA陽性例と同程度に形質細胞増多を認める点から、MPO-ANCA以外の自己抗体の存在が疑われるが、未だ確固たるものは同定されておらず、さらなる病態解明が必要である。

おわりに

AAVの免疫細胞動態異常（**表8-3**）[27]、特に病態形成に深く関わるNETs、自己反応性T/B細胞応答について解説した（**図8-3**）[27]。AAVの病態を考慮した治療戦略が必要である。

表8-3 AAV のアウトカムと関連する免疫細胞動態異常

細胞種	免疫細胞動態異常	アウトカム
好中球	膜型 PR3 ↑	GPA　再燃
	接着分子↑	MPO-ANCA 陽性 AAV　非寛解
T リンパ球	CD4 陽性↓	重篤感染症
	自己反応性 T 細胞↑	GPA/MPA　再燃
B リンパ球	自己反応性 B 細胞↑ / 形質細胞↑	PR3-ANCA 陽性 AAV　再燃

Matsumoto K, et al. Longitudinal monitoring of circulating immune cell phenotypes in anti-neutrophil cytoplasmic antibody-associated vasculitis. Autoimmun Rev. 2023; 22: 103271. より引用改変

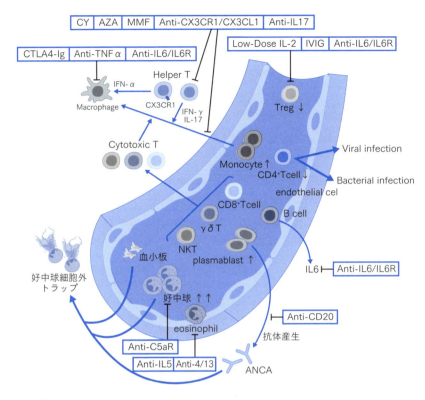

図8-3 AAVの病態形成仮説

Matsumoto K, et al. Longitudinal monitoring of circulating immune cell phenotypes in anti-neutrophil cytoplasmic antibody-associated vasculitis. Autoimmun Rev. 2023; 22: 103271. より引用改変

参考文献

1) Bomback AS, et al. Kidney Int. 2011; 79: 757-764. PMID: 21160463
2) Stassen PM, et al. Rheumatology (Oxford). 2008; 47: 530-534. PMID: 18356178
3) Little MA, et al. Ann Rheum Dis. 2010; 69: 1036-1043. PMID: 19574233
4) Matsumoto K, et al. Rheumatology (Oxford). 2020; 59: 545-553. PMID: 31377799
5) Goupil R, et al. Clin J Am Soc Nephrol. 2013; 8: 416-423. PMID: 23220426
6) Kessenbrock K, et al. Nat Med. 2009; 15: 623-625. PMID: 19448636
7) Brinkmann V, et al. Science. 2004; 303: 1532-1535. PMID: 15001782
8) van Dam LS, et al. Arthritis Rheumatol. 2019; 71: 2047-2058. PMID: 31313503
9) Ooi JD, et al. Nat Commun. 2019; 10: 3392. PMID: 31358739
10) Rhee RL, et al. Arthritis Rheumatol. 2021; 73: 1703-1712. PMID: 33682371
11) Hiwa R, et al. Arthritis Rheumatol. 2017; 69: 2069-2080. PMID: 28575531

12）Ebert M, et al. J Clin Invest. 2022; 132: e160089. PMID: 36125911

13）Lyons PA, et al. N Engl J Med. 2012; 367: 214-223. PMID: 22808956

14）Xiao H, et al. J Am Soc Nephrol. 2014; 25: 225-231. PMID: 24179165

15）Jayne DRW, et al. N Engl J Med. 2021; 384: 599-609. PMID: 33596356

16）Silva BM, et al. J Clin Invest. 2023; 133: e163105. PMID: 37104043

17）Ui Mhaonaigh A, et al. Front Immunol. 2019; 10: 2603. PMID: 31781107

18）Berti A, et al. JCI Insight. 2021; 6: e150999. PMID: 34618687

19）Cornec D, et al. Nat Rev Rheumatol. 2016; 12: 570-579. PMID: 27464484

20）Zonozi R, et al. Ann Rheum Dis. 2024; 83: 351-359. PMID: 38123922

21）Delestre F, et al. Ann Rheum Dis. 2024; 83: 233-241. . PMID: 37918894

22）Sharma RK, et al. Kidney Int. 2023; 103: 973-985. PMID: 36804380

23）Goto M, et al. Sci Immunol. 2024; 9: eadk1643. PMID: 38330141

24）Nishide M, et al. Nat Commun. 2023; 14: 5789. PMID: 37821442

25）Matsumoto K, et al. Arthritis Res Ther. 2020; 22: 145. PMID: 32546274

26）Lyons PA, et al. Nat Commun. 2019; 10: 5120. PMID: 31719529

27）Matsumoto K, et al. Autoimmun Rev. 2023; 22: 103271. PMID: 36627064

（松本　紘太郎）

第9章 ベーチェット病（ベーチェット症候群）

point

▶ *HLA-B*51* と *ERAP1* は、その機能と遺伝子相互作用（epistasis）から、ベーチェット病（Behçet's disease: BD）発症の根幹に関わると想定される。

▶ 「Behçet's spectrum disorders（BSD）」や「MHC-I-opathy」といった、BD に関わる新しい病態概念が提唱されている。

▶ コルヒチンは自己炎症を抑制し、アプレミラストは PDE4 阻害による種々のサイトカイン調整を行うことで、BD 治療薬として働く。

はじめに

　ベーチェット病（Behçet disease: BD）は、1937年にトルコ・イスタンブール大学の皮膚科教授であったHulusi Behçet医師が「再発性口腔内アフタ性潰瘍」「ぶどう膜炎」「陰部潰瘍」のTriasを呈する症例を報告してから世に知られるようになった、全身性の慢性炎症性疾患である（元論文はドイツ語[1]だが、2010年に英文翻訳が出版されている[2]）。

　昨今はその表現型が多様であることから「ベーチェット症候群（Behçet syndrome: BS）」として捉えるべきだという考え方が主流である。欧州リウマチ学会（EULAR）推奨の記載が2008年には"BD"[3]であったものが、2018年には"BS"[4]と変遷していることは象徴的である。しかし筆者は個人的には、Behçet医師が報告したような典型的な患者群を指す言葉としての"BD"は残しておいても良いと考えており、また本邦での指定難病名は「ベーチェット病」であることなどを考慮して、本章では"BD"として記載する。

ベーチェット病の病態生理

①総論

　BDはかつてその最大の遺伝学的リスクである*HLA-B*51*に関連し、獲得免疫による異常が病態の中心と考えられ、多くの基礎研究がなされた。1999年にKastner

173

らによって自己炎症性疾患の概念が提唱[5]されてからは、自己炎症性疾患とBDとの臨床的類似性が指摘され、BDにおける自然免疫の関与についても検討されるようになった。そして2010年の2つのゲノムワイド関連解析（Genome-Wide Association Study: GWAS）[6,7]とその後の詳細な検討[8-10]でHLA以外の疾患感受性遺伝子が多数同定された。そのほとんどが免疫機能に関連するものだが、獲得免疫・自然免疫の双方に広く分布しているのは興味深い事実である（**表9-1**）[11]。現在ではこのような免疫機構に関わる遺伝素因を背景とし、環境要因が加わることでBDを発症すると考えられている（**図9-1**）[10]。

表9-1　ベーチェット病の感受性遺伝子

獲得免疫	HLA	疾患感受性	*B*51, B*15, B*27, B*57, **A*26***
		疾患抵抗性	*B*49, A*3*
		HLA 関連	*ERAP1*
	非 HLA	サイトカイン受容体	（*IL23-IL12RB*）, *IL23R, EGR2*（*ADO-EGR2*）
		細胞内刺激伝達系	*STAT4, PTPN1*（*CEBP-PTPN1*）
		アポトーシス	***GIMAP***
自然免疫		サイトカイン関連	*IL10, IL12A,*（*IL1A-IL1B*）, *LACC1*
		ケモカイン受容体	*CCR1, CCR1/CCR3*
		DAMPs/PAMPs センサー	*MEFV, TLR4, NOD2, RIPK2*
		細胞内刺激伝達系	***TNFAIP3, IRF8**, CEBP*（*CEBP-PTPN1*）
		NK 細胞受容体	*KLRC4*
		その他	***FUT2***

太字は日本人検体に置いて同定されたもの。（　）内は関連を同定された SNP が遺伝子間にある。
Takeno M. Positioning of apremilast in treatment of Behçet's disease. Modern Rheumatology. 2020; 30: 219-224. より引用改変

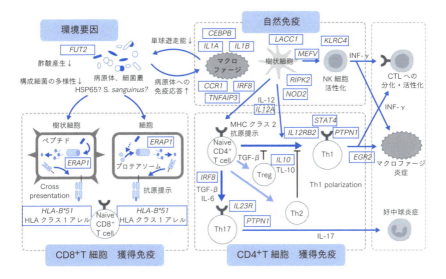

図9-1　ベーチェット病の発症機構仮説
Takeuchi M, t al. Dense genotyping of immune-related loci implicates host responses to microbial exposure in Behçet's disease susceptibility. Nature Genetics. 2017; 49: 438-443. より引用改変

②Behçet's spectrum disorders（BSD）

　BD患者のGWASで同定された疾患感受性遺伝子として、*IL10*や*CCR1*がある[6-8]。*CCR1*がコードするCCR1はケモカイン受容体の一つで、細胞遊走に関わる分子である。主に単球やマクロファージに発現している。*CCR1*非翻訳部のBD感受性アレルはその機能低下と関連し、微生物のクリアランスの低下が宿主反応の遷延を招くことも炎症増幅に寄与すると考えられている。*IL10*がコードするIL-10は抗炎症サイトカインであり、BDのリスクアレルではその発現低下と関連している。マクロファージのうち、CCR1を高発現しており炎症局所に集積し抗炎症作用を示すものがM2マクロファージであり、IL-10の作用で活性化される。BD患者では、M2マクロファージのCCR1発現が低いことや局所への浸潤が弱いことが報告されており、BDの病態にM2マクロファージの機能不全が関連していることが示唆される[12]。

　*CCR1*や*IL10*は再発性アフタ性口内炎（recurrent aphthous stomatitis: RAS）の感受性遺伝子としても同定された[13]。その後、同様に再発性口内炎を起こす

PFAPA症候群の解析でも、これらの遺伝子がリスクとなることがわかった。これらの疾患とBDについて、「再発性口内炎」という臨床症状と遺伝的な共通点から「Behçet's spectrum disorder (BSD)」という疾患概念が提唱された[14]。この研究のHLAの関与についての検討では、その度合いはBD>PFAPA症候群>RASの順で強く、BDで特徴的な*HLA-B*51*についてはPFAPA症候群とRASでは関連が見られなかった。これらの事象は、HLAの関与が強くなることでBDらしい表現型が出現することを考えると、皮膚粘膜に影響のある*CCR1*・*IL10*などの自然免疫系の遺伝子を土台として、獲得免疫の*HLA-B*51*が存在することがBD発症につながると想定された（図9-2）。

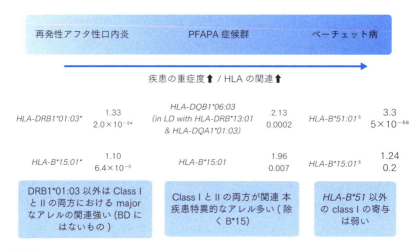

図9-2 Behçet's spectrum disorder（BSD）
Manthiram K, Preite S, Dedeoglu F, Demir S, Ozen S, Edwards KM, et al. Common genetic susceptibility loci link PFAPA syndrome, Behçet's disease, and recurrent aphthous stomatitis. Proceedings of the National Academy of Sciences. 2020; 117: 14405-14411. より引用改変

③*HLA-B*51*と*ERAP1*

前述の通り、BDの最大の遺伝素因として知られているのが*HLA-B*51*である。これはヒトの主要組織適合遺伝子複合体（major histocompatibility complex: MHC）クラス1分子であるヒト白血球抗原（Human Leukocyte Antigen: HLA）-Bの多型の一つである。1970年代初頭に本邦のOhnoらによって、日本人BD患者

の第6染色体短腕上（6p21.3）に位置するHLA領域の解析が行われ、*HLA-B*51*保有とBD発症の強い相関が報告された[15]。BDと*HLA-B*51*の相関は、その後トルコ人・ギリシャ人など人種を超えて確認された[16]。他に疾患感受性のあるHLAとしては、*HLA-A*26*、*HLA-B*15*、*HLA-B*27*、*HLA-B*57*が、逆に保護的に働くものとしては*HLA-A*03*、*HLA-B*49*が報告されている[17,18]。*HLA-B51*のBD病態への関与は解明されていないが、特定の自己抗原ペプチドを提示し、それがBD特異的な免疫反応を引き起こしている可能性が示唆されている。

2010年代初頭にGWASで同定されたBD感受性遺伝子のうち、HLAとの関連も含めて病因に迫るものとして注目されているものが、Kirinoらが同定した*ERAP1*である[8]。ヒトにおいては5番染色体長腕上の隣接した遺伝子座（5q15）に2つのERAP遺伝子（*ERAP1, 2*）が存在し、同じくM1アミノペプチダーゼファミリーに属する*IRAP*とともに遺伝子クラスターを形成している。ヒト M1 アミノペプチダーゼファミリーは 12種類の酵素からなっており、亜鉛結合モチーフであるHEXXH（X）18E配列、およびペプチド基質のN末端認識モチーフであるGXMENループを共通に持っている[19]。

*ERAP1*がコードする小胞体アミノペプチダーゼ1（Endoplasmic Reticulum Aminopeptidase 1: ERAP1）は、細胞内のプロテアソームで処理された抗原ペプチドを、粗面小胞体内でMHCクラス1分子上に提示する最適な長さ（8-10残基）にさらにトリミングする酵素である。ERAP1は4つのドメインを持つ[20,21]。ドメインⅠ（Met1 〜 Phe254）は基質特異性を決める残基であるGln181を含む[22]。ドメインⅡ（Glu255 〜 Gln527）が活性部位になり、ドメインⅢ（Lys528 〜 Glu613）はドメインⅡとⅣに挟まれた「くぼみ」のような部分になる。ドメインⅣ（Asp614 〜 Met941）は*ERAP1*の開閉した結晶構造の変化に関わること、C末端のペプチド結合部位を持つことにより、ERAP1の酵素活性を調節している。ERAP1にはN末端とC末端にそれぞれペプチド認識・結合部位が存在し、その距離がERAP1によってトリミングされるペプチド長を規定している[23]。この機構によりERAP1は8 〜 10残基付近で急激に活性が上昇し、16残基程度まで効率よく処理することができる（通常のアミノペプチターゼは4残基より短いペプチドに限定される）。

BDにおける*ERAP1*の特徴として、*HLA-B*51*との遺伝子相互作用（epistasis）が挙げられる。これは、2つの独立した遺伝子間の相加作用以上の効果を示す稀な現象であり、相互作用を示す遺伝子が互いに機能的に協力して病態に寄与していることを示す遺伝的証拠である。BDではこのepistasisが*ERAP1*のBD感受性アレ

ル（R725Q）と*HLA-B*51*の間で見られている[8]。*ERAP1*は多くの変異に富んだ遺伝子で、10個の代表的なミスセンス変異によるアミノ酸置換の構成パターンに準じた10種類のハプロタイプが存在し、R725Qを含むハプロタイプは「hap10」と呼ばれている[24]。

細胞株を用いた実験では、hap10が他のハプロタイプよりもペプチドをトリミングする活性が低いことが報告されている[25]。R725QはC末端の「Hydrophobic pocket」と言われる空洞内に露出する部位に存在し、これはERAP1に結合する基質の配列や長さに影響を及ぼしうる部位である。さらに別の研究では、hap10を持つBD患者では末梢血細胞のエフェクターメモリー CD8陽性T細胞の割合が多いこと、そして細胞株の検討でも細胞障害性T細胞が多くIFN-γ産生が多いことも示されている[26]。

上記を踏まえ、*ERAP1* hap10存在下では*HLA-B51*に「蓋をする」BD保護的なペプチドの生成低下が起こり、BD関連の抗原特異的なT細胞反応を惹起してBD病態形成に関わると考えている。

■ ④MHC-I -opathy

このようにBD発症と強い関連が想定される*ERAP1*であるが、強直性脊椎炎の*HLA-B*27*や乾癬の*HLA-C*06:02*は、*ERAP1*のBD保護的アレル（hap2）とepistasisが見られている。BDとこれらの疾患では共通する臨床症状（皮膚症状、関節症状、眼症状など）がありつつ、MHCクラス1分子が病態形成に関わる可能性が高いことから、「MHC-I-opathy」という疾患概念が提唱されている。

MHC-I-opathyの原因としては、いくつかの仮説が存在する。第一に、それぞれの疾患に関連したMHCクラス1分子が特異的な免疫原性ペプチドを提示し、それが「炎症」を引き起こすというものである。例えば乾癬患者では、*HLA-C*06:02*が提示するメラノサイトに対する自己抗原（ADAMTSL5）の生成にERAP1が関与しているという報告[27]や、脊椎関節炎患者の滑液や*HLA-B*27*関連ぶどう膜炎患者の房水中に存在するCD8陽性T細胞が、*HLA-B*27*が提示する自己ペプチドと微生物ペプチドの両方を認識するという報告[28]などは、そのことを示唆している。

次に、MHCクラス1分子のミスフォールディングが、直接炎症を引き起こすという仮説である。素因となるMHCクラス1分子が、過剰なミスフォールディングと小胞体への蓄積を引き起こし、「unfolded protein response」を促進するような

性質を持つ可能性がある。反応性関節炎を引き起こす可能性のある病原体が、*HLA-B*27陽性者においてミスフォールディングタンパクを誘導するという報告[29]は存在する。

　MHCクラス1分子が、NK細胞の細胞表面にあるキラー細胞免疫グロブリン様受容体（Killer Cell Immunoglobulin-like Receptor: KIR）や、免疫系の細胞に広く発現する白血球免疫グロブリン様受容体（Leukocyte Immunoglobulin-Like Receptor: LILR）によって認識、病態を引き起こすという仮説もある。例えばヒト腫瘍細胞株を用いた実験で、*ERAP1*阻害がKIRに対するMHCクラス1分子結合を調整し、NK細胞活性に関与しているという報告[30]がある。

　このようなMHCクラス1分子が関与した疾患の診断・治療を進めていくため、EULARでも「MHC-I-opathy」の研究グループが組織されている[31]。

ベーチェット病治療薬の機序

①コルヒチン

　コルヒチンは3000年以上前に発見された、多くの植物に含まれる化学物質である。有名なのはイヌサフラン（Colchicum autumnale L.）で、その名は古代ギリシャのコルキス（colchis）地方で毒薬として使用されていたことに由来する（コルキスの王の娘である魔術師メデアが毒の一つとして使用し、ギリシャ神話では「コルチコン・メデアの破壊の火」と呼ばれていた）[32, 33]。

　コルヒチンが抗炎症作用を発揮するメカニズムは複数存在すると考えられている。これらのメカニズムの中で最もよく知られているのが、コルヒチンが遊離したチューブリン二量体に結合し、これが微小管に取り込まれることでその重合を阻害する作用である[34]。

　このメカニズムによって、少なくとも*in vitro*ではコルヒチンが細胞遊走やサイトカイン放出、細胞内輸送に直接関与して炎症抑制に働くことが示されている[35]。他にも好中球の接着や血管外遊出の阻害（好中球のL-セレクチン・内皮細胞のE-セレクチンの発現変化、走化性因子であるロイコトリエンB4の放出抑制、好中球の変形能低下などの作用による）[36, 37]、白血球サイトカイン産生の調整[38, 39]、といったメカニズムでも抗炎症作用を発揮すると考えられている。

　さらに最近では、コルヒチンがDAMPs・PAMPsによって誘導されるNod-Like

Receptor Protein 3（NLRP3）インフラムソームの活性化を抑制し、カスパーゼ-1の活性化とそれに続くIL-1βとIL-18の放出を抑制することがわかっている[40]。NLRP3 インフラマソームは好中球や単球・マクロファージといった骨髄系の細胞に多く発現していることが知られており[41]、コルヒチンが自然免疫の異常による自己炎症性疾患に有効であるという実臨床での経験とも一致する。

*In vitro*の研究では、臨床的に治療レベルを超えるコルヒチンを投与した場合にのみ、インフラマソームの抑制が起こることが示唆されている。しかし、コルヒチンは好中球に蓄積することで、血漿中よりはるかに高いコルヒチン濃度になることが証明されており、臨床的に使用されるコルヒチン量でも抗炎症作用をもたらすと考えられている[42,43]。最近の研究では、コルヒチン 0.5mg 1日2回の投与で適切な範囲のコルヒチン血中濃度を維持できたと報告されている[44]。

コルヒチンは主にMDR1遺伝子がコードするP-糖タンパク質（P-glycoprotein: P-gp）による輸送を介して体外に排出される。P-gpは肝細胞（胆汁性排泄）、腎近位尿細管（腎排泄）、腸管細胞（腸管排泄）、単球および血液脳関門の細胞に発現している[45]。ある種のMDR1遺伝子多型はP-gpの発現・活性の増加と血清コルヒチン濃度の低下と関連しているという報告もある[46,47]。吸収されたコルヒチンのごく一部は肝臓のP450チトクロームCYP3A4で代謝されるか、糸球体濾過により腎臓から直接排出される。これらの機構はいずれも薬物相互作用の影響を受けやすく、血中濃度に影響を及ぼす可能性がある[48]。そのためCYP3A4阻害薬/競合薬（クラリスロマイシン、多くのHIV治療薬、カルシウム拮抗薬、アゾール系抗真菌薬など）、P-gp阻害薬/競合薬（シクロスポリンやラノラジンなど）とコルヒチンの併用は、コルヒチンの蓄積を招き毒性の可能性が高まるため、注意が必要である。例えばコルヒチンとスタチンを併用する場合は、プラバスタチンやロスバスタチンなど、CYP3A4酵素で代謝されないスタチンを選択することが望ましい[49,50]。

■ ②アプレミラスト

アプレミラストは選択的ホスホジエステラーゼ（phosphodiesterase: PDE）4阻害薬である。PDEは11のファミリー（PDE 1-11）からなり、3',5'-環状アデノシン一リン酸（cAMP）と3',5'-環状グアノシン一リン酸（cGMP）の分解を触媒し、これらのシグナルはセカンドメッセンジャーとして様々な細胞内シグナル伝達経路を制御している[51,52]。11のファミリーのうち、PDE4は脳、心臓血管組織、平滑筋、

ケラチノサイト、およびT細胞、単球、マクロファージ、好中球、樹状細胞、好酸球を含む炎症性細胞で発現している[53]。PDE4の4つのサブタイプ、PDE4A-DはすべてcAMPに特異的であるが、cGMPには特異的ではない。PDE4依存性のcAMP分解は、炎症性メディエーターの産生を増加させ、抗炎症性メディエーターの産生を抑制する。

PDE4阻害剤の薬理作用は、細胞内のcAMPレベルの上昇によって媒介され、ホスホキナーゼA（PKA）とcAMPによって活性化される交換タンパク質1/2（Epac1/2）の活性化を通じて、複数のシグナル伝達経路を調節する[53]。一方で活性化されたPKAは、cAMP応答性エレメント結合タンパク質（CREB）、活性化転写因子1（ATF-1）、およびcAMP応答性エレメントモジュレーター（CREM）をリン酸化し、抗炎症性サイトカインの増加をもたらす。

活性化されたPKAは、NF-κBの転写コアクチベーターとして、CREB結合タンパク質（CBP）または相同タンパク質p300を競合的にリクルートすることにより、NF-κBの転写活性を調節し、その結果、炎症性サイトカインを減少させる。さらに、PKAの活性化はBcl-6を介した炎症性サイトカインの合成や免疫細胞の増殖も阻害する。別の経路はEpac1/2によって媒介される。Epac1/2はcAMPの上昇に伴って活性化され、低分子GTPaseタンパク質であるRapと相互作用し、結果として炎症性サイトカインの合成と細胞増殖を抑制する[54]。PDE4は様々な種類の免疫担当細胞に発現し、様々な疾患の炎症性病変で上昇している[55]。その阻害剤は自然免疫系と適応免疫系の両方を調節することができ、様々な炎症性疾患で試みられている。2024年現在、本邦ではアプレミラスト（オテズラ®）が乾癬とBDに保険適用となっている。

ベーチェット病の動物モデル

BDの病因解明を目的として、先に述べた遺伝素因・環境因子に関連して種々の動物モデルが作成されてきた[56]。その中でもいくつかのモデルについて詳述する。

①ウイルス感染モデル

Hulusi Behçet医師の最初の報告では、ヘルペスウイルス（HSV）がBDの原因ではないかと述べられている。このような背景もあり、BDモデルとしてHSVを利

用した研究が古くからなされており、主に韓国のグループから報告されている。最初の報告は、ICRマウスの耳たぶにHSV-1を接種すると、約5割に口内炎などのBD症状が生じたというものである[57]。その後MHCの違いでHSVによるBD症状に違いが出るという追加報告もなされた[58]。このモデルマウスを用いた研究はいくつか存在するが、HSV接種したマウスの死亡率が30％を超えるという問題もあり、全世界的に用いられているモデルとは言い難い。

②遺伝子改変モデル

1995年にTakenoらはC3H/HeマウスにHLA-B*51を挿入したトランスジェニック（Tg）マウスを作製した。このHLA-B*51 Tgマウスの好中球は、BD患者において報告されているのと同様に、細菌由来の遊走因子に対する活性酸素産生の亢進が見られた。しかし、その他のいわゆるBDらしい表現型は見られなかった[59]。このモデルはHLA-B*51をマウスにそのまま強制発現させたものであり、抗原提示作用が弱かった可能性が考えられる。

初期のHLAクラス1 TgマウスはHLAとヒトβ2ミクログロブリン（MG）の両方を強制発現させたものであり、HLAα1ドメインからα3ドメインまでがすべてヒト由来のものであった（第一世代）。しかしこれではマウスT細胞の認識が不十分であり、α3ドメインをマウス由来にしたもの、CD8をヒト化したものが作られた（第二世代）。これらのモデルではHLAクラス1分子の抗原提示能は改善されたが、マウス固有のMHCがCTL反応の中心となってしまうことがわかった。そのためさらにマウスのMHCをノックアウトしたマウスが作成されるようになった（第三世代）[60]。

筆者は上記の第三世代に当たるHLA-B*51 Tgマウスを作成し、別に作成したヒトERAP1 hap10ノックイン・マウスERAP1ノックアウトマウスと交配させることで、HLA-B*51とERAP1 hap10のepistasisを再現したモデルマウスを構築しようと試みている最中である。

おわりに

本章ではBDの発症機構に関する仮説、治療薬の作用機序、動物モデルについて述べた。

参考文献

1） Behcet H. Dermatol Wochenschr. 1937; 105: 1152-1157.

2） Behçet H, et al. Clin Exp Rheumatol. 2010; 28(4 Suppl 60)：S2-5. PMID: 20868561

3） Hatemi G, et al. Ann Rheum Dis. 2008; 67: 1656-1662. PMID: 18245110

4） Hatemi G,et al. Ann Rheum Dis. 2018; 77: 808-818. PMID: 29625968

5） McDermott MF, et al. Cell. 1999; 97: 133-144. PMID: 10199409

6） Mizuki N, et al. Nat Genet. 2010; 42: 703-706. PMID: 20622879

7） Remmers EF, et al. Nat Genet. 2010; 42: 698-702. PMID: 20622878

8） Kirino Y,et al. Nat Genet. 2013; 45: 202-207. PMID: 23291587

9） Kirino Y, et al. Proc Natl Acad Sci U S A. 2013; 110: 8134-8139. PMID: 23633568

10） Takeuchi M, et al. Nat Genet. 2017; 49: 438-443. PMID: 28166214

11） Takeno M. Mod Rheumatol. 2020; 30: 219-224. PMID: 31747804

12） Nakano H, et al. Arthritis Res Ther. 2018; 20: 124. PMID: 29895319

13） Dudding T, et al. Nat Commun. 2019; 10: 1052. PMID: 30837455

14） Manthiram K, et al. Proc Natl Acad Sci U S A. 2020; 117: 14405-114411. PMID: 32518111

15） Ohno S, et al. Lancet. 1973; 2: 1383-1384. PMID: 4128069

16） Ohno S, et al. Arch Ophthalmol. 1982; 100: 1455-1458. PMID: 6956266

17） Meguro A, et al. Ann Rheum Dis. 2010; 69: 747-754. PMID: 19684014

18） Ombrello MJ, et al. Proc Natl Acad Sci U S A. 2014; 111: 8867-8872. PMID: 24821759

19） Hattori A, et al. J Biochem. 2001; 130: 235-241. PMID: 11481040

20） Nguyen TT, et al. Nat Struct Mol Biol. 2011; 18: 604-613. PMID: 21478864

21） Kochan G, et al. Proc Natl Acad Sci. 2011; 108: 7745-7750. PMID: 21508329

22） Goto Y, et al. Biochem J. 2008; 416: 109-116. PMID: 18593381

23） Chang SC, et al. Proc Natl Acad Sci U S A. 2005; 102: 17107-17112. PMID: 16286653

24） Takeuchi M, et al. Ann Rheum Dis. 2016; 75: 2208-2211. PMID: 27217550

25） Guasp P, et al. J Biol Chem. 2017; 292: 9680-9689. PMID: 28446606

26） Cavers A, et al. Ann Rheum Dis. 2022; 81: 1603-1611. PMID: 35922122

27） Arakawa A, et al. J Immunol. 2021; 207: 2235-2244. PMID: 34580106

28） Yang X, et al. Nature. 2022; 612: 771-777. PMID: 36477533

29） Barton A, et al. Infect Immun. 2022; 90: e0038921. PMID: 35254093

30） Cifaldi L, et al. Cancer Res. 2015; 75: 824-834. PMID: 25592150

31） Kuiper JJ, et al. Ann Rheum Dis. 2023; 82: 887-896. PMID: 36987655

32） Nerlekar N, et al. Med J Aust. 2014; 201: 687-688. PMID: 25495322

33） Hartung EF. Ann Rheum Dis. 1954; 13: 190-200. PMID: 13198053

34） Andreu JM, et al. Proc Natl Acad Sci U S A. 1982; 79: 6753-6756. PMID: 6960347

35） Dalbeth N, et al. Clin Ther. 2014 ;36: 1465-1479. PMID: 25151572

36） Cronstein BN, et al. J Clin Invest. 1995; 96: 994-1002. PMID: 7543498

37） Paschke S, et al. J Leukoc Biol. 2013; 94: 1091-1096. PMID: 23901122

38） Chia EW,et al. Br J Pharmacol. 2008; 153: 1288-1295. PMID: 18264123

39） Li Z, et al. Immunobiology. 1996; 195: 624-639. PMID: 8933162

40） Martinon F,et al. Nature. 2006; 440: 237-241. PMID: 16407889

41） Centola M, et al. Blood. 2000; 95: 3223-3231. PMID: 10807793

42） Leung YY, et al. Semin Arthritis Rheum. 2015; 45: 341-350. PMID: 26228647

43） Wallace SL, et al. Lancet. 1970; 2: 1250-1251. PMID: 4098674

44） Karatza E, et al. Xenobiotica. 2021; 51: 643-656. PMID: 33845715

45） Slobodnick A, et al. Am J Med. 2015; 128: 461-470. PMID: 25554368

46）Tufan A, et al. J Rheumatol. 2007; 34: 1540-1544. PMID: 17610314

47）Uludag A, et al. Genet Test Mol Biomarkers. 2014; 18: 73-76. PMID: 24180297

48）Nuki G. Curr Rheumatol Rep. 2008; 10: 218-227. PMID: 18638431

49）Jacobson TA. Am J Cardiol. 2004; 94: 1140-1146. PMID: 15518608

50）Neuvonen PJ, et al. Clin Pharmacol Ther. 2006; 80: 565-581. PMID: 17178259

51）Maurice DH, et al. Nat Rev Drug Discov. 2014; 13: 290-314. PMID: 24687066

52）Schafer P. Biochem Pharmacol. 2012; 83: 1583-1590. PMID: 22257911

53）Li H, et al. Front Pharmacol. 2018; 9: 1048. PMID: 30386231

54）Bos JL. Trends Biochem Sci. 2006; 31: 680-686. PMID: 17084085

55）Schafer PH, et al. Cell Signal. 2016; 28: 753-763. PMID: 26806620

56）Goldberg I, et al. Animal Models of Behçet Syndrome. 2020. pp235-242.

57）Sohn S, et al. Eur J Dermatol. 1998; 8: 21-23. PMID: 9649665

58）Sohn S, et al. J Infect Dis. 2001; 183: 1180-1186. PMID: 11262199

59）Takeno M, et al. Arthritis Rheum. 1995; 38: 426-433. PMID: 7880197

60）Pascolo S. Expert Opin Biol Ther. 2005; 5: 919-938. PMID: 16018738

（副島　裕太郎）

第10章 成人 Still 病

01 サイトカインストーム・補体を中心に

point

▶ 成人 Still 病では様々なサイトカインが放出される、**サイトカインストーム**[1] が起こるが、この中でも特に IL-1β と IL-18 が重要である。

▶ COVID-19、劇症型抗リン脂質抗体症候群、血球貪食症候群、敗血症性ショックといった高フェリチン血症をきたす疾患群は「hyperferritinemic syndromes」と呼ばれている。

▶ 治療はグルココルチコイドのほか、IL-6 受容体阻害薬などの生物学的製剤、免疫抑制薬が使用される。

はじめに

成人Still病（adult-onset still's disease: AOSD）は原因不明の全身性炎症性疾患である。様々なサイトカインが過剰に産生される高サイトカイン血症（サイトカインストーム）が主な病態の一つと考えられているが、その中でもIL-1βやIL-18の2つが成人Still病の病態に大きく関わっている。本節では、これらのサイトカインなどの液性免疫と重要な血液検査マーカーであるフェリチンを中心に概説する。

成人Still病の臨床　診断と合併症

成人Still病の症状としては、発熱、咽頭痛、多関節痛、サーモンピンク疹と呼ばれる丘疹状の紅斑、肝脾腫、リンパ節腫脹等がみられる[1,2]。サーモンピンク疹

1　サイトカインストーム：サイトカインストームとは、様々なサイトカインの過剰な放出や免疫細胞の過剰な活性化がみられる免疫系が過剰の活性化した状態のことを言う。成人 Still 病をはじめ、重症 COVID-19 や敗血症など様々な疾患により起こる[26]。

はしばしば発熱時に顕著となる。腫脹しているリンパ節のサイズが大きい場合や非対称性の場合は、リンパ節生検による悪性リンパ腫等の除外が必要となる[2]。検査所見では好中球優位（80～90％以上）の白血球増加（10,000/mm^{3}以上）、CRPなどの急性期蛋白や肝酵素の上昇が見られる[2]。またフェリチン上昇が特徴的であり、診断にもある程度は有用であるが、これは必ずしも特異的な所見ではないことに注意する。

　成人Still病の診断の参考となる分類基準は、Yamaguchi[3]やFautrel[4]らのcriteriaなどがある。しかし診断時には、Yamaguchiのcriteriaにも記載されているように、悪性腫瘍、感染症、他の膠原病や自己炎症性疾患などを鑑別する必要がある。悪性腫瘍では血管内リンパ腫を含めた悪性リンパ腫、感染症では各種ウイルス感染症や感染性心内膜炎、自己免疫疾患では結節性多発動脈炎などの血管炎や悪性関節リウマチなど、発熱や関節症状が出現する疾患群などがとくに鑑別が必要な疾患群となる。

　成人Still病の合併症として、血球貪食症候群、漿膜炎、播種性血管内凝固などがあるが、特に血球貪食症候群は、注意すべき合併症である。血液検査では、血球異常（白血球減少、血小板減少、ヘモグロビン減少）、フェリチン上昇のほか、中性脂肪上昇、フィブリノーゲンの低下、肝障害などの所見に注意する。

　成人Still病は、全身型若年性特発性関節炎（systemic juvenile idiopathic arthritis: sJIA）の成人発症型として成人Still病と呼称されているが、2023年のEULAR/PreSのrecommendation 2023（EULAR2023 online abstractより）ではsJIAと成人Still病を同一の疾患として扱うよう提言されている。今後、どのように疾患概念が変遷していくかが注目される。

🔑 AOSDの病態

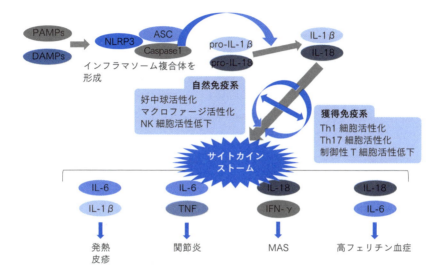

図10-1　AOSDの病態
Giacomelli R, et al. comprehensive review on adult onset Still's disease. J Autoimmun 2018;93:24-36.
Feist E, Mitrovic S, Fautrel B. Mechanisms, biomarkers and targets for adult-onset Still's disease. Nat Rev. Rheumatol; 2018; 14: 603-618. をもとに作成

①サイトカイン

成人Still病ではIL-1β、IL-18、IL-6、TNF-α、IFN-γなどの様々なサイトカインが放出される「サイトカインストーム」と呼ばれる状態となっている。この中で特にIL-1βとIL-18は病態に重要な役割を果たしている。

IL-1β

IL-1βは成人Still病の病態と疾患活動性に関与しているとされる。成人Still病発症のトリガーとしては、様々なウイルス感染症（風疹ウイルス、麻疹ウイルス、エコーウイルス7型、コクサッキーウイルスB4型、サイトメガロウイルス、EBウイルス、A型肝炎ウイルス、B型肝炎ウイルス、パルボウイルスB19、アデノウイル

ス等）や、細菌感染症（マイコプラズマ肺炎、クラミジア肺炎、エルシニア・エンテロコリチカ、ブルセラ症、ライム病）、固形癌や血液悪性腫瘍の関与が示唆されている[1,2]。これらのいずれが誘因となっているかは未だ明白でなく、未知の誘因が関与する可能性もある。IL-1βが活性化される機序として、まず、外因性病原体がpathogen-associated molecular patterns（PAMPs）として、あるいは内因性傷害物質がdamage-associated molecular patterns（DAMPs）として単球あるいはマクロファージのパターン認識受容体（pathogen recognition receptor: PRR）に認識される。成人Still病ではPRRの中でも特にNLRP3が活性化し[5]、apoptosis-associated speck-like protein containing a CARD（ASC）やpro-caspase 1とインフラマソーム複合体を形成し、ここから誘導される。caspase 1はproIL-1βやpro-IL-18からIL-1βやIL-18を生成する[6]。NLRP3インフラマソーム[5]と、IL-1β[7]の発現は成人Still病において末梢血で亢進することが報告されている。しかし、IL-1βは一般的な感染症でも非特異的に上昇し得るため、成人Still病の診断に特異的とは言えない[7,8]。

IL-18

IL-18は成人Still病の病態だけでなく、重篤な合併症である血球貪食症候群の発症にも関与している。IL-18はIL-1β同様、PAMPsやDAMPsなどのトリガーをPRRが認識し、NLRP3インフラマソームが活性化することでcaspase-1によって活性化される。この他、Fasリガンド活性化を介したcaspase-8や、グランザイムB、キマーゼ、メプリンβもIL-18の活性化に関与している[9]。IL-18はマクロファージや樹状細胞のほか、腸管上皮細胞、角化細胞、星状細胞、内皮細胞等で産生されるが[9]、成人Still病では肝臓[10]やリンパ節[11]、滑膜[12]でもIL-18の発現が上昇していることが報告されている。特に肝臓の活性化したCD68陽性マクロファージで産生されるIL-18は成人Still病による肝障害と関連している可能性がある[10]。

IL-18の受容体IL-18 receptor（IL-18R）はIL-1Rファミリーの一員で、IL-18RαとIL-18Rβが存在する。IL-18と、IL-18Rα、IL-18Rβの複合体はmyeloid differentiation factor 88（MyD88）、IL-1 receptor-associated kinase（IRAK）、tumor necrosis factor receptor-associated factor 6（TRAF6）などを介してNF-κBの活性化を誘導する[9]。NF-κBが活性化されると、マクロファージ、樹状細胞、好中球、Th1細胞、Th17細胞など、自然免疫と獲得免疫両方の様々な細胞が刺激を受けることにより[2]、IL-6やIL-8、TNF-α、IFN-γなど様々なサイトカインが産生される。

また、IL-18はTh1応答の活性化を誘導し、IFN-γの分泌を促進することで[9]、血球貪食症候群を引き起こす機序にも関与している可能性がある[1]。IL-18の血中濃度上昇は、他の炎症性サイトカインと異なり成人Still病に特異的で診断に有用であり、その血中濃度はフェリチンや疾患活動性とも相関すると考えられている[13-15]。IL-18の著明な上昇は成人Still病の診断を支持するものであり、可能であれば測定することがEULAR/PreS recommendation 2023（EULAR2023 online abstractより）でも推奨されている。

IL-6、TNF-α、IFN-γ

IL-6の発現はサーモンピンク疹で見られ、血清で上昇して疾患活動性と相関するとの報告がある。さらに、成人Still病の発熱や関節症状などとも関連していると言われている[1]。しかし、敗血症などの他の炎症でも上昇するため、成人Still病に特異的とは言えない[8]。一方でIL-6受容体阻害薬であるトシリズマブは、成人Still病の治療薬として保険適応があり臨床で使用されている。

TNF-αは成人Still病患者において血清中の濃度は上昇しているが、疾患活動性とは関連していない[1]。インフリキシマブ、アダリムマブ、エタネルセプトなどの使用報告が小数例あるが、有効性については意見が分かれるところであり[16]、積極的に使用されるものではない。

INF-γは成人Still病における血球貪食症候群の発症に関与している[17]。このため、IFN-γ阻害薬はEULAR/PreSのrecommendation 2023（EULAR2023 online abstractより）で血球貪食症候群の初期治療薬の候補の一つとして挙げられている。

②フェリチン

血清フェリチンの上昇は成人Still病の特徴的な検査所見とされているが、決して成人Still病に特異的なものではない。成人Still病のほか、成人Still病との鑑別でしばしば臨床上問題となる悪性リンパ腫などでも上昇する。近年、COVID-19、劇症型抗リン脂質抗体症候群、血球貪食症候群、敗血症性ショックといった高フェリチン血症をきたす疾患群は、「hyperferritinemic syndromes」と呼ばれ、その病態へのフェリチンの関与が注目されている[18, 19]。フェリチンの上昇は炎症の結果として見られるだけでなく、フェリチンそのものが炎症を惹起している可能性が報告されている。例えば肝星細胞において、フェリチンがNF-κBのシグナリングを活性

化し、IL-1βなどの炎症性サイトカインの産生を誘導している事は興味深い[20]。フェリチンは構造もまた成人Still病の病態に重要である。フェリチンの中でも糖鎖がついた糖鎖フェリチンの測定は、診断に有効な可能性がある。糖鎖フェリチンは定常状態では50％以上あり、炎症が見られる際には非糖鎖フェリチンが細胞内より排出されるため、相対的に20-50％に減少するが、成人Still病では20％以下に減少し、診断に有用であるとの報告がある[21]。また、フェリチンは重鎖フェリチン（H-フェリチン）と軽鎖フェリチンから構成され、H-フェリチンとL-フェリチンの構成比は状況によって変化する。通常の状態ではL-フェリチンは肝臓や脾臓に存在し、H-フェリチンは心臓や腎臓に存在する。成人Still病ではH-フェリチンが増加しており、病態との関連が示唆される[22]。

■ ③補体

補体は炎症性疾患では一般的に炎症性物質の一つとして増加すると考えられ、実際に感染症も含めた多くの炎症性疾患と同様に、成人Still病でも60-70％の患者で血清補体価は上昇している[3]。一方で、上記のhyperferritinemic syndromesと呼ばれる疾患群の中で、COVID-19や敗血症性ショックと低補体血症の関連が近年報告されている[23, 24]。成人Still病とsJIAでも血球貪食症候群と関連した低補体血症の3例が報告されており[25]、3例とも血球貪食症候群が改善した後には補体価は正常範囲内まで改善していた。この症例報告では、低補体血症の原因として活性化したマクロファージが産生したウロキナーゼ型プラスミノゲンアクチベータが関与しているとされている。一方、サイトカインストームが起きている中で免疫複合体形成によって消費性の低補体血症が起こっているという意見もある[26]。さらに、血栓性微小血管症と関連した低補体血症の症例報告もある[27-29]。筆者は明らかな血球貪食症候群や血栓性微小血管症の合併が見られないにも関わらず低補体血症をきたした成人Still病の一例を報告した[30]。本症例は低補体血症が見られたほか、治療抵抗性であるところも特徴的な症例であった。また、本症例以外にも低補体血症が見られた症例やCRP上昇などの炎症所見があるにもかかわらず、補体価の上昇が見られなかった成人Still病の一群（相対的低補体血症群）があり、現在検討を進めている。成人Still病で通常では上昇するはずの補体価が、一部の症例で低下する原因は現時点では明らかにされておらず、今後のさらなる検討が必要と考えられるが、血球貪食症候群や血栓性微小血管症といった

重篤な合併症で見られることが報告されていること、COVID-19や敗血症で見られたように低補体血症が疾患活動性や死亡率の悪化と関連が報告されていることから、診療する際に補体価を確認することは重症例を認識する一助になると筆者は考えている。

成人Still病の治療

　成人Still病の標準化された治療プロトコルはまだない。治療は重症度によって変わってくる。軽症例では非ステロイド性抗炎症薬が使用されることもある一方、治療の中心はグルココルチコイドで、重症例ではステロイドパルス療法を行う。免疫抑制薬はメトトレキサート[31, 32]、シクロスポリン[33]、タクロリムス[34, 35]などが使用されるが、この中ではメトトレキサートの使用が一番多いようである[16]。生物学的製剤ではIL-6受容体阻害薬であるトシリズマブや、IL-1β阻害薬であるカナキヌマブやアナキンラの有効性が報告されている。アナキンラはIL-1受容体アンタゴニストとして作用するリコンビナントタンパク質で、アナキンラが結合したIL-1受容体においてシグナル伝達を阻害することで作用し、成人Still病の治療に用いられる[2, 31]。カナキヌマブは、IL-1βを標的とするモノクローナル抗体で、成人Still病治療における有効性が報告されている[36]。しかしながら2024年現在、日本ではsJIAでの保険適用のみである。

　生物学的製剤で成人Still病に保険適用があるものは、2024年時点でトシリズマブのみである。重症例ではシクロホスファミド[37]、免疫グロブリン大量静注療法[33]、Janus kinase（JAK）阻害薬[38]を使用した報告もある。また、本邦ではカナキヌマブとアナキンラ、5アミノレブリン酸塩酸塩／クエン酸第一鉄ナトリウムの治験が進行中である。

おわりに

　成人Still病の病態がさらに解明されていくことで、今後より病態にあわせた治療を行えるようになることが期待される。

参考文献
1）Giacomelli R, et al. J Autoimmun. 2018; 93: 24-36. PMID: 30077425
2）Feist E, et al. Nat Rev Rheumatol. 2018; 14: 603-618. PMID: 30218025

3）Yamaguchi M, et al. J Rheumatol. 1992; 19: 424-430. PMID: 1578458

4）Fautrel B, et al. Medicine (Baltimore). 2002; 81: 194-200. PMID: 11997716

5）Hsieh CW, et al. J Rheumatol. 2017; 44: 1142-1150. PMID: 28507179

6）Guo H, et al. Nat Med. 2015; 21: 677-687. PMID: 26121197

7）Rau M, et al. J Rheumatol. 2010; 37: 2369-2376. PMID: 20810496

8）Mitrovic S, et al. Joint Bone Spine. 2018; 85: 285-293. PMID : 28529117

9）Baggio C, et al. Int J Mol Sci. 2023; 24: 11125. PMID : 37446301

10）Priori R, et al. Rheumatology (Oxford). 2011; 50: 776-780. PMID: 21149398

11）Conigliaro P, et al. Ann Rheum Dis. 2009; 68: 442-443. PMID: 19213748

12）Rooney T, et al. Ann Rheum Dis. 2004; 63: 1393-1398. PMID: 15479888

13）Colafrancesco S, et al. Int J Inflam. 2012; 2012: 156890. PMID: 22762008

14）Girard C, et al. Rheumatology (Oxford). 2016; 55: 2237-2247. PMID: 27616144

15）Choi JH, et al. J Rheumatol. 2003; 30: 2422-2427. PMID: 14677188

16）Macovei LA, et al. Int J Mol Sci. 2022; 23: 12810. PMID: 36361602

17）Di Cola I, et al. J Clin Med. 2021; 10: 1164. PMID: 33802085

18）Rosário C, et al. BMC Med. 2013; 11: 185. PMID: 23968282

19）Colafrancesco S, et al. Autoimmun Rev. 2020; 19: 102573. PMID: 32387470

20）Ruddell RG, et al. Hepatology. 2009; 49: 887-900. PMID : 19241483

21）Fautrel B, et al. J Rheumatol. 2001; 28: 322-329. PMID: 11246670

22）Ruscitti P, et al. Autoimmun Rev. 2015; 14: 429-437. PMID: 25599955

23）Zinellu A, et al. Front Immunol. 2021; 12: 696085. PMID: 34163491

24）Tang H, et al. Front Immunol. 2023; 14: 1126874. PMID: 36845110

25）Gorelik M, et al. J Rheumatol. 2011; 38: 396-397. PMID: 21285182

26）Fajgenbaum DC, et al. N Engl J Med. 2020; 383: 2255-2273. PMID: 33264547

27）Carron PL, et al. Transfus Apher Sci. 2013; 49: 533-534. PMID: 23562215

28）Khattab A, et al. J Hematol. 2019; 8: 64-67. PMID: 32300446

29）Rawal S, et al. Transfusion. 2014; 54: 2983-2987. PMID: 24845532

30) Kurosawa Y, et al. Cureus. 2024; 16: e52605. PMID: 38374851

31）Giacomelli R, et al. Autoimmun Rev. 2023; 22: 103400. PMID: 37482365

32）Efthimiou P, et al. Semin Arthritis Rheum. 2021; 51: 858-874. PMID: 34175791

33）Néel A, et al. Crit Care. 2018; 22: 88. PMID: 29642928

34）Ohe M, et al. Korean J Intern Med. 2014; 29: 259-261. PMID: 24648814

35）Nakamura H, et al. Mod Rheumatol. 2016; 26: 963-967. PMID: 25036233

36）Cota-Arce JM, et al. Semin Arthritis Rheum. 2021; 51: 1282-1290. PMID: 34493394

37）Tsuji Y, et al. Case Rep Rheumatol. 2015; 2015: 163952. PMID: 26798538

38）Gillard L, et al. Rheumatology (Oxford). 2023; 62: 1594-1604. PMID: 35920788

（黒澤　陽一）

02 細胞性免疫を中心に

point

▶ 成人 Still 病（Adult Still disease: ASD）は、皮疹、スパイク熱（弛張熱）、関節炎、咽頭痛、リンパ節腫脹、肝脾腫等で特徴づけられる全身性炎症性疾患である。

▶ ASD の病因病態は完全には解明されていないが、自然免疫と獲得免疫の両方が関与すると考えられている。その中で、自然免疫におけるマクロファージや好中球の活性化および natural killer（NK）細胞の活性抑制、獲得免疫における Th1 細胞、Th17 細胞の活性化および Treg 細胞の抑制が ASD の病態形成に寄与する。

▶ 自然免疫の中では、単球 / マクロファージの活性化が、ASD の発症や生命予後に関わる重篤な合併症であるマクロファージ活性化症候群（macrophage activation syndrome: MAS）の併発において、中心的な役割を有する。

▶ ASD における単球 / マクロファージの活性化には、II 型 IFN 刺激に加えて、病原体関連分子パターン（pathogen-associated molecular patterns: PAMPs）およびダメージ関連分子パターン（damage-associated molecular patterns: DAMPs）- パターン認識受容体（pattern recognition receptors: PRRs）経路、好中球細胞外トラップ（neutrophil extracellular traps: NETs）-DNA などの複数の経路が関わることが近年明らかにされている。

▶ 単球 / マクロファージに対する上述の様々な刺激は、nucleotide-binding oligomerization domain, leucine-rich repeat, and pyrin domain (NLRP) 3 インフラマソームの活性化を誘導し、さらにカスパーゼ 1 の活性化によって pro-IL-1β と pro-IL-18 を成熟型に転換する。活性化単球 / マクロファージによって産生された IL-1β と IL-18 は、ASD の様々な臨床所見に関与する。

▶ 筆者らは活動期の ASD 患者の単球において placenta-specific 8（PLAC8）の発現が亢進し、CRP、フェリチン、IL-1β、IL-18 と相関することを見出した。また PLAC8 はオートファジーの誘導を介して、pro-IL-1β と pro-IL-18 の産生を抑制することを明らかにした。

▶ ASD における単球 / マクロファージの活性化メカニズムの解明は、ASD の病態の理解と新規治療戦略の開発に有用と考えられる。

🔍 はじめに

■ ①成人Still病の疫学と臨床的特徴

　成人Still病（Adult Still disease: ASD）は、皮疹、スパイク熱（弛張熱）、関節炎、咽頭痛、リンパ節腫脹、肝脾腫等で特徴づけられる原因不明の全身性炎症性疾患である[1-3]。ASDを対象とした本邦の疫学調査[4] では、ASDの有病率は10万人あたり3.9人、169例のASDを対象とした解析では、平均発症年齢は46歳、16歳未満での発症（小児発症で成人まで遷延した例）は8例（4.8％）のみで、158例（95.2％）は16歳以降の発症（成人発症Still病、Adult onset Still disease: AOSD）だった。臨床経過の情報が得られた146例の解析では、58例（39.7％）は単周期全身型、50例（34.2％）は多周期全身型、15例（10.3％）は慢性関節病変を伴う単周期全身型、23例（15.8％）は慢性関節病変を伴う多周期全身型であった。生命に影響する重篤な合併症に関しては、播種性血管内凝固症候群（disseminated intravascular coagulation: DIC）は8/127例（6.3％）、マクロファージ活性化症候群（macrophage activation syndrome: MAS）は19/127例（15.0％）で認められた。最終観察時、145/164例（88.4％）が寛解を達成していたが、経過中66/169例（39.1％）が再燃を経験していた。リンパ節腫脹とMASの合併が再燃のリスクであった。治療に関しては、経口グルココルチコイドは96％、メトトレキサート（methotrexate: MTX）は41％、生物学的製剤は16％で使用されていた[4]。この本邦の疫学調査を含めた網羅的システマティックレビュー[5] では、AOSDの有病率は10万人あたり0.73 ～ 6.77人、臨床経過は単周期全身型/自然軽快が21.1 ～ 64.3％、多周期全身型/間欠型が9.3 ～ 50.0％、慢性関節型が11.9 ～ 55.6％であった。AOSDの1.7 ～ 23.5％がMASを発症し、AOSDの死亡率は2.3 ～ 16％であった。以上の知見から、現時点のASDの診療において、再燃とMASの予防はアンメットメディカルニーズと考えられる。

■ ②成人Still病に対する生物学的製剤の有用性とその課題

　第3相臨床試験で有用性が示され[6]、抗IL-6受容体モノクローナル抗体であるトシリズマブ静注は、2019年5月に本邦でASDに対して承認された。この第3相臨床試験において、トシリズマブ群のAmerican College of Rheumatology（ACR）20

とACR50反応率はプラセボ群の2倍であり、トシリズマブはプラセボと比較して、有意に優れたグルココルチコイド減量効果を有していた。さらに一部の患者では、疾患活動性のコントロールが得られた後、再燃をきたすことなく、トシリズマブの投与間隔の延長が可能であった[6]。一方で、トシリズマブがAOSD患者においてMASの発症を誘発する可能性が示唆されている[7]。このようにトシリズマブは、アンメットメディカルニーズの一つであるASDの再燃抑制において期待される治療戦略であるが、MASの抑制に関して有効性は確立されていない。

リコンビナントヒトIL-1受容体アンタゴニストであるアナキンラもASDに対する有用性が検討されてきたが、現時点ではASDに対して本邦で未承認である。1本のオープンラベルの多施設共同無作為化試験と14本の単群後ろ向き観察研究を対象としたシステマティックレビュー[8]では、アナキンラは単剤においても多くのAOSD患者を寛解に誘導し、アナキンラによってグルココルチコイドの減量効果が認められた。単施設の報告およびシステマティックレビューにおいて、MASを合併した小児の全身型若年性特発性関節炎（systemic juvenile idiopathic arthritis: sJIA）あるいは自己炎症性疾患患者の多くが（46/50例）、アナキンラによって寛解を達成していた[9]。

以上の知見から、単球/マクロファージの活性化メカニズムの解明は、MASを合併したASDに対する新規の根治的な治療戦略の構築に必須と考えられる。本節ではASDの病態形成に関して、遺伝的背景、誘因、自然および獲得免疫応答、フェリチンおよび炎症性サイトカインの産生亢進を含めて概説する。特に細胞性免疫の中で、ASDおよびMASの発症で中心的な役割を果たすと考えられる、自然免疫応答における単球/マクロファージの活性化メカニズムに注目する。

ASDの病態形成の全体像

ASDの病態形成の全体像に関して、遺伝的背景、誘因、自然および獲得免疫応答、フェリチン、炎症性サイトカインの産生亢進の概要を 表10-1 にまとめた[10]。

表10-1 ASD の病態形成に関与する遺伝的背景、誘因、自然および獲得免疫応答、フェリチン、炎症性サイトカインの産生亢進の概要

過程	関連因子	病態形成における役割と臨床所見との関連
遺伝的背景	*HLA クラス I*（*HLA-B17、B18、B35*） *HLA クラス II*（*HLA-DR2、DR4、DRB1*12、DRB1*15*）	疾患感受性
	HLA-Bw35 と *HLA-DRB1*14*	軽症 / 自然軽快
	HLA-DRw6	関節病変
	HLA-DRB1*1501（*DR2*）と *HLA-DRB1*1201*（*DR5*）	慢性経過
	HLA-DQB1*0602（*DQ1*）	慢性全身型
	IL-18	IL-18 の高産生
	MIF	MIF の高産生、肝障害
	MEFV、TNFRSF1A	疾患感受性、重症化
	LILRA3	疾患感受性、NETs 形成の誘導
誘因	ウイルス（風疹ウイルス、麻疹ウイルス、エコーウイルス 7 型、コクサッキーウイルス B4 型、サイトメガロウイルス、Epstein-Barr（EB）ウイルス、パルボウイルス B19、肝炎ウイルス、インフルエンザウイルス、アデノウイルス、ヒト免疫不全ウイルス（human immunodeficiency virus: HIV））	PAMPs
	SARS-CoV-2	マクロファージ活性化
	細菌感染（*Mycoplasma pneumoniae*、*Chlamydia pneumoniae*、*Yersinia enterocolitica*、*Brucella abortus*、*Borrelia burgdorferi*）	PAMPs
	固形癌と血液悪性腫瘍（壊死した腫瘍細胞）	DAMPs
自然免疫応答	活性化マクロファージ	炎症性サイトカイン（IL-1β、IL-18、TNFα、IL-6）およびケモカイン産生 貪食作用の亢進 フェリチン放出の誘導
	活性化好中球	サイトカインやケモカインを産生し、自然免疫応答においてマクロファージと相互作用 NETs 形成
	NK 細胞の細胞傷害活性低下	MAS の病態形成

獲得免疫応答	活性化 Th1 細胞	臨床的疾患活動性スコアと血清 IL-18 レベルと相関 IFN-γによるマクロファージの活性化
	活性化 Th17 細胞	重症度スコア、血清フェリチンレベル、炎症性サイトカインと相関
	Treg 細胞の活性化低下	疾患活動性が Treg 細胞の安定性に影響
フェリチンの産生亢進	活性化マクロファージからのフェリチン産生増加	炎症反応のパスウェイを増強、疾患活動性と相関
炎症性サイトカイン	IL-18 と IL-1βの上昇	全身性疾患
	IL-6 と TNFαの上昇	関節炎
	IL-1βと IL-6 の上昇	発熱と皮疹
	IL-18 と比較して IFN-γの上昇	MAS の発症
	IL-18	Th1 応答を惹起し、細胞傷害性 CD8 陽性 T 細胞や NK 細胞からの IFN-γ産生を誘導
	PLAC8	オートファジーの誘導を介して、単球の pro-IL-1βと pro-IL-18 の産生を抑制
	IL-10	IFN-γ刺激によって誘導される単球からの IL-1β、IL-6、TNFαの産生を抑制
	IL-38	マクロファージにおける NLRP3 インフラマソームの活性化を抑制

MIF: macrophage migration inhibitory factor、MEF: Mediterranean fever、
TNFRSF1A: tumor necrosis factor receptor superfamily member 1A、
LILRA3: gene name for leukocyte immunoglobulin-like receptor A3、
NETs: neutrophil extracellular traps、
SARS-CoV-2: severe acute respiratory syndrome coronavirus 2、
PAMPs: pathogen-associated molecular patterns、
DAMPs: damage-associated molecular patterns、MAS: macrophage activation syndrome、
Tregs: regulatory T cells、NK: natural killer、PLAC8: placenta-specific 8、
NLRP3: nucleotide-binding oligomerization domain, leucine-rich repeat, and pyrin domain 3

Tsuboi H. Activation mechanisms of monocytes/macrophages in adult-onset Still disease. Front Immunol. 2022; 13: 53730. より引用改変

■ ①遺伝的背景

ASDとhuman leukocyte antigen（HLA）の関連が示されており、HLAクラスⅠでは、*HLA-B*17、B18、B35、HLAクラスⅡでは、HLA-DR2、DR4、DRB1*12、DRB1*15との関連が報告されている[11, 12]。さらにHLA型とASDの臨床的特徴との関連も報告されており、*HLA-Bw35*と*HLA-DRB1*14 は軽症／自然軽快と、HLA-DRw6は関節病変と、*HLA-DRB1*1501（DR2）と*HLA-DRB1*1201（DR5）は慢性経過と、HLA-DQB1*0602（DQ1）は慢性全身型との関連が示されている[13-15]。興味深いことに、*IL-18*遺伝子とmacrophage migration inhibitory factor（*MIF*）遺伝子の多型は、IL-18とMIFの高産生を介してASDの疾患感受性に寄与することが示された[16, 17]。既知の遺伝性周期性発熱症候群の原因遺伝子のうち、パイリン（pyrin）をコードするmediterranean fever（*MEFV*）遺伝子の3つのレアバリアント、tumor necrosis factor receptor superfamily member 1A（*TNFRSF1A*）遺伝子の変異はASDと有意に関連し、ASDの重症化とも関連することが報告された[18]。さらに最近では、functional leukocyte immunoglobulin-like receptor A3（LIR-A3: gene name *LILRA3*）がASD発症の新規遺伝的リスク因子であることが示され、functional LIR-A3は好中球細胞外トラップ（neutrophil extracellular traps: NETs）の誘導に関与することが示唆された[19]。

■ ②誘因

風疹ウイルス、麻疹ウイルス、エコーウイルス7型、コクサッキーウイルスB4型、サイトメガロウイルス、Epstein-Barr（EB）ウイルス、パルボウイルスB19、肝炎ウイルス、インフルエンザウイルス、アデノウイルス、ヒト免疫不全ウイルス（human immunodeficiency virus: HIV）等多くのウイルスが、病原体関連分子パターン（pathogen-associated molecular patterns: PAMPs）による免疫応答の活性化を介して、ASDの病態を誘発する可能性が示唆されている[20-23]。最近では、severe acute respiratory syndrome coronavirus 2（SARS-CoV-2）との関連や、新型コロナウイルス感染症（coronavirus disease 2019: COVID-19）とASDにおけるマクロファージ活性化の共通性も注目されている[20]。このようなウイルス感染に加えて、*Mycoplasma pneumoniae*、*Chlamydia pneumoniae*、*Yersinia enterocolitica*、*Brucella abortus*、*Borrelia burgdorferi*等の細菌感染も関連すると考

えられている[1, 24-26]。

　前述の病原体感染以外に、固形癌や血液悪性腫瘍もASDの病態を誘発する可能性が示唆されている[1, 27]。主に壊死した腫瘍細胞から放出されたダメージ関連分子パターン（damage-associated molecular patterns: DAMPs）がToll様受容体（toll-like receptors: TLRs）等の自然免疫受容体（innate immune receptors）に認識されることにより、腫瘍免疫微小環境内で自然免疫応答が惹起されると考えられており[28]、ASDの発症にも関連する可能性がある。

　しかしながら、現時点ではASDに特異的な誘因は同定されておらず、複数の誘因がASDの発症に関わる可能性が示唆されている[1]。

■ ③自然免疫応答

　マクロファージや好中球を含む自然免疫細胞の活性化は、ASDの病態形成において重要な役割を果たす[1]。単球/マクロファージの活性化メカニズムは後述するが、活性化したマクロファージは、IL-1β、IL-18、TNFα、IL-6といった炎症性サイトカインおよびケモカインを高産生し、貪食作用が亢進、さらにフェリチンの放出も誘導されている[20, 29]。好中球に関しては、種々のPAMPs、DAMPsと、好中球上のTLRs、C-type lectin domain family 5-member A（CLEC5A）、Fc受容体等、パターン認識受容体（pattern recognition receptors: PRRs）を含む複数の特異的受容体との相互作用によって、好中球の遊走と活性化が惹起される[30]。活性化した好中球は、サイトカインやケモカインを産生し、自然免疫応答においてマクロファージと相互作用する。好中球の活性化とそれに引き続く各種メディエーターの放出は、ポジティブフィードバックループを形成し、好中球のリクルートと炎症反応をさらに増強することでASDの病態形成に寄与する[30]。ASDの病態において中心的サイトカインと考えられているIL-18は、好中球へのCa流入を増強しNETsを誘導すると報告されている[30]。S100蛋白等のNETsの構成蛋白は、TLR4やAGEs（advanced glycation end products）受容体（RAGE）のリガンドとして機能し、好中球の活性化と炎症性サイトカインの放出を増強することでASDの全身性炎症に関わる[31]。このようにNETs形成は好中球とマクロファージの相互作用を介して、サイトカインストームを誘発する[30]。

　対照的に、ASD患者のナチュラルキラー（natural killer: NK）細胞の細胞傷害活性の低下が知られている[32]。ASDの病態の過程で産生されるIL-18を中心とする

炎症性サイトカインは、NK細胞の活性を低下させると報告されている[33,34]。興味深いことにNK細胞の細胞傷害活性の低下は、MASの病態形成にも関与することが示唆されている[35]。

④獲得免疫応答

これまでにASD患者では健常人と比較して、末梢血におけるIFN-γを産生するTh細胞の有意な増加、Th1/Th2細胞比の有意な上昇が報告され、末梢血におけるIFN-γを産生するTh細胞の割合、Th1/Th2細胞比はASD患者の臨床的疾患活動性スコアや血清IL-18レベルと有意に相関することが示されている[36]。重要な点は、IFN-γはマクロファージによるサイトカインとケモカインの産生、貪食作用、病原微生物の細胞内における殺菌作用を増強するとされている点である[29]。さらに、活動性のASD患者では末梢血中のTh17細胞の割合が高く、その割合は重症度スコア、血清フェリチンレベル、IL-1β、IL-6、IL-18を含む炎症性サイトカインと相関することが報告されている[37,38]。

一方で、最近の研究では急性期のASD患者では、健常人と比較してTreg細胞が有意に減少しており、Treg細胞におけるIFN-γ、IL-17、IL-4の発現は有意に増加、Treg細胞の抑制機能は障害されていることが明らかにされた[39]。これらの結果から、ASDでは疾患活動性がTreg細胞の安定性に影響する可能性が示唆された[39]。

⑤フェリチンの産生亢進

フェリチンは24個のサブユニットで形成される細胞内の鉄貯蔵蛋白で、分子量で区別されるheavy（H）サブユニットとlight（L）サブユニットから成る[1]。フェリチンはASDの特徴的なメディエーターとしてよく知られている[20]。ASDでは、H-フェリチンとH-フェリチンを発現するマクロファージの数が増加しており、病態形成に関与する可能性が示唆されている[40-43]。興味深いことに、リンパ節や皮膚におけるH-フェリチンの発現亢進は、ASDの重症度と関連した[42,43]。フェリチンの産生は、鉄の可用性に加えて、ASD患者で高産生が見られるIL-1βやIL-6など異なるサイトカインによっても調節されている[1,20]。さらにフェリチンは、炎症反応のパスウェイを増強させると考えられており、フェリチンが急性期

反応の単なる傍証ではないとする説が支持されている[44]。したがって、活性化マクロファージから産生されるフェリチンの増加はASDの疾患活動性と相関し、疾患活動性マーカーとなる可能性が示唆されている[20]。

Heme oxygenase-1（HO-1）は誘導性のヘム分解酵素で、種々のストレスに応答してマクロファージや血管内皮細胞が産生する。興味深いことに、血球貪食症候群（hemophagocytic syndrome: HPS）やASDの患者では、血清HO-1は血清フェリチンとは密接に相関するが、CRPやlactate dehydrogenase（LDH）レベルとは相関しないと報告されている[45]。以上の知見から、HPSやASD患者におけるHO-1と高フェリチン血症の関連が示唆された。

さらに、糖化フェリチンを含む複数のフェリチンのアイソフォームが同定されている。ASD患者では、感染症、肝疾患、全身性炎症性疾患、不明熱、悪性腫瘍を含む疾患コントロール群と比較して、糖化フェリチンが有意に低下していることが明らかにされた。この結果から、フェリチンの上昇と糖化フェリチンの低下は、ASDの有力な診断マーカーとなる可能性が示唆された[46]。

⑥炎症性サイトカインの産生亢進

ここまで述べてきた種々の免疫応答の賦活化は、活性化マクロファージ、好中球、Th1細胞、Th17細胞からのIL-1β、IL-18、TNFα、IL-6、IFN-γ、IL-17を含む炎症性サイトカインの産生亢進をもたらす[1]。重要な点は、サイトカインプロファイルの違いが、ASDの特定の臨床所見につながるということである[3]。例えばIL-18とIL-1βの上昇は全身性疾患で、IL-6とTNFαの上昇は関節炎で、IL-1βとIL-6の上昇は発熱と皮疹でそれぞれ認められる[1,3]。ASDの最も重症な合併症の一つであるMASに関しては、sJIA症例での検討において、IL-18と比較して血漿IFN-γの上昇がMASの発症リスク増加を予測すると報告された[47]。さらに、IL-6もMASとの関連が確認されている[3]。IL-18とIFN-γの関連については、IL-18はTh1応答を惹起し、細胞傷害性CD8陽性T細胞やNK細胞からのIFN-γ産生を誘導する可能性が示唆されている[48]。これらのサイトカインプロファイルとASDの臨床所見との関連は臨床的に有用な情報と考えられるが、日常診療では血清サイトカイン測定はルーチンには実施できず、現時点では個々のASD患者のサイトカインプロファイルによって治療戦略を決定することは行われていない[3]。ASDにおけるサイトカインの役割の詳細に関しては、別項に譲る。

ASDにおける単球/マクロファージの活性化メカニズム

前述したように、自然免疫における単球/マクロファージの活性化はASDおよびMASの発症で中心的な役割を果たす。ASDにおける単球/マクロファージの活性化には、Ⅱ型IFN刺激[29]に加えて、PAMPsおよびDAMPs-PRRs経路、NETs-DNAなど[1,20]の複数の経路が関わることが近年明らかにされている。さらに、単球/マクロファージの活性化を制御する複数の抑制性分子も報告されている。図10-2にASDにおける単球/マクロファージの活性化メカニズムの概要を示す[10]。

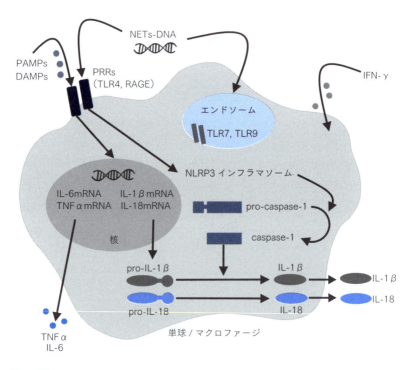

図10-2 ASDにおける単球/マクロファージの活性化メカニズムの概要

Tsuboi H, et al. Activation mechanisms of monocytes/macrophages in adult-onset Still disease. Front Immunol 13:953730, 2022.[10] より引用改変

■ ①活動期ASD患者の単球におけるmRNA発現パターンと placenta-specific 8（PLAC8）の特異的発現亢進

　筆者らの研究室では、ASDの活動期と特異的に関連する遺伝子を同定するた
め、活動期ASD患者、非活動期ASD患者（活動期と非活動期のASD患者は同一患
者）、健常人の間で、末梢血単球の遺伝子発現パターンをDNAマイクロアレイで
比較した[49]。主成分分析（principal components analysis: PCA）では、活動期
ASD患者、非活動期ASD患者、健常人の3群間で末梢血単球の遺伝子発現パター
ンは互いに異なっており、別々のクラスターを形成した。筆者らは、活動期ASD
患者で特異的に発現増加した68遺伝子の中から、placenta-specific 8（PLAC8）を
同定した。PLAC8のmRNA発現は、健常人および非活動期ASD患者と比較して、
活動期ASD患者で有意に増加しているだけでなく、関節リウマチ（RA）、シェー
グレン症候群（SS）、全身性エリテマトーデス（SLE）、多発性筋炎（polymyositis:
PM）/皮膚筋炎（dermatomyositis: DM）患者といった疾患コントロール群と比
較した場合にも、活動期ASD患者で有意に増加しており、単球におけるPLAC8の
mRNA発現増加は活動期ASD患者に特異的である可能性が示唆された。興味深い
ことにASD患者では、末梢血単球におけるPLAC8のmRNA発現は、血清CRP、フ
ェリチンレベルと有意な相関が認められた。さらに、ASD患者の血清IL-1βとIL-18
レベルはPLAC8のmRNA発現レベルと有意に相関したが、IL-6およびTNFαは相
関しなかった。以上の結果より、末梢血単球におけるPLAC8のmRNA発現レベル
は、ASD患者の疾患活動性および重症度マーカーとなる可能性が示された[49]。

■ ②PLAC8によるオートファジーの誘導を介するpro-IL-1β とpro-IL-18の産生抑制

　PLAC8の機能に関して、筆者らはPLAC8の発現増加はIL-1βとIL-18の不活性型
前駆体の産生に影響し、オートファジーの誘導を介してカスパーゼ1非依存的に、
IL-1βとIL-18の産生を抑制することを明らかにした。したがって、PLAC8はASD
の病態形成において、抑制性分子として機能することが示唆された[49]。**図10-3**に、
PLAC8のIL-1βとIL-18産生に対する想定される抑制機能の概要を示す[10]。

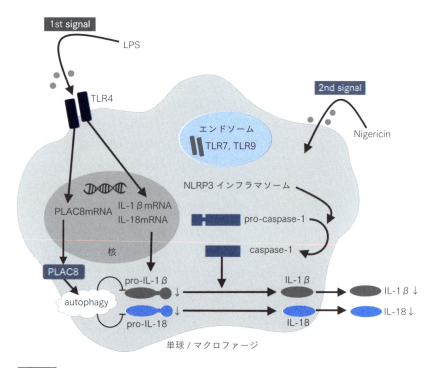

図10-3 PLAC8のIL-1βとIL-18産生に対する想定される抑制機能の概要

Tsuboi H, et al. Activation mechanisms of monocytes/macrophages in adult-onset Still disease. Front Immunol 13:953730, 2022.[10] より引用改変

PLAC8によるIL-1βとIL-18の産生抑制には、2つのステップが想定される。
第1のステップはLPS刺激によるPLAC8、pro-IL-1β、pro-IL-18の産生亢進である。
第2のステップは発現増加したPLAC8によるオートファジーの誘導を介するカスパーゼ1非依存的な、pro-IL-1βとpro-IL-18の抑制である。
略号は図10-2を参照

③PAMPsおよびDAMPs-PRRs経路

　単球/マクロファージは、TLRs等の複数のPPRsによる種々のPAMPsおよびDAMPsの認識によって活性化され、インフラマソームの賦活化を介してpro-IL-1βとpro-IL-18を活性型に誘導する[1,20]。Nucleotide-binding oligomerization domain, leucine-rich repeat, and pyrin domain（NLRP）は刺激に反応して蛋白の多量体を形成する[20]。NLRP3インフラマソームはカスパーゼ1の活性化を誘導し、活性型カスパーゼ1はpro-IL-1βとpro-IL-18を、ASDの病態形成に関与する活性型IL-1

βとIL-18に転換する[1, 20]。

ASDにおける単球/マクロファージの活性化に作用するTLRsとそのリガンドに関しては、S100蛋白とTLR4, high mobility group box-1（HMGB1）とTLR4およびRAGE、核酸とTLR7を含む種々のDAMPsとTLRsの組み合わせが同定されている[20, 50]。

■ ④NETs-DNA

自然免疫応答の項目で述べたように、ASDにおいて軸となるサイトカインであるIL-18は、好中球へのCa流入を増強しNETsを誘導すると報告されている[30]。興味深いことに、HuらはASD患者の循環血液中では健常人と比較して、NETs-DNA複合体が有意に増加しており、ASD患者のNETs-DNA複合体はマクロファージを活性化させ、NLRP3インフラマソームの誘導を介してIL-1β、IL-6、TNFαの産生を増加させることを明らかにした[51]。さらに、HuらはASD患者の好中球はNETs-DNAを自然に放出し、主にTLR9を介して炎症反応増強に繋がる可能性を提唱した[51]。これらの知見から、ASDにおけるNETs形成を介する好中球とマクロファージの新たなリンクが示唆された。

■ ⑤II型IFN刺激

II型IFNであるIFN-γは、プロトタイプの「マクロファージ活性化因子」であり、マクロファージによるサイトカインとケモカインの産生、貪食作用、病原微生物の細胞内における殺菌作用を増強し、ASDとMASの発症において重要な病態的役割を果たす[29, 52]。

■ ⑥炎症性サイトカイン産生に対するIL-10とIL-38の抑制効果

近年の報告では、末梢血単球はIL-6受容体とgp130に加えて、IL-10受容体も発現していることが明らかにされた[53]。予想通り、IFN-γは単球からのIL-1β、IL-6、TNFαを含む炎症性サイトカインの発現レベルを亢進させたが[53]、興味深いことに、IL-10はIFN-γ刺激によって誘導されるこれらの炎症性サイトカイン産生を明らかに抑制した[53]。以上の所見から、IL-10は単球による炎症性サイトカイン産生

に対して抑制効果を有する可能性が示唆された。

　IL-38は感染症や免疫応答において複数の機能を有する新たなIL-1ファミリーのサイトカインである。近年の報告では、マウスの腹腔マクロファージでは、lipopolysaccharide（LPS）によってIL-38とその受容体であるIL-36受容体の発現が亢進し、IL-38の作用によってマクロファージの表現型がM1からM2に移行すること、IL-38がLPSによって誘導されるNLRP3インフラマソームの活性化を抑制することが明らかにされた[54]。したがって、IL-38はNLRP3インフラマソームの活性化を有意に抑制し、抗炎症効果を発揮する可能性が示唆された[55]。

🔍 おわりに

　遺伝的背景、誘因、自然および獲得免疫応答、フェリチン、炎症性サイトカインの産生亢進を含む複数の因子がASDの病態形成に寄与する。自然免疫の中では、単球/マクロファージの活性化が、ASDとMASの発症において中心的な役割を果たす。ASDにおける単球/マクロファージの活性化には、Ⅱ型IFN刺激に加えて、PAMPsおよびDAMPs-PRRs経路、NETs-DNAなどの複数の経路が関わる。筆者らは活動期ASD患者の単球においてPLAC8の発現が特異的に亢進し、血清CRP、フェリチン、IL-1β、IL-18と相関することを見出した。さらに、PLAC8はオートファジーの誘導を介して、pro-IL-1βとpro-IL-18の産生を抑制することを明らかにし、PLAC8はASDの病態形成においては、抑制性分子として機能する可能性を示した。以上の単球/マクロファージの活性化メカニズムに関する知見は、ASDの病態解明と新規治療戦略の開発に有用と考えられる。

参考文献

1）Giacomelli R, et al. J Autoimmun. 2018; 93: 24-36. PMID: 30077425
2）Mimura T, et al. Mod Rheumatol. 2018; 28: 736-757. PMID: 29651907
3）Mitrovic S, et al. J Clin Med. 2021; 10: 2633. PMID: 34203779
4）Asanuma YF, et al. Mod Rheumatol. 2015; 25: 393-400. PMID: 25382730
5）Efthimiou P, et al. Semin Arthritis Rheum. 2021; 51: 858-874. PMID: 34175791
6）Kaneko Y, et al. Ann Rheum Dis. 2018; 77: 1720-1729. PMID: 30279267
7）Kaneko Y. Mod Rheumatol. 2022; 32: 12-15. PMID: 34894252
8）Giacomelli R, et al. Clin Exp Rheumatol. 2021; 39: 187-195. PMID: 32452353
9）Sönmez HE, et al. Clin Rheumatol. 2018; 37: 3329-3335. PMID: 29663156
10）Tsuboi H, et al. Front Immunol. 2022; 13: 953730. PMID: 36090971
11）Pouchot J, et al. Medicine (Baltimore). 1991; 70: 118-136. PMID: 2005777

12）Joung CI, et al. Clin Exp Rheumatol. 2003; 21: 489-492. PMID: 12942703

13）Terkeltaub R, et al. Arthritis Rheum. 1981; 24: 1469-1472. PMID: 6976785

14）Wouters JM, et al. Arthritis Rheum. 1986; 29: 415-418. PMID: 3457570

15）Fujii T, et al. Rheumatology (Oxford). 2001; 40: 1398-1404. PMID: 11752512

16）Sugiura T, et al. Arthritis Res Ther. 2006; 8: R60. PMID: 16563174

17）Wang FF, et al. Arthritis Res Ther. 2013; 15: R65. PMID: 23721694

18）Sighart R, et al. Rheumatol Int. 2018; 38: 111-120. PMID: 29159471

19）Wang M, et al. Arthritis Rheumatol. 2021; 73: 1033-1043. PMID: 33381895

20）Chen PK, et al. J Immunol Res. 2021; 2021:8998358. PMID: 34239943

21）Wouters JM, et al. Ann Rheum Dis. 1988; 47: 764-767. PMID: 3178317

22）Escudero FJ, et al. Ann Rheum Dis. 2000; 59: 493. PMID: 10885978

23）DelVecchio S, et al. Clin Infect Dis. 2008; 46: e41-43. PMID: 18199044

24）Perez C, et al. Clin Infect Dis. 2001; 32: E105-E106. PMID: 11247732

25）Matsuura-Otsuki Y, et al. Eur J Dermatol. 2016; 26: 309-311. PMID: 27018416

26）De Clerck KF, et al. Acta Clin Belg. 2008; 63: 190-192. PMID: 18714850

27）Liozon E, et al. Rev Med Interne. 2014; 35: 60-64. PMID: 24094701

28）Yanai H, et al. Int Immunol. 2021; 33: 841-846. PMID: 34357403

29）Di Cola I, et al. J Clin Med. 2021; 10: 1164. PMID: 33802085

30）Kim JW, et al. Int J Mol Sci. 2021; 22: 13038. PMID: 34884842

31）Wang S, et al. Front Immunol. 2018; 9: 1298. PMID: 29942307

32）Lee SJ, et al. Arthritis Rheum. 2012; 64: 2868-2877. PMID: 22605480

33）Chaix J, et al. J Immunol. 2008; 181: 1627-1631. PMID: 18641298

34）Kaplanski G. Immunol Rev. 2018; 281: 138-153. PMID: 29247988

35）Ruscitti P, et al. Expert Rev Clin Immunol. 2017; 13: 1041-1047. PMID: 28837367

36）Chen DY, et al. Ann Rheum Dis. 2004; 63: 1300-1306. PMID: 15361391

37）Chen DY, et al. Rheumatology (Oxford). 2010; 49: 2305-2312. PMID: 20837500

38）Waite JC, et al. Int J Inflam. 2012; 2012: 819467. PMID: 22229105

39）Shimojima Y, et al. Clin Exp Immunol. 2021; 206: 184-195. PMID: 34319596

40）Ruscitti P, et al. Autoimmune Rev. 2015; 14: 429-437. PMID: 25599955

41）Ruscitti P,et al. Clin Exp Immunol. 2018; 191:220-228. PMID: 28960260

42）Ruscitti P, et al. Clin Exp Immunol. 2016; 186: 30-38. PMID: 27317930

43）Ruscitti P, et al. Clin Exp Immunol. 2016; 183: 397-404. PMID: 26540556

44）Ruscitti P, et al. Ann Rheum Dis. 2020; 79: 1515-1516. PMID: 32434816

45）Kirino Y, et al. Arthritis Res Ther. 2005; 7: R616-624. PMID: 15899048

46）Fautrel B, et al. J Rheumatol. 2001; 28: 322-329. PMID: 11246670

47）Put K, et al. Rheumatology (Oxford). 2015; 54: 1507-1517. PMID: 25767156

48）Colafrancesco S, et al. Int J Inflam. 2012; 2012: 156890. PMID: 22762008

49）Segawa S, et al. J Immunol. 2018; 201: 3534-3545. PMID: 30404814

50）Jung JY, et al. Front Immunol. 2020; 11: 583513. PMID: 33224145

51）Hu Q, et al. Arthritis Res Ther. 2019; 21: 9. PMID: 30616678

52）Andersson U. Acta Paediatr. 2021; 110: 2717-2722. PMID: 33934408

53）Aizaki Y, et al. Clin Exp Rheumatol. 2021; 39 Suppl 132:22-29. PMID: 34128808

54）Ge Y, et al. Mediators Inflamm. 2021; 2021: 6370911. PMID: 34955683

55）Li Z, et al. Front Immunol. 2022; 13: 894002. PMID: 35634320

（坪井　洋人／松本　功）

第11章

脊椎関節炎

point

▶ 脊椎関節炎（spondyloarthritis: SpA）は、type3 immunity を主体とした自己免疫および自己炎症による、「付着部炎」を起点としたリウマチ性疾患であり、遺伝的背景、メカニカルストレス、腸管 **dysbiosis**[1] が病態に深く関わる。

▶ SpA 診療において、正確な診断、効果的な治療のためには、分類基準と診断基準の違いを意識することが重要であり、そのためには基礎研究・臨床研究のエビデンスを踏まえて病態生理を把握することが一助となる。

はじめに

　SpAは自己免疫と自己炎症による付着部炎を主体とする全身性の筋骨格系疾患である[1]。本邦では*HLA-B*27*（以後、*HLA-B27*と記載）の陽性率が他地域に比べて低いこともあり、関節リウマチ（rheumatoid arthritis: RA）と比べて十分に認知されていることが未だ多くないが、本邦以外の多くの国・地域では、RAと同様に、リウマチ性疾患の中ではcommon diseaseに位置付けられ、比較的よく見られる疾患である。また最近では、本邦も含めて*HLA-B27*陰性のSpAの研究も進んでいる[2]。病態生理としては、dysbiosisおよび炎症性腸疾患（inflammatory bowel disease: IBD）病態の関与や、メカニカルストレスの関与、Th17細胞・IL-17産生CD8陽性T細胞・$\gamma\delta$T細胞・mucosal associated invariant T（MAIT）細胞・type3 innate lymphoid cell（ILC3）といったtype 3 immunityとの関与も徐々に明らかになってきている。本章では、症例ごとに病態生理に即した臨床を実践する一助となるべく、SpAの病態について解説する。

1　dysbiosis：ディスバイオーシスと読む。微生物叢を構成する種の数や1つの種の絶対数が減少することにより、微生物叢やそれに関連する物質の多様性が低下した状態。主に腸内細菌について使われるが、真菌・ウイルスや、皮膚・気管・婦人科臓器等においても、盛んに研究されるようになってきている。

SpAの診断と分類基準の関係

　SpAやRAをはじめリウマチ性疾患の多くで、分類基準と診断基準の違いを意識する必要がある。リウマチ性疾患は、感染症や悪性腫瘍と異なり、特定の所見があれば、ほぼ100％診断できると言えるような決め手に欠けることが少なくない。また「分類」と「診断」に解離が生じる場合があり、「分類」基準を参考に、総合的に「診断」することになることが多い。特にSpAは現時点で、*HLA-B27*以外にRAでの抗CCP抗体のような特異度の高い検査所見もないため、基礎的な病態生理を理解しておくことが、その診断にあたってより重要となる。分類基準は、治験やその他臨床試験のための基準であり、感度・特異度、特に特異度が高い所見を抽出し、疾患をグループ化するため、より典型的な症例が集約される。例えばSpAの分類基準を満たさなくても、病態はSpAである症例にも実臨床では遭遇し得る。一方で、例えば線維筋痛症（fibromyalgia: FM）の症例では、付着部炎や滑膜炎の評価が正確に行われないと、脊椎関節炎の分類基準を満たしがちになる[3]。基礎的な病態生理を把握することが、誤診を少なくすることに役立つ。

　Assessment of SpondyloArthritis international Society（ASAS）によるSpAの分類基準では、大きく分けて「体軸性」か「末梢性」かを分類している。体軸性SpA（axSpA）は、45歳未満発症で3か月以上続く腰背部痛があることを前提に、X線かMRIで定められた仙腸関節炎画像と1つ以上のSpAの特徴的所見、あるいは*HLA-B27*陽性かつ2つ以上のSpAの特徴的所見がある時に分類される[4]。さらに、X線で定められた仙腸関節炎画像の基準を満たすと強直性脊椎炎（ankylosing spondylitis: AS）と分類され、それ以外がX線基準を満たさないaxSpA（non-radiographic axial SpA: nr-axSpA）と分類される[5]。末梢性SpA（pSpA）の分類基準は、axSpAの分類基準を満たさない時にはじめて検討される[6]。

　いずれの分類基準も満たさない多発付着部炎病態は、SpAと「分類」はできず、未分類付着部炎（unclassifiable enthesitis）といった呼び方の「分類」がされることがあるが、実臨床では分類不能（undifferentiated）pSpAに準じた対応をする必要がある場合がある。ただし、分類基準を満たしていない時点で典型例とは言えず、「診断」は慎重に行う必要があり、やはり基礎的な病態生理からの考察が不可欠である。また、前述のASASの分類基準以外に、併存疾患病名と関連づいた分類・診断を行うこともあり、乾癬性関節炎（psoriatic arthritis: PsA）、炎症性疾患に伴う脊椎関節炎（IBD-associated SpA: IBD-SpA）、反応性関節炎（reactive arthritis: ReA）といった病名で分類・診断することもある[7]（図11-1）。

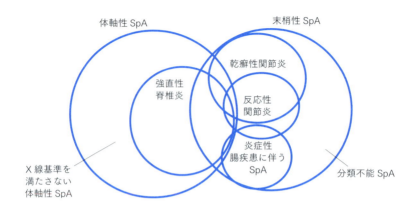

図11-1　SpAの分類の概念図（文献7より）
Raychaudhuri SP, et al. J Autoimmun. 2014; 48-49: 128-133. より引用改変

HLA-B27やその他の遺伝子変異とSpAの病態生理

　SpAの病態には、遺伝的背景が大きく関わっており、そのうちmajor histocompatibility complex（MHC）に関連する遺伝子変異が40〜50%、特に*HLA-B27*に関連するものは20〜30%とする報告がある[8]。一方で実際の*HLA-B27*の一般人口における保有率は、米国で6.1%、中国で1.8%、本邦で0.3%とする報告がある。また、米国でのSpAの有病率は0.6〜1%とされるのに対して、本邦は0.01%程度とされている[9]。

　SpAの動物モデルの研究も歴史的に*HLA-B27*を中心に研究が始まり、1990年にHammerらより、ヒト*HLA-B27*とβ2ミクログロブリンのトランスジェニックラットにおいて、体軸性関節炎、末梢性関節炎、腸炎、皮膚炎等を起こすことが報告された[10]。*HLA-B27*のSpAの病態における役割は複数提唱されており、①*HLA-B27*による関節炎誘発抗原の提示、②*HLA-B27*のミスフォールドによる小胞体（endoplasmic reticulum: ER）ストレスによるオートファジーを介したIL-23産生、③細胞表面の開放構造を持つ重鎖のホモダイマーと、NK細胞およびT細胞のKIR3DL2や単球や破骨細胞のLILRB2、LILRB5との結合、④腸管dysbiosisの誘発、が言われている[11, 12]（図11-2）。

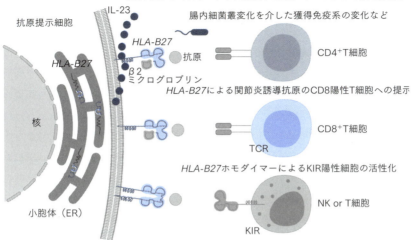

図11-2　SpAにおける推測されているHLA-B27の機序
Sieper J, et al. Nat Rev Dis Primers. 2015; 1: 15013. より引用改変

　①の関節炎誘発抗原の提示は、主に45番目のグルタミン酸や97番目のアスパラギンに起因するとされ、両者共に抗原が結合する溝（groove）に位置している[13]。しかし、HLA-B27トランスジェニックラットではCD8αを欠損させても病態は抑制されないほか[14]、明らかな病原性のペプチド抗原は現時点で特定されていない。

　②のHLA-B27のミスフォールドは67番目のシステインおよび他のアミノ酸に起因するとされ、unfold protein reaction（UPR）により、IL-23もコードするUPR関連遺伝子が活性化される[15]。ラットではマクロファージでのUPRの亢進が確認されているが、ヒトのSpAにおいては亢進が見られるとする報告と見られないとする報告があり、まだ結論が出ていない[16]。また、HLA-B27陽性SpA患者でより多く見られるendoplasmic reticulum aminopeptidase 1（ERAP1[2]）変異アレルとERストレスとの相関も確認されていない[17]。

2　ERAP：Endoplasmic reticulum aminopeptidase（小胞体アミノペプチダーゼ）の略称。オキシトシナーゼサブファミリーに属する酵素で、小胞体に貯蔵され、MHCクラスⅠ分子への抗原提示における抗原ペプチドの最終処理を行う。特にERAP1の基質は、アミノ酸鎖の長さが9～16、C末端が主に疎水性アミノ酸である等、MHCクラスⅠに結合するペプチドの特徴を持つ。他にも、マクロファージ活性化、血管新生促進、サイトカイン受容体のシェディング（切断）促進等の様々な機能があるとされ、その遺伝子型が自己免疫疾患・自己炎症性疾患の病態に関与することが報告されている。

③の細胞表面に位置し開放構造を持つ*HLA-B27*の重鎖のホモダイマーと、in-hibitory killer cell receptor（KIR）の1種であるKIR3DL2等との結合は、同じく67番目のシステインやその他のシステインに起因するとされ、ヒトのSpAの関節や腸で細胞表面のホモダイマーの増加が確認されている[18]。KIR3DL2を介した刺激はTh17細胞からのIL-17A産生を促進する他、NK細胞からのIFN-γ産生を抑制し、IL-17A/IFN-γバランスを変化させると考えられている[19]。また、SpA患者のIL-23受容体陽性T細胞のほとんどがKIR3DL2陽性であるとされる[20]。一方で、ERAP 1変異との関係については、このホモダイマーが増加するとする報告と減少するとする双方の報告があり、因果関係は今のところ明らかでない[21]。また、実際このホモダイマーがヒトのSpAで*in vivo*でこのような作用をしている直接的な証拠は明らかでない[12]。

④の腸管dysbiosisは直接的な*HLA-B27*との因果関係の証明はないが、①〜③を通じて間接的に生じていると考えられ、別項で解説する。

*HLA-B27*の他にも、*HLA-B40*、*HLA-Cw6*等が、*ERAP1*の変異と相関すると報告されている[22, 23]。その他、IL-23-IL-17軸に影響を与える遺伝子として、*IL23R*、*IL12B*、*RUNX3*、*EOMES*、*TBX21*、*TYK2*、*IL6R*、*IL7R*、*IL27*、*NKX2*、*PTGER4*、*TLR4*、*TLR5*、*TNFAIP3*（A20）が代表的なものとして指摘されている[24-30]。インフラマソーム[3]に関連する遺伝子変異も指摘されており、*MEFV* M694V、*CARD9*、*CARD15*、*IRGM*、*IL1R1*、*IL1R2*等が代表的なものとされ[30-33]、NLRP3、ASCの発現もAS患者のPBMCで増加していると報告されている[34]。*MEFV*の変異に関しては、昨今、家族性地中海熱（familial Mediterranean fever；FMF）に伴うSpA病態が注目されており、2019年のトルコからの報告によると、M694V変異によるSpA発症のオッズ比は、*HLA-B27*陽性例で4.3、陰性例で7.8とされる[35]。FMFの陽性所見として体軸病変が報告されることも多く、FMFの78％で炎症性腰背部痛（inflammatory back pain: IBP）が見られ、7.5％がASの分類基準である改訂New York基準を満たしていたとされる[36]。また、抗IL-1受容体抗体

---

[3] インフラマソーム：自然免疫におけるパターン認識受容体（patten recognition receptor: PRR）がdamage-associated molecular patterns（DAMPs）・pathogen-associated molecular patterns（PAMPs）等の特定の刺激因子を認識することで構造変化を起こし、apoptosis-associated speck-like protein containing a caspase recruitment domain（ASC）やカスパーゼ1などと介合し、形成されるタンパク複合体のこと。主にカスパーゼ1を活性化し、活性型カスパーゼ1が既に合成された細胞内のIL-1やIL-18を活性型に変化させることで、迅速に炎症反応を起こす仕組みを形成している。

であるanakinraを用いたASの小規模オープンラベル試験では、20〜30％でASAS20あるいはASAS40が達成されている[37,38]。*MEFV*遺伝子変異を伴うSpA病態をSpAと扱うのか、*MEFV*遺伝子関連関節炎として別に扱うべきかに関しては議論がある。

🔎 腸管dysbiosisおよびIBDとSpAの関係

*HLA-B27*の有無にかかわらず、SpAの病態には腸管dysbiosisおよびIBD病態が深く関わっていると最近考えられるようになっている。実際、ヒトのSpAの約半数でサブクリニカルなIBD病理像が見られるとする報告や[39]、SpAにおけるサブクリニカルなIBDの診断における**便中カルプロテクチン**[4]の有用性の報告がある[40]。また、潰瘍性大腸炎やクローン病において少なくとも20％以上で、IBDの腸管外病変としての筋骨格系の症状が見られるとする報告等がある[41]。また大腸菌等により、その発現が亢進し腸管上皮のタイトジャンクションを開放し、腸管の透過性を亢進させる物質である**ゾヌリン**[5]の発現がAS患者では亢進していると報告されている[42]。

前述のヒト*HLA-B27*トランスジェニックラットも、無菌環境（germ free: GF）下で飼育すると関節炎を発症しないことが知られており[43]、このことは遺伝的背景だけではSpAの発症には不十分で、環境因子としてmicrobiota（微生物叢）の関与が必要であることを示唆している。また、ヒトのSpAにおいても抗菌薬の投与により改善が見られたとする報告もある[44]。

ラット以外の動物モデルとしてはSKGマウスを利用したもの等が知られている[45]。T細胞のシグナル伝達に関わるZap70タンパクをコードする遺伝子の一塩基変異を持つSKGマウスは、胸腺での負の選択が不十分になり、自己反応性のT細胞の増加が起きるほか、病原性のある細菌・真菌等への不十分な免疫反応も伴っ

4　便中カルプロテクチン：S100A8（MRP8）とS100A9（MRP14）で構成される36kDのカルシウム・亜鉛結合タンパクで好中球や単球の細胞質の主要成分の1つであり、抗菌作用を示す。腸炎の状態では集簇した好中球からのカルプロテクチンが便中に移行するため便中カルプロテクチン値が上昇し、IBDと過敏性腸炎の鑑別に有用とされる。

5　ゾヌリン：「Haptoglobin 2 precursor」とも呼ばれ、コレラ菌（*Vibrio cholerae*）の生産毒素の1つである「タイトジャンクション弛緩毒素」の哺乳類アナログであり、腸管上皮細胞のタイトジャンクションに対して機能すると考えられている。特定のレセプターに結合すると、いくつかの経路を介してタイトジャンクションが弛緩し、腸管上皮の透過性が上昇することで、腸管上皮を通過しない様々な物質が管腔から体内に入り免疫反応が活性化する。セリアック病の病態生理においても注目されている。

て、conventionalな環境において関節炎を自然発症することが知られている[46, 47]。またspecific pathogen free（SPF）[6]環境においてもザイモザン等のβグルカンの腹腔内注射により関節炎を呈する[48]。もともと関節リウマチのモデルマウスとして提唱されていたが、2012年にオーストラリアのThomasのグループのRuutuらにより、β1,3Dグルカンであるカードランを腹腔内注射することで、体軸性関節炎・末梢性関節炎に加えて、腸炎も顕著に呈するSpAマウスモデルとして提唱された[49]。その後も同グループにより、dysbiosisの関与やCD3陰性細胞（ILCに相当）の影響、抗IL-23p19抗体により表現型が抑制されること等が報告され[50, 51]、SpAモデルとしての使用頻度が増えている。SKGマウスもGF下では自然発症の関節炎はほとんどみられない。カードラン腹腔内注射でも腸炎（回腸炎）は発生せず、関節炎は低い頻度でのみ発症するとされる[50]。一方、SPF下において、IBDマウスモデルで頻用されるデキストラン硫酸ナトリウム（dextran sulfate sodium: DSS）を内服させるだけで、Th1細胞やTh17細胞の増加を伴ってSpA病態を呈することを筆者らは報告した[52]（図11-3）。

DSSによる付着部炎は抗菌薬事前内服で抑制されるが抗真菌薬では抑制されず、やはり腸内の細菌が付着部炎の発生に重要な役割を果たしていると考えられる。遺伝子変異の結果、病原に対する特異的な免疫の低下による腸管dysbiosisと自己反応性免疫細胞活性化が恒常的に起き、それらが一線を越えて互いにvicious circleを形成することで、SpA病態が誘発されると考えられる。実際、SKGマウスでは自己の細胞成分である60S ribosomal protein L23a（RPL23a）に特異的に反応するT細胞が増加していることや[53]、抗核抗体を高発現する等ループス様モデルであるB6SKGマウス〔SKG変異を持ったC57BL/6マウス（黒マウス）〕では、Th17等を誘導することで知られているsegmented filamentous bacteria（SFB）に特異的に反応するT細胞の割合が、SKG変異を持たないB6マウスと比べて減少していることが報告されている[54]。

---

6 SPF：specific pathogen free の略。特定の病原性微生物が存在しないように作られた環境を示す。通常、帝王切開・子宮切除により無菌的に取り出した動物の胎児及びщо成長した親から生まれる子孫を、バリアシステムと呼ばれる物品や生物の出し入れを厳格に管理する環境下で維持することで達成される。一方、特別な微生物汚染対策を行わない実験環境を「conventional」と呼ぶ。

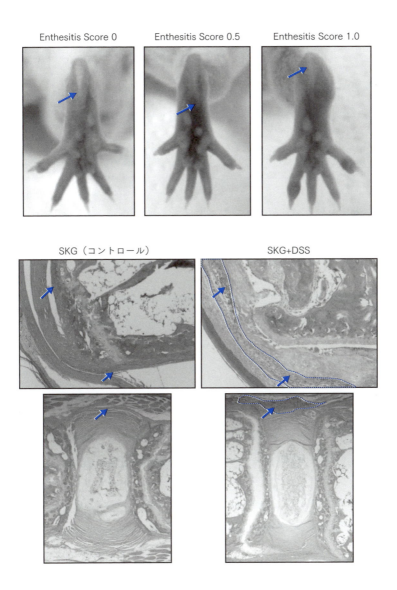

図11-3 DSS内服SKGマウスでみられる付着部炎の所見（文献52より）
右上：コントロールと比較してアキレス腱と足底腱膜に細胞浸潤を認める（矢印）
右下：コントロールと比較して椎間板の傍線維輪の靭帯に細胞浸潤を認める（矢印）
Tabuchi Y, et al. Arthritis Res Ther. 2022; 24: 176-187. より転載

🔍 メカニカルストレスと付着部炎のメカニズム

　SpAの病態にはメカニカルストレスが大きく関わっているとされ、付着部での組織の修復・再生の際に、組織に定着している（tissue residentな）細胞が過剰に活性化すると考えられている[55-57]。実際、TNF-αを高発現させたマウス（TNF$^\triangle$AREマウス）を、尾を固定して上から吊るして、後ろ足に重力負荷がかからないようにすると、アキレス腱付着部の炎症が軽減したとする報告がある[58]。ヒトにおいても、脳血管障害のために片麻痺になったPsA患者の関節滑液で、IL-1βやサブスタンスPの濃度に左右差が見られた[59]。また、テクネシウム99mを用いたシンチグラフィーを実施すると、麻痺側のみ画像的炎症が消失していたとする症例報告がある[60]。SpAでも関節腔内の滑膜炎（関節滑膜炎）が見られるが、滑膜炎を起点とするRAとは異なり、SpAでは先に付着部炎が起こり、その炎症が滑膜に波及すると関節滑膜炎も起きるとされ、付着部と滑膜組織が連続する構造を「synovio-entheseal complex（滑膜付着部複合体）」と呼ぶことがある[61]。メカニカルストレスによる骨新生に関わる遺伝子としては、いわゆるメカノスタット[7]に関わる遺伝子として*PTGER4*が代表的と考えられ、メカニカルストレスによって発現が亢進するプロスタグランジンや、それによるIL-23産生が関係していると考えられる[25, 62, 63]。他に、プロスタグランジン産生に関わる*PTGS1*、破骨細胞活性化に関わるRANK等の関与が指摘されている[64]。これらは健常状態においても、適度に必要な機構であることに注意が必要であり、実際、2018年のWeberらの報告によると、健常運動選手の30 〜 41％で、ASASで定められた基準を満たす仙腸関節の骨髄浮腫がMRIでみられたと報告されている[65]。

7　メカノスタット：例えば、生理的なメカニカルストレスの幅より弱いメカニカルストレスに曝される場合、骨形成が相対的に抑制されメカニカルストレスに見合ったところで定常状態に達し、逆に強いメカニカルストレスに曝される場合は骨形成が亢進し高い骨量レベルで定常状態に達するなど、メカニカルストレスによる歪みを感じるセンサーが骨に存在するという理論。剪断応力（shear stress）によるプロスタグランジンE2産生促進のほか、様々な機構で複雑に構築されていると考えられている。ASAS40：最近SpAの治験の主要評価項目として、よく使用されるようになった複合的指標。主要ドメイン4項目（患者による疾患活動性の総合評価、体軸の疼痛・機能・炎症）のうち3項目以上において、ベースラインから40％以上かつ0〜10点で2点以上の改善を認め、さらに残りの1項目で悪化が認められない場合と定義される。ASAS20では残りの1項目の20％未満・1点未満の悪化は許容されており、ASAS20よりハードルを上げた基準である。

Type3 immunityとSpA

SpAにおいてはRORγtをマスター転写因子とし、その多くがIL-23刺激により、IL-17Aなどを産生するtype 3 immunityが主体であると考えられている。特に最近では従来のTh17に加えて、CD8陽性細胞の他、innate-like T細胞と表現されるγδT細胞やMAIT細胞、iNKT細胞、およびTCRを持たないILC3の重要性が指摘されている[66]。2012年にSherlockらが発表したB10.RⅢマウスに抗コラーゲン抗体、あるいはIL-23p40-p19 minicircle DNAを投与するモデルでの付着部でのCD4・CD8が共に陰性のCD3陽性細胞の存在が一躍脚光を浴びたが[67]、後にこれらの多くはγδT細胞であることが報告された[68]。AS患者の血中においても、IL-23刺激に強く反応するIL-23受容体陽性のIL-17A産生γδT細胞の増加が報告されており、これはRA患者では見られない現象である[69]。ASおよびnr-axSpAで構成されるaxSpAでは抗IL-23抗体の臨床試験は主要アウトカムであるASAS40を満たさない結果となったが[70]、これは体軸にはIL-23非依存性のIL-17A産生γδT細胞が存在していることが一因と考えられている[71]。MAIT細胞は腸管粘膜から全身にリクルートされると考えられている細胞群で、ヒトの血中の10%、肝臓では45%をも占めると言われている。文字通りinvariantなT細胞であり、MHC-Ⅰに類似したMR1によって提示される腸内細菌由来のリボフラビン（ビタミンB2）代謝物がその抗原とされる[72]。IL-17Aの産生には、IL-23よりもIL-7の方が重要であることが報告されている[73]。invariant natural killer T（iNKT）細胞は主にCD1で提示される脂質を抗原とし、特にマウスで重要な細胞群であるが、ヒトにおいてもγδT細胞同様血中においてIL-23受容体を発現し、IL-17Aを迅速に放出することが知られている[74]。ILC3はlineage marker（T細胞、B細胞、好中球、単球などに特異的な表面抗原マーカー）をいずれも持たないリンパ球であり、特異的抗原刺激に依存せず、共刺激も必要とせず、IL-23刺激等により迅速かつ大量のIL-17A、IL-22、GM-CSF、lymphotoxin等のサイトカインを出す。ILCは2010年代になってその存在が確立された細胞群であり、数はT細胞に比べて腸管の免疫器官でリンパ球のうち約1-5%、脾臓ではさらにその1/10未満の少ない細胞群であるが、多量のサイトカインを出すことから特殊部隊とも表現される細胞群である。増殖にはIL-7を必要とし、CD127（IL-7R）がマーカーとなる。他にも自らMHCを持つことでT細胞の活性化させる、あるいはアナジーをもたらす、リンパ組織を形成する、概日リズムを調整するなど、様々な働きをしているとされる[75, 76]。これらに加えて、

好中球や肥満細胞もIL-17の供給源として近年重要性が指摘されている[77, 78]。特に好中球はIL-17Aのautocrineに加えて、NETosisによりIL-23産生を促すほか、自らもIL-23を産生することが最近報告されており[79]、SpAの病態形成において重要な位置を占めているとより考えられてきている。

🔎 病態生理に基づいたSpAの治療戦略

SpAの治療における代表的なガイドラインとしては、2019年改訂の米国リウマチ学会（the American College of Rheumatology: ACR）からのaxSpAのレコメンデーション、乾癬・PsAの国際研究評価団体であるGroup for Research and Assessment of Psoriasis and Psoriatic Arthritis（GRAPPA）による2021年改訂のPsAのレコメンデーション、2022年改訂の欧州リウマチ学会（the European Alliance of Associations for Rheumatology: EULAR）/ASASによるaxSpAのレコメンデーション等が挙げられる[80-82]。本邦では、2020年に日本脊椎関節炎学会よりガイダンスとして「脊椎関節炎診療の手引き」が発刊されている[83]。いずれにおいても、理学療法に加えて、薬物療法としては非ステロイド性抗炎症薬（non-steroidal anti-inflammatory drug: NSAID）内服が第一選択であり、末梢性病変に対してはサラゾスルファピリジン内服やグルココルチコイド関節注射も考慮される。NSAIDで効果不十分な場合は、体軸性に対しては生物学的製剤（抗TNF-α薬、抗IL-17薬）やJAK阻害薬（条件付き）がその次に推奨されている。またEULAR/ASASでは、乾癬の皮膚病変が目立つ場合は、抗IL-17薬がより好ましいかもしれないとされている。一方で、活動性のIBDやブドウ膜炎を伴う場合は抗TNF-αモノクローナル抗体が推奨されている。抗TNF-αモノクローナル抗体がIBD合併例で推奨されている理由としては、まず抗IL-17A抗体でIBDが誘発される場合があることが挙げられる。これはBacteroides属の増加等の腸管dysbiosisを伴って、ILC2やIL-17E（IL-25）産生が亢進することが一因と報告されている[84]。次に、SpA治療中のIBD発症率がモノクローナル抗体ではない抗TNF製剤の一部での方が多いこと等が挙げられる[85]。この理由としては、モノクローナル抗体ではない抗TNF製剤の一部は膜型TNF-αに作用できないためTNF-α産生細胞のアポトーシスが起きず[86]、Th17細胞がむしろ増えてしまう場合があること[87]、またそれに相まってTNFR2とA20を介したIL-17A産生抑制の解除の影響が大きくなること[88]等が仮説として考えられている。一方で、PsAでは体軸性病変に対しても、抗IL-

23p19抗体も有効である可能性が指摘されている[89]。IL-23阻害薬は、axSpAでは主要評価項目のASAS40を達成できず承認されていないが、一部の薬剤ではΔASDAS[8]やΔSPARCC[9]-MRIといった副次評価項目の有意な改善を認めており、体軸性病変でも症例によっては病態改善に寄与する可能性も考えられる[70]。また、IL-17A阻害薬やIL-23阻害薬で、効果不十分な難治性PsAで、それらをローテーションすることで、大きく改善する症例があることが報告されている[90]。宮川らは、PsAにおいて血中IL-22の濃度が高い群でTNF-α阻害薬を使用し、低い群でIL-17阻害薬を使用する戦略が有効である可能性を報告している[91]。また、末梢血単核細胞（peripheral blood mononuclear cell: PBMC）のIFN-γ産生能が高い体軸性SpAでは、抗TNF-α薬が効きにくいとする報告がある[92]。TNF-α阻害薬に関しては、他にもPsAで形質細胞様樹状細胞（plasmacytoid DC: pDC）からのIFN-αの産生亢進を促し、逆説的な乾癬様病変をきたすことが知られている他[93]、ASでも血中IFN-αが増加することが報告されている[94]。JAK阻害薬は、従来の抗体製剤では抑制できないIFN-α、IFN-γ、GM-CSF等を抑制することができるため、また複数サイトカインの働きを同時に抑制できるため、一部の症例で生物学的製剤よりも有用である可能性も考えられるが、今後の研究が待たれる。

🔖 おわりに

　SpAは不均一な疾患群であり、症例によってサイトカインや他の免疫プロファイル、腸内細菌叢が異なり、同じ症例でも治療介入前後でそれらが変化し得る。病態生理として何が起きているかを症例ごとに考えて治療方針を検討することで、より良いSpAの診療を行うことができる可能性がある。

8　ASDAS：Ankylosing spondylitis disease activity score の略。体軸および末梢に関する４つの質問とCRP または赤沈で計算される。2022 年に改訂された EULAR/ASAS の axSpA のリコメンデーションでは、次のステップに進む際の指標から Bath ankylosing spondylitis disease activity index（BAS-DAI）は削除され、ΔASDAS のみで判定されるようになった。

9　SPARCC：Spondyloarthritis Research Consortium of Canada の略。カナダのトロントに本部を置き、９つの国際的研究グループから形成されており、SpA における X 線所見のスコアリング法やMRI 所見のスコアリング法など、重要な指標をこれまで複数提唱しており、その多くが臨床試験等で使用されている。

参考文献

1）Mauro D, et al. Nat Rev Rheumatol. 2021; 17: 387-404. PMID: 34113018

2）Deodhar A, et al. ACR Open Rheumatol. 2023; 5: 333-344. PMID: 37222563

3）Marchesoni A, et al. Rheumatology (Oxford). 2018; 57: 32-40. PMID: 28387854

4）Rudwaleit M, et al. Ann Rheum Dis. 2009; 68: 777-783. PMID: 19297344

5）Deodhar A, et al. Ann Rheum Dis. 2016; 75: 791-794. PMID: 26768406

6）Rudwaleit M, et al. Ann Rheum Dis. 2011; 70: 25-31. PMID: 21109520

7）Raychaudhuri SP, et al. J Autoimmun. 2014; 48-49: 128-133. PMID: 24534717

8）Braun J, et al. Lancet. 2007; 369: 1379-1390. PMID: 17448825

9）Hukuda S, et al. J Rheumatol. 2001; 28: 554-559. PMID: 11296958

10）Hammer RE, et al. Cell. 1990; 63: 1099-1112. PMID: 2257626

11）Bowness P. Annu Rev Immunol. 2015; 33: 29-48. PMID: 25861975

12）Sieper J, et al. Nat Rev Dis Primers. 2015; 1: 15013. PMID: 27188328

13）Buxton SE, et al. J Exp Med. 1992; 175: 809-820. PMID: 1371304

14）Taurog JD, et al. Arthritis Rheum. 2009; 60: 1977-1984. PMID: 19565478

15）Goodall JC, et al. Proc Natl Acad Sci. 2010; 107: 17698-17703. PMID: 20876114

16）Zeng L, et al. Arthritis Rheum. 2011; 63: 3807-3817. PMID: 22127699

17）Kenna TJ, et al. Genes Immun. 2015; 16: 35-42. PMID: 25354578

18）Payeli SK, et al. Arthritis Rheum. 2012; 64: 3139-3149. PMID: 22576154

19）Wong-Baeza I, et al. J Immunol. 2013; 190: 3216-3224. PMID: 23440420

20）Bowness P, et al. J Immunol. 2011; 186: 2672-2680. PMID: 21248258

21）Tran TM, et al. Mol Immunol. 2016; 74: 10-17. PMID: 27107845

22）Evans DM, et al. Nat Genet. 2011; 43: 761-767. PMID: 21743469

23）Cortes A, et al. Nat Commun. 2015; 6: 7146. PMID: 25994336

24）Vecellio M, et al. Front Immunol. 2019; 9: 3132. PMID: 30687330

25）Smith JA, et al. Arthritis Rheumatol. 2014; 66: 231-241. PMID: 24504793

26）Gracey E, et al. J Clin Invest. 2020; 130: 1863-1878. PMID: 32149730

27）Dendrou CA, et al. Sci Transl Med. 2016; 8: 363ra149. PMID: 27807284

28）Snelgrove T, et al. J Rheumatol. 2007; 34: 368-370. PMID: 17143969

29）Assassi S, et al. J Rheumatol. 2011; 38: 87-98. PMID: 20952467

30）Cortes A, et al. Nat Genet. 2013; 45: 730-738. PMID: 23749187

31）Zhong L, et al. PLos One. 2017; 12: e0182967. PMID: 28800602

32）Xia Q, et al. Genes Immun. 2017; 18: 42-47. PMID: 28031552

33）Laukens D, et al. Ann Rheum Dis. 2005; 64: 930-935. PMID: 15539413

34）Guggino G, et al. Arthritis Rheumatol. 2021; 73: 1189-1199. PMID: 33452867

35）Li Z, et al. PLoS Genet. 2019;15: e1008038. PMID: 30946743

36）Akar S, et al. Arthritis Res Ther. 2013;15: R21. PMID: 23356447

37）Tan AL, et al. Ann Rheum Dis. 2004; 63: 1041-1045. PMID: 15066864

38）Haibel H, et al. Ann Rheum Dis. 2005; 64: 296-298. PMID: 15208175

39）Van Praet L, et al. Ann Rheum Dis. 2013; 72: 414-417. PMID: 23139267

40）Cypers H, et al. Ann Rheum Dis. 2016; 75: 1357-1362. PMID: 26698844

41）Vavricka SR, et al. Inflamm Bowel Dis. 2015; 21: 1982-1892. PMID: 26154136

42）Ciccia F, et al. Ann Rheum Dis. 2017; 76: 1123-1132. PMID: 28069576

43）Taurog JD, et al. J Exp Med. 1994; 180: 2359-2364. PMID: 7964509

44）Ogrendik M. South Med J. 2007; 100: 366-370. PMID: 17458395

45）Vieira-Sousa E, et al. Arthritis Rheumatol. 2015; 67: 2813-2827. PMID: 26215401

46）Sakaguchi N, et al. Nature. 2003; 426: 454-460. PMID: 14647385

47）Ashouri JF, et al. Immunol Rev. 2022; 307: 145-160. PMID: 34923645

48）Yoshitomi H, et al. J Exp Med. 2005; 201: 949-960. PMID: 15781585

49）Ruutu M, et al. Arthritis Rheum. 2012; 64: 2211-2222. PMID: 22328069

50）Rehaume LM, et al. Arthritis Rheumatol. 2014; 66: 2780-2792. PMID: 25048686

51）Benham H, et al. Arthritis Rheumatol. 2014; 66: 1755-1767. PMID: 24664521

52）Tabuchi Y, et al. Arthritis Res Ther. 2022; 24: 176. PMID: 35879738

53）Ito Y, et al. Science. 2014; 346: 363-368. PMID: 25324392

54）Shirakashi M, et al. Arthritis Rheumatol. 2022; 74: 641-653. PMID: 34725966

55）Ekpenyong AE, et al. Sci Adv. 2017; 3: e1602536. PMID: 28630905

56）Zhu C, et al. Nat Immunol. 2019; 20: 1269-1278. PMID: 31534240

57）Kang J H, et al. Sci Rep. 2021; 11: 12106. PMID: 34103554

58）Jacques P, et al. Ann Rheum Dis. 2014; 73: 437-445. PMID: 23921997

59）Veale D, et al. Br J Rheumatol. 1993; 32: 413-416. PMID: 7684307

60）Furlan A, et al. Arthritis Rheumatol. 2015; 67: 3313. PMID: 26315643

61）McGonagle D, et al. Arthritis Rheum. 2007; 56: 2482-2491. PMID: 17665450

62）Zhang J, et al. J Orthop Res. 2010; 28: 198-203. PMID: 19688869

63）Ma X, et al. Cell Mol Immunol. 2016; 13: 240-250. PMID: 26189370

64）Cortes A, et al. Ann Rheum Dis. 2015; 74: 1387-1393. PMID: 24651623

65）Weber U, et al. Arthritis Rheumatol. 2018; 70: 736-745. PMID: 29430880

66）Ranganathan V, et al. Nat Rev Rheumatol. 2017; 13: 359-367. PMID: 28446810

67）Sherlock JP, et al. Nat Med. 2012; 18: 1069-1076. PMID: 22772566

68）Reinhardt A, et al. Arthritis Rheumatol. 2016; 68: 2476-2486. PMID: 27111864

69）Kenna T, et al. Arthritis Rheum. 2012; 64: 1420-1429. PMID: 22144400

70）Webers C, et al. Ann Rheum Dis. 2023; 82: 130-141. PMID: 36270657

71）Cuthbert RJ, et al. Ann Rheum Dis. 2019; 78: 1559-1565. PMID: 31530557

72）Gherardin NA, et al. Immunol Cell Biol. 2018; 96: 507-525. PMID: 29437263

73）Gracey E, et al. Ann Rheum Dis. 2016; 75: 2124-2132. PMID: 27165176

74）Venken K, et al. Nat Commun. 2019; 10: 9. PMID: 30602780

75）Guo Y, et al. Front Immunol. 2023; 14: 1171680. PMID: 37304260

76）Morita H, et al. J Allergy Clin Immunol. 2016; 138: 1253-1264. PMID: 27817797

77）Appel H, et al. Arthritis Res Ther. 2011; 13: R95. PMID: 21689402

78）Noordenbos T, et al. J Leukoc Biol. 2016; 100: 453-462. PMID: 27034403

79）Macleod T, et al. Lancet Rheumatol. 2023; 5: e47-e57. PMID: 38251507

80）Ward MM, et al. Arthritis Rheumatol. 2019; 71: 1599-1613. PMID: 31436036

81）Coates LC, et al. Nat Rev Rheumatol. 2022; 18: 465–479. PMID: 35761070

82）Ramiro S, et al. Ann Rheum Dis. 2023; 82: 19-34. PMID: 36270658

83）日本脊椎関節炎学会 / 厚生労働省科学研究費補助金（難治性疾患政策研究事業）「強直性脊椎炎に代表される脊椎関節炎の疫学調査・診断基準作成と診療ガイドライン策定を目指した大規模多施設研究」班 . 2020 年 7 月 21 日 .

84）Manasson J, et al. Arthritis Rheumatol. 2020; 72: 645-657. PMID: 31729183

85）Mihai IR, et al. Life (Basel). 2023; 13: 1779. PMID: 37629636

86）Van den Brande JM, et al. Gastroenterology. 2003; 124: 1774-1785. PMID: 12806611

87）Zou J, et al. Ann Rheum Dis. 2003; 62: 561-564. PMID: 12759295

88）Urbano PCM, et al. J Allergy Clin Immunol. 2018; 142: 517-529. PMID: 29248493

89）Gladman DD, et al. Trials. 2022; 23: 743. PMID: 36064592

90） Simon D, et al. Ann Rheum Dis. 2022; 81: 1334-1336. PMID: 35512847

91） Miyagawa I, et al. Arthritis Res Ther. 2022; 24: 86. PMID: 35428323

92） Menegatti S, et al. Ann Rheum Dis. 2021; 80: 475-486. PMID: 33268443

93） Toussirot É, et al. RMD Open. 2016; 2: e000239. PMID: 27493788

94） Li H, et al. Mod Rheumatol. 2024; 34: 592-598. PMID: 37022149

（田淵　裕也）

第12章

IgG4 関連疾患

point

▶ Tfh2 が三次リンパ組織で IgG4+B 細胞の分化増殖を誘導する。

▶ CD4+CTL が間葉系細胞を標的とし炎症と線維化に寄与する。

▶ GZMK+CD4+T 細胞が IFN-γ を分泌して間葉系細胞上の MHC-Ⅱ発現を誘導し炎症に寄与する。

▶ B 細胞が線維化の誘導と CD4+CTL に対する抗原提示細胞として機能する。

▶ 分子標的治療として B 細胞除去療法や抗ヒト IL-4/13 受容体モノクローナル抗体が期待される。

はじめに

　IgG4関連疾患（IgG4-related disease: IgG4-RD）は2001年に本邦の研究者らが膵病変における血清IgG4値の上昇を発見したことをきっかけにその疾患概念が確立されていった[1]。本疾患は、涙腺・唾液腺、膵臓、胆管、腎臓、肺、後腹膜、動脈、中枢神経系、リンパ節、皮膚などの全身諸臓器に同時または異時性に腫大や結節、肥厚などの変化を起こし、病理組織学検査で多数のIgG4+形質細胞の浸潤や特徴的な線維化を認める[2]。治療介入前の血清IgG4高値の度合いと障害臓器数が相関し、治療介入後は病勢再燃前に血清IgG4値の再上昇が先行することが多い[3]。グルココルチコイド治療反応性は良好であるが、その漸減過程で5年以内におよそ半数の症例で再燃する[4]。また、高齢者に多い疾患でありグルココルチコイド治療に伴う合併症が問題となり、病態解明に基づく新規治療標的分子の同定が切望される。本章では、IgG4-RDの病態や新規治療標的分子の可能性についての知見を中心に概説する。

IgG4陽性形質細胞の分化増殖メカニズム

①病変部位での知見

　IgG4-RDの臨床的な特徴は罹患臓器の腫大や肥厚である。IgG4-RDの罹患病変

局所は組織学的に三次リンパ組織が過形成されており、多数のB細胞が浸潤している。この所見は特に涙腺、顎下腺の罹患局所で顕著であり、腫大の原因と考えられる。三次リンパ組織の胚中心内ではB細胞が免疫グロブリンのクラススイッチなどを経て分化増殖している。実際に本疾患の三次リンパ組織の胚中心内でIgG4+B細胞が分化増殖している。やがてB細胞はIgG4+形質細胞まで分化すると三次リンパ組織の濾胞外領域へと出ていく。

　三次リンパ組織でのB細胞の分化増殖にはT細胞の補助が必要である。本疾患のIgG4+B細胞はオリゴクローナルに増殖しており、T細胞の補助を受けていることが示唆されている[5]。中でも、ヘルパーT細胞サブセットであるTfhは胚中心B細胞を特定の免疫グロブリンを産生するB細胞へと分化誘導するのに重要である。本疾患の顎下腺病変部の解析により、浸潤しているCD4陽性T細胞の7割程度がTfhであることが明らかとなっている[6]。また、病変局所に浸潤するTfhは末梢血中のTfhよりもTIGITの発現が高く、より成熟したTfhであることが示唆されている[7]。Tfhには、Tfh1（CXCR5$^+$*CXCR3*+CCR6$^-$細胞）、Tfh2（CXCR5$^+$*CXCR3*-CCR6-細胞）、Tfh17（CXCR5$^+$*CXCR3*-CCR6+細胞）の3つのサブセットが存在するが、病変局所に浸潤するTfhはTfh2が主体であることも明らかとなっている[8,9]。特に、IgG4へのクラススイッチの誘導にはこのTfh2が重要である。Tfh2の特徴としてIL-4の産生があり、IgG4-RDの三次リンパ組織の濾胞外にIL-4陽性Tfhが多数浸潤していることも報告されている[10]。さらに、このIL-4陽性Tfhは、共刺激分子であるICOSやCD40Lを発現しながらIgG4陽性B細胞と接しており、接しているB細胞には免疫グロブリンのクラススイッチに必須の分子であるAIDの発現を認めた。したがって、IgG4-RDにおけるIgG4陽性形質細胞の分化増殖メカニズムにTfh2が大きく関与している。

　病変局所のT細胞の単細胞遺伝子解析も報告されており、IgG4-RDの顎下腺組織ではコントロール群の顎下腺組織と比較してTfhが最も顕著に浸潤していることが改めて確認された[11]。また、これらの病変局所のT細胞の大半がGATA3を発現しており、単細胞遺伝子解析においてもTfh2シグナルを病変局所で認めた[12]。病変局所のT細胞の単細胞遺伝子解析を行った別の研究報告ではTfhの中では*CXCL13*+*PDCD1*+*TIGIT*+Tfhが最も多いことも改めて確認されている[13]。興味深い知見として、上記の単細胞遺伝子発現解析から病変局所に浸潤する新規T細胞サブセットとして*TOP2A*+T細胞が同定された[11]。*TOP2A*+T細胞は、E2Fファミリー、HOXA3、SMC3、LEF1、CCR7、CD62Lなどの幹細胞マーカーを発現

していた。経路解析では、TfhはこのTOP2A+T細胞から分化していることが示唆されている。また、TOP2A+T細胞はシェーグレン症候群の唾液腺病変局所には認めず、IgG4-RDに特異的なT細胞サブセットであった。したがって、IgG4-RDにおいてTOP2A+T細胞はTfhに分化し、それがnaïve B細胞からメモリー B細胞および形質細胞への分化を促進していると思われる。

　IgG4-RDの主要な特徴は、多数のIgG4陽性形質細胞浸潤である。しかし、IgG4は補体カスケードやFc受容体を活性化する能力が低いため、IgG4がIgG4-RDにおいて病原性の免疫グロブリンとして機能しているのかどうかはまだ分かっていない。また、複数の自己抗体が本疾患で報告されているものの、それらの再現性や病的意義については今後さらなる研究が必要である。

②末梢血での知見

　TfhがIgG4-RDにおけるIgG4陽性形質細胞の分化増殖に寄与していることは患者末梢血の解析で、最初に報告されている[14-17]。未治療で疾患活動性のあるIgG4-RD患者の末梢血中のTfhとそのサブセット（Tfh1、Tfh2、Tfh17）を解析した結果、Tfh2がこの疾患で増殖して活性化しており、血清IgG4値、障害臓器数、および病変部位のIgG4陽性形質細胞浸潤の程度と相関していることが明らかになった[14-17]。また、成熟したTfhで発現が高まることが知られているTIGITを発現したTfh2への偏向が疾患活動性を反映していた[18]。さらに、in vitroでの機能解析では、Tfh2がナイーブB細胞をIgG4陽性形質細胞に分化誘導することのできる唯一のリンパ球であることが示された[15]。そして、患者由来のTfh2は、健常人由来のTfh2よりも機能的に活性化しており、ナイーブB細胞をIgG4陽性形質細胞に分化させる能力が高かった[15]。この過程には、少なくともTfh2からのIL-4によるB細胞への作用が重要である[14, 17]。IL-4はIgEへのクラススイッチも誘導するため、IL-4以外にもクラススイッチに重要な分子が存在することが想定されるが、未だ明らかとなっていない。単細胞遺伝子解析研究においても本疾患の末梢血中でTfh2が増加していることが報告されている[19]。上記の研究からは、これまで完全に未知であったIgG4陽性形質細胞の分化および増殖のメカニズムがTfh2に依存していることが明らかとなった。一方で、Th2、Tfh1、およびTfh17はナイーブB細胞をIgG4陽性形質細胞に分化させる能力は認めなかった[15]。

炎症と線維化のメカニズム

①CD4⁺CTLおよびCD8⁺CTL

IgG4-RD患者の末梢血において、PDl^hiCXCR5-CD4陽性T細胞と定義づけられているTphが増加している[20]。興味深いことに、本疾患で増加しているTphはケモカイン受容体としてはCX3CR1を発現して病変部位へ移動する細胞障害性CD4陽性T細胞（CD4⁺CTL）であった[20]。単細胞遺伝子解析研究においても、本疾患の末梢血中でCX3CR1を発現するCD4⁺CTLの増加が報告されている[19]。また、CD4⁺CTLのT細胞受容体の多様性を解析した結果、オリゴクローナルに増加していることが明らかとなっており、何らかの抗原刺激で増加していると考えられる[21]。実際に、B細胞除去療法であるリツキシマブにより、末梢血中および病変部のCD4⁺CTLも減少しており、病態に関与するB細胞からの抗原刺激を受けて分化増殖している可能性がある[21]。

本疾患ではCD4⁺CTLのみならず、CD8⁺CTLの関与も報告されている。興味深いことに、このCD4⁺CTLおよびCD8⁺CTLの標的は、上皮細胞や内皮細胞ではなく、ビメンチン陽性の間葉系細胞であることが判明しており、本疾患の炎症と線維化に寄与していることが想定される[22]。IgG4-RDの臨床病型別解析では、特に後腹膜線維症や大動脈周囲炎患者でグランザイムB（GZMB）を特異的に産生するCX3CR1+CD4⁺CTLおよびCX3CR1+CD8⁺CTLが増加しており、高度の線維化や組織破壊による動脈瘤病変などに寄与していると思われる[23]。

②GZMK+CD4陽性T細胞

CTLはGZMBを放出して標的細胞のアポトーシスを誘導する一方で、GZMKは細胞障害機能を持たない[24]。そのため、GZMKを発現するT細胞はGZMK+T細胞といった呼び名で独立した細胞分画として報告されている。興味深いことに、GZMK+CD4陽性T細胞は単細胞遺伝子解析により*TBX21*、*CXCR3*、IFN-γ等を発現しており、これまでTfh1やTh1として報告されてきたものと共通している可能性がある[25, 26]。実際に、これまでにTfh1やTh1もTfh2やCX3CR1+CTLと共に本疾患の末梢血での増加や病変局所への浸潤が報告されている。特に、GZMK+CD4陽性T細胞はクローナリティが高い細胞であることが示唆されており、本疾患の

病原性T細胞サブセットである可能性がある[26]。重要なことに、本疾患において
CD4$^+$CTLはMHC-Ⅱを認識して間葉系細胞のアポトーシスを誘導し炎症と線維
化を惹起しているが、IFN-γは間葉系細胞上のMHC-Ⅱの発現レベルを著しく上昇
させることで知られる。したがって、GZMK+CD4陽性T細胞がIFN-γを分泌す
ることで間葉系細胞上のMHC-Ⅱ発現を誘導し、炎症に寄与している可能性がある。

③M2マクロファージ

　IgG4はM2マクロファージに発現しているFcγ受容体Ⅱbと架橋することで抗
炎症性のIL-10の産生を誘導する可能性が報告されている[27]。Fcγ受容体Ⅱbは、本
邦のIgG4-RDに対するGWAS研究で抽出された疾患感受性遺伝子の一つであり[28]、
M2マクロファージが病態に関与している可能性がある。実際にIgG4-RDの病変局
所で、M2マクロファージが浸潤し、CCL18を産生して線維化に寄与していること
が報告されている[29]。IgG4-RDとコントロール群の病変局所の遺伝子発現解析で
IgG4-RDで有意にCCL18の発現が上昇しており[30]、かつ血清の網羅的蛋白発現解
析でもCCL18の本疾患での上昇が確認されている[31, 32]。

④B細胞

　IgG4-RDにおいて血中のCD19+CD27+CD38+形質芽細胞の増加が活動性と相
関する。興味深いことに、B細胞自身が組織の線維化に直接寄与している可能性
が報告されている[33]。特に本疾患における形質芽細胞などのB細胞は、線維化を
促進する分子である血小板由来成長因子-B（PDGF-B）を産生し、これが線維芽細
胞のコラーゲン合成を促進し、細胞外マトリックスのリモデリングを誘導する。こ
れらのB細胞がCCL4、CCL5、CCL11などのケモカインも産生しており、細胞障
害性CD4陽性T細胞などを誘引して抗原提示細胞として再活性化させることで、
さらなる炎症と線維化のループを形成している可能性がある[33]（**図12-1**）。

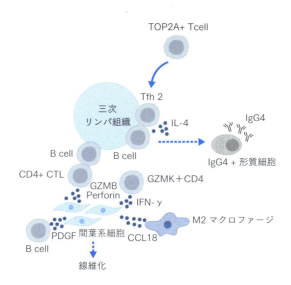

図12-1 IgG4-RDの病態シェーマ

病態を踏まえた今後の治療展望

①B細胞に対する分子標的治療

　IgG4-RDの病因はいまだ不明である。しかし、リツキシマブによるB細胞除去療法の臨床的な効果が高いことから、B細胞がこの疾患の重要な病因である可能性が示唆されている[34]。オビヌツズマブは、ヒト化抗CD20モノクローナル抗体であり、Fc部分は糖修飾が施されてFcγ受容体Ⅲへの結合を強化するように設計されたものである。オビヌツズマブの本疾患での有効性も報告されている[35]。オベキセリマブは、CD19およびFcγ受容体Ⅱbに結合してB細胞、形質芽細胞、CD19を発現する形質細胞を抑制する非細胞傷害性のヒト化モノクローナル抗体である。イネビリズマブは抗CD19モノクローナル抗体であり、プラセボ群と比較してIgG4-RDの再燃リスクを低減し、1年時点でグルココルチコイドフリー完全寛解の達成率を向上させた[36]。オベキセリマブはオープンラベルのパイロット試験で活動性のIgG4-RD患者における臨床的な効果を示した[37]。興味深いことに、オベキセリマブ治療後には、血中のCD19+形質芽細胞およびCD4+CTLの数が減少した。これらの結果は、B細胞が本疾患のCD4+CTLに対して抗原提示細胞として機能す

るという概念を支持している。なお、上記治療はいずれも2024年12月時点でIgG4-RDに対して本邦未承認である。

■ ② 抗ヒトIL-4/13受容体モノクローナル抗体

IL-4は本疾患においてIgG4+B細胞の分化成熟に寄与している。B細胞の分化増殖が本疾患の臓器腫大や肥厚を来たしている一因であることから、IL-4によるシグナル経路を阻害することは本疾患において有望な治療選択肢である可能性がある。実際に、抗ヒトIL4/13受容体モノクローナル抗体であるデュピルマブが単剤もしくはグルココルチコイドとの併用で有効であったとする報告が増えてきており、治療選択肢となる可能性がある[38, 39]。なお、デュピルマブは2024年12月時点でIgG4-RDに対して本邦未承認である。

🔎 おわりに

IgG4-RDは、全身の諸臓器で腫大や結節、肥厚などの変化を引き起こし、血清IgG4値の上昇が特徴である。病態では、活動性の病変部位でIgG4陽性形質細胞の分化増殖が見られ、IL-4を産生するTfh2がその分化に重要な役割を果たしている。B細胞は本疾患において直接線維化を引き起こすのみならず、抗原提示細胞として細胞障害性CD4陽性T細胞の活性化にも寄与しており、さらにマクロファージも炎症と線維化に関与している。複雑な免疫細胞間、非免疫細胞間のクロストークが病態を形成しており2型（IL-4）と1型（IFN-γ）免疫が混在しているのが特徴である。上記の分子経路を阻害する治療展望としてB細胞除去療法や抗ヒトIL-4/13受容体モノクローナル抗体がグルココルチコイドにとって代わることが期待されている。

参考文献
1) Hamano H, et al. N Engl J Med. 2001; 344: 732-738. PMID: 11236777
2) Umehara H, et al. Mod Rheumatol. 2012; 22: 1-14. PMID: 21881964
3) Sasaki T, et al. Clin Exp Rheumatol. 2018; 36 Suppl 112: 186-189. PMID: 29846165
4) Takanashi S, et al. Clin Exp Rheumatol. 2023; 41: 1754-1761. PMID: 36719757
5) Mattoo H, et al. J Allergy Clin Immunol. 2014; 134: 679-687. PMID: 24815737
6) Kamekura R, et al. J Immunol. 2017; 199: 2624-2629. PMID: 28916523
7) Akiyama M, et al. Ann Rheum Dis. 2023; 82: 1371-1381. PMID: 37414520

8) Chen Y, et al. Arthritis Rheumatol. 2018; 70: 1853-1865. PMID: 29781221

9) Kasashima S, et al. J Am Heart Assoc. 2023; 12: e030356. PMID: 38063185

10) Maehara T, et al. Life Sci Alliance. 2018; 1: e201800050. PMID: 29984361

11) Li Y, et al. Ann Rheum Dis. 2023; 82: 1348-1358. PMID: 37474274

12) Cai S, et al. J Autoimmun. 2022; 133: 102944. PMID: 36401985

13) Munemura R, et al. J Allergy Clin Immunol. 2022; 150: 440-455. e17. PMID: 35568079

14) Akiyama M, et al. Arthritis Rheumatol. 2015; 67: 2476-2481. PMID: 25989153

15) Akiyama M, et al. Arthritis Res Ther. 2016; 18: 167. PMID: 27411315

16) Akiyama M, et al. Clin Exp Rheumatol. 2015; 33: 949-950. PMID: 26517603

17) Akiyama M, et al. Cytokine. 2018; 110: 416-419. PMID: 29861381

18) Akiyama M, et al. Front Immunol. 2021; 12: 651357. PMID: 33936071

19) Lu C, et al. JCI Insight. 2023; 8: e167602. PMID: 37561593

20) Yabe H, et al. Mod Rheumatol. 2021; 31: 249-260. PMID: 32023137

21) Mattoo H, et al. J Allergy Clin Immunol. 2016; 138: 825-838. PMID: 26971690

22) Perugino CA, et al. J Allergy Clin Immunol. 2021; 147: 368-382. PMID: 32485263

23) Akiyama M, et al. Clin Exp Rheumatol. 2023; 41: 2409-2417. PMID: 37812481

24) Zeglinski MR, et al. Cell Signal. 2020; 76: 109804. PMID: 33035645

25) Aoyagi R, et al. J Allergy Clin Immunol. 2024; 153: 513-520. e10. PMID: 37652139

26) Koga R, et al. J Allergy Clin Immunol. 2024; 153: 1095-1112. PMID: 38092138

27) Bianchini R, et al. Allergy. 2019; 74: 483-494. PMID: 30338531

28) Terao C, et al. Lancet Rheumatol. 2019; I: e14-e22. PMID: 38229354

29) Furukawa S, et al. Clin Immunol. 2015; 156: 9-18. PMID: 25450336

30) Tsuboi H, et al. Arthritis Rheumatol. 2014; 66: 2892-2899. PMID: 24943710

31) Takanashi S, et al. Rheumatology (Oxford). 2021; 60: 967-975. PMID: 33167029

32) Akiyama M, et al. Ann Rheum Dis. 2018; 77: 1386-1387. PMID: 29030359

33) Della-Torre E, et al. J Allergy Clin Immunol. 2020; 145: 968-981.e14. PMID: 31319101

34) Carruthers MN, et al. Ann Rheum Dis. 2015; 74: 1171-1177. PMID: 25667206

35) Lanzillotta M, et al. Eur J Intern Med. 2023; 116: 155-156. PMID: 37481424

36) Stone JH, et al. N Engl J Med. 2024 Nov 14. doi: 10.1056/NEJMoa2409712. Online ahead of print. PMID: 39541094

37) Perugino CA, et al. Lancet Rheumatol. 2023; 5: e442-e450. PMID: 38251576

38) Kanda M, et al. RMD Open. 2023; 9: e003026. PMID: 36894196

39) Nishioka R, et al. Rheumatology (Oxford). 2024; 63: e188-e189. PMID: 38092035

（秋山　光浩）

第13章 免疫チェックポイント阻害薬の免疫関連有害事象

point

▶ 免疫チェックポイント阻害薬（immune checkpoint inhibitors: ICI）による免疫関連有害事象は今後増加していく一方であり、膠原病内科医も理解しておく必要がある。

▶ 自己免疫疾患とは似て非なるものであり、典型像を示さないことが多い。

▶ 多彩な臨床像ゆえメカニズムは複雑であるが、疾患特異的自己抗体の有無は病態に関わる可能性がある。

はじめに

　本書を手に取る対象者が膠原病を志す、専門にしている方ということもあり、最終章はいささか他の章に比べて異質であると感じておられるのではないだろうか。膠原病という枠組みではないものの、その病態・治療は自己免疫疾患に類似している点があり、他科から相談を受けたり実際に治療に関与したりする経験を持っている臨床医も多いと思う。本邦で免疫チェックポイント阻害薬（ICI）の治療が開始となってまだ10年であることもあり、非常に新しい疾患概念である。本章では、膠原病内科医が身につけておくべき知識について述べていきたい。

がんの成り立ち

　がんとは、悪性新生物の総称である。日本人では一生のうちに、がんと診断される確率が男性65.5%、女性51.2%（2019年：国立がん研究センターによる全国がん登録）、がんで死亡する確率は24.6%（2022年：厚生労働省による人口動態統計）であった。膠原病診療においても、がんがますます切り離せなくなってくると予想される。そこで、どのようにがんが発生するかということについて整理しておきたい。

　まずは、がんに対する免疫応答について、がん免疫サイクル[1]という概念について解説する。①腫瘍内で細胞死したがん抗原の放出、②樹状細胞（dendric cells:

DC）によるがん抗原の提示とリンパ節への遊走、③リンパ節でDCによってがん抗原を提示されたT細胞の活性化（後述のpriming phase）、④活性化T細胞の腫瘍への遊走、⑤腫瘍への浸潤、⑥活性化T細胞ががん抗原を発現する細胞を認識、⑦活性化T細胞ががん細胞を攻撃（⑥と⑦は後述のeffector phase）、①へ戻るを繰り返す。免疫チェックポイント分子やサイトカインなど様々な因子が関わっており、このいずれかのステップが障害されるとがん細胞が免疫監視機構から逃れることになる。

　次に、がんが如何に免疫応答から逃れて臨床的がんに至るのかを考える。古くから、自己において遺伝子の異常によって発生したがん細胞は、自己と認識されずに生体内から排除されるという「がん免疫監視説（Cancer immunosurveillance）」が唱えられてきた。しかし、がんが増殖し、制御できなくなるということに矛盾している。そこで、現在考えられているのが、「がん免疫編集説（Cancer immunoediting）」である[2]。①排除相（Elimination）、②平衡相（Equilibrium）、③逃避相（Escape）の3つの段階で形成されている。がん細胞の表面には正常細胞にはないペプチド（ネオアンチゲン）が提示されており、免疫原性が高いため、免疫担当細胞が排除する（①排除相：Elimination）。免疫原性が低いがん細胞は排除相で排除されることなく生き残ってしまうが、このままでは増殖できない（平衡相：Equilibrium）。それらの細胞が免疫抑制機能を獲得し、免疫監視機構から逃れることで増殖する（逃避相：Escape）。その結果、臨床的がんと呼ばれる状態となる。この免疫抑制機能については様々な要因が存在する。TregやMDSC（myeloid-derived suppressor cell）やTAM（tumor-associated macrophage）といった免疫抑制細胞の誘引、PGE2（Prostaglandin E2）、IDO（ilndoleamine 2,3-dioxygenase）、TGF-β（Transforming Growth Factor-β）などの抑制性因子、膠原病内科医に馴染みの深い免疫抑制薬の使用、後述する免疫チェックポイント分子の発現などがある[3]。それ以外にもがん細胞や細胞死、anergyに関連した遺伝子異常なども認める場合がある。こうして形成された構造を「がん微小環境（tumor microenvironment: TME）」と呼んでいる[4]。

免疫チェックポイント阻害薬の位置付け

　がんの治療は、最も古くから存在する手術療法、放射線療法、化学療法に加え、1990年代からは、分子標的療法やがん免疫療法が加わった5本柱で形成されている

（広義では緩和ケアも含まれる）。がん免疫療法とは、免疫ががん細胞を排除する機構を利用するために介入する治療法である。1989年にEshharが最初に原理を報告したCAR（chimeric antigen receptor）-T細胞療法をはじめ（2019年より一部の疾患で保険適応）、サイトカイン療法、がんワクチン療法、など様々な治療法の開発がなされてきた。これらは免疫そのもののがん排除機構を活性化させる治療法であった。免疫チェックポイント阻害薬（ICI）は、T細胞における抑制性免疫補助受容体ががん排除機構を抑制するという観点から、その抗体薬を投与することによってがん排除を復活させるために開発されたものであり、がんの治療においてパラダイムシフトとなっている。

2018年に本庶佑先生とJames Allison先生がノーベル医学生理学賞を受賞されたのは、免疫チェックポイント分子の発見から臨床応用に結びついた功績に対してであった。各々の先生が発見されたPD-1（Programmed death receptor-1）、CTLA-4〔Cytotoxic T-lymphocyte（associated）antigen〕[4] は、自己免疫疾患の分野でも密接に結びつく分子として広く知られている。抗PD-1抗体薬Nivolumabは悪性黒色種に対して、2014年に本邦ではじめて承認され、抗CTLA-4抗体薬Ipilimumabは、2011年に米国で承認された。現在多くの治療薬が開発され、その適応疾患も拡大を認める一方である（2023年3月時点で、抗PD-1抗体薬3種、抗PD-L1抗体薬3種、抗CTLA-4抗体薬2種、合計19疾患）。また、一部の臓器では第一選択となるものも出てきており、ますます使用頻度が増えてくると予想される。

その他のICIも現在開発が進んでおり、抗LAG-3（lymphocyte activation gene）[3] 抗体薬は米国で悪性黒色腫に対して、抗PD-1抗体薬との併用療法で承認されている。LAG-3は活性化T細胞上に発現している分子であり、MHC class Ⅱと結合してT細胞の活性化を抑制する[5]。他にも、CD8T細胞に発現し、PD-1と共発現しているTIM-3（T-cell immunoglobulin and mucin- domain containing-3）[3]、活性化T細胞に発現しているTIGHT（T-cell immunoreceptor with IG and ITIM domains）、多くの免疫細胞で発現し、T細胞増殖抑制に関連するBTLA（B and T lymphocyte attenuator, CD202, IgSF）に対する抗体薬は、現在臨床試験が行われている。T細胞以外にもマクロファージの免疫チェックポイントも注目されている。がん細胞に発現するCD47はマクロファージ上のSIRPaと結合して貪食能を低下させ、"don't eat me" シグナルとして機能する[6]。これらに対する抗体薬も臨床試験が行われており、今後の動向に注視していく必要がある。

ICI以外にもがん細胞とT細部の両方に結合するBi-specific T cell Engager

（BiTE）やがん光免疫療法（2020年に一部の疾患で保険適応）、ICI以外の免疫抑制阻害薬（IDO阻害剤など）など、様々ながん免疫療法が続々と登場し、臨床試験が進行している。

免疫チェックポイント阻害薬の作用機序

　ここでは、抗PD-1抗体薬、抗PD-L1抗体薬と抗CTLA-4抗体薬の作用機序について説明する。がん細胞を直接攻撃するのはCD8T陽性のCTL（細胞傷害性T細胞）である。リンパ節において、CD8T細胞は樹状細胞のMHC class Iで提示されたがん抗原を認識して活性化する、がん細胞に対する免疫応答の初期段階が起きる（Priming phase）[7]（図13-1）。腫瘍組織において、活性化したCD8T細胞はIFN-γやFASリガンド、Perforinなどを産生し、MHC class Iで認識したがん細胞を攻撃する（Effector phase）。しかし、CD8T細胞が持続的にがん抗原に曝露され続けると、疲弊状態（Exhaustion）となり、機能不全に陥って、増殖能、抗腫瘍効果の低下を認めるようになる（図13-1）。CD8T細胞が疲弊すると、PD-1などの免疫チェックポイント分子が出現し、炎症性サイトカインの産生低下を認めるようになる。

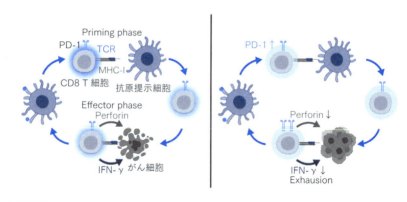

図13-1　免疫チェックポイント阻害薬の作用機序

PD-1はT細胞活性化後24時間以内にT細胞に発現され、抗原が除去されると消失する。PD-L1はPD-1のリガンドで、がん細胞で強発現することで、PD-1との結合を介してT細胞の活性化を抑制する。それぞれへの抗体は、PD-1、PD-L1と結合することでそれらの機能を阻害し、T細胞の生存が得られ、腫瘍に対する作用が回復する[8]。またT細胞が活性化するには、TCRに腫瘍抗原が提示されることに加えて、CD28とCD80/86の結合による共刺激が必要である。CTLA-4はCD80/86よりもCD28との親和性が高く、CD80/86とCD28の結合を阻害し、T細胞の活性化を抑制する。抗CTLA-4抗体はCTLA-4に結合して、T細胞活性の抑制を解除する[8]。まとめると、ICIは基本的にはT細胞上の抑制性受容体や、がん細胞上の抑制性リガンドに結合することで、T細胞への抑制性シグナルを抑え、本来のT細胞の働きを回復させて抗腫瘍効果を発揮させる作用を持っている。

免疫関連有害事象

PD-1やCTLA-4は免疫寛容に深く関わる分子であり、過剰な自己への免疫応答を抑制する。ICIはその働きを解除する作用を持っている。irAE（immune-related Adverse Events：免疫関連有害事象）はがん免疫療法における有害事象のことを指し、様々な機序での免疫活性化によって自己免疫疾患様症状をきたすものである。

irAEが起きるメカニズムとして、多くの経路が考えられている。①自己寛容の破綻（自己反応性T細胞や抗体産生細胞の活性化）、②cross reactivity（がん細胞と自己組織の免疫学的交差性）、③過剰な免疫活性による組織障害、④off-target効果などである[9]。これらの機序により、全身のあらゆる臓器でirAEを起こす可能性がある[9]。どういった患者にirAEが起きやすいのか、どの臓器に起きるのか（複数臓器である場合もある）については、一部を除いて（例：悪性黒色腫に対するICI投与後の白斑症はメラノサイトとがん細胞が共通の抗原を持っているため発症しやすい等）、ほとんどわかっておらず、その臨床像の多様性が診療においては問題となる。

日本人非肺小細胞がん患者に対するNivolumab投与患者での発症率は51%、重症度が高いものは9%であったと報告された[10]。重症度が高い場合、後述するようにグルココルチコイドや免疫抑制薬の適応になる場合があり、膠原病内科医はその頻度の高さからirAEに対する理解を深め、機序を理解する必要があると考える。

皮膚障害や内分泌障害、腸炎などは投与開始後4週程度の早期に発症し、腎障

害などは10週程度の後期に発症すると言われているが、どの障害においてもその間隔は広く、投与終了1年後でも発症する場合があるので注意が必要である。また、ICI単独使用だけではなく、ICI併用療法、他の治療法との組み合わせによる複合免疫療法など多くのレジメンが存在しているが、一般的には併用療法の方が発症時期は早くなり、重症化しやすい傾向になる。さらに消化管病変は他の臓器障害に比べて重症例が多い傾向にあり、一部の臓器障害は致死率が高い（心筋炎は約50%）ものも存在する[11, 12]。1型糖尿病、副腎クリーゼ、後述の重症筋無力症、筋炎も急激に病態が進行して致死的になり得ることが知られている。重症化しやすい特徴について理解し、病態の見落としをしないことが肝要である。

📍irAE診療における基本的な考え方

irAEの診断は難しいことが多い。その理由は、がん自体の転移や再発などの影響がある、ICI以外にも複合治療が行われている、以前の治療の影響が残存している、感染症である、irAE自体の病態が多彩である、などが挙げられる。そのため、実際には単独の原因として診断できない場合もあり、複数の治療を開始して治療経過で判断することがある(それでも診断できないこともある)。特に致死率や重症度が高い臓器障害が疑われる場合は、診断の前に治療を先行することも許容される。irAEの診断については、早期に鑑別から除くのではなく、可能性を最後まで残して検討する。

irAEの重症度の評価については、National Cancer Institute（NCI）、Cancer Therapy Evaluation Program（CTEP）が公表した、AEの評価や報告に用いる記述的用語集（Common Terminology Criteria for Adverse Events: CTCAE）を使用しており、軽症からGrade1-5が存在する。がん免疫療法ガイドラインは治療指針であることから、Grade5は含められていない[13]。入院を要するような重症例はGrade3、4に含められる。またirAEの発症は、がん治療効果と相関することが報告されている。

irAE治療の基本的な考え方は、重症度によって分けられている[14]（**図13-2**）。

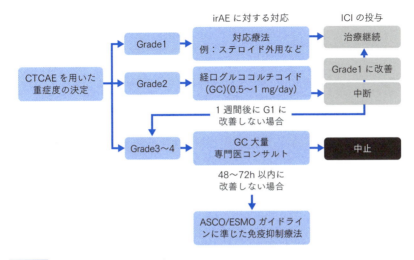

図13-2 irAE治療マネージメント
ASCO：American Society of Clinical Oncology
ESMO：European Society for Medical Oncology
Esfahani K, et al. CMAJ 2019; 191: E40-E46. より引用改変

　対症療法はGrade1、Grade2以上はGCの使用、治療介入で改善したらGradeは下がるが、改善しないもしくは悪化しない場合はGradeを上げて治療を強化する（免疫抑制薬や他の治療選択も含めて。本邦では大半が保険適用外である）。ICIを休止もしくは中止にするかはGradeによって異なるが、実臨床ではリスクベネフィットを鑑みて検討されることが多い。中等量以上のGCを開始した場合は、4〜6週間かけて慎重に漸減していく。内分泌臓器障害においては基本的にGCの適応はなく、ホルモン補充療法を行う。ホルモン補充療法は、永続的に行う必要がある場合が多い。重症度が高い場合には各臓器の専門医と相談を行いながら治療選択を行うことが推奨されている。膠原病内科医は、特にGCや免疫抑制薬の使い方で相談を受けるケースが多い。2023年9月、悪性腫瘍治療に伴うCRS（サイトカイン放出症候群）に対して、IL-6受容体阻害薬Tocilizumabが拡大適用となった。肝障害に対してMycophenolate mofetilや大腸炎に対して抗TNF-α阻害薬InfliximabがGC不応例や使用困難例に検討されることがあるが、現在は保険適用外となっている。このように膠原病診療で行っている治療が多く使用されているが、適切なGCの量や投与期間、他に有効な免疫抑制薬等具体的な治療法については明確なガイドラインは存在しておらず、予測困難な事象が起きうる場合がおおいにあり得

るため慎重な判断が求められる。また、irAEを治療するためのGCや免疫抑制薬にも副作用があるため、処方医はその説明を行うことも忘れてはならない。

🔍 irAEは自己免疫疾患と似て非なるものか

これまでの解説通りであると、irAEは自己免疫疾患と同じような特徴を持ち合わせているように見えるが、様々な臓器障害において、自己免疫疾患との違いが報告されてきている。

irAE肝障害の組織学的特徴は自己免疫性肝炎と比べると、小葉中心性壊死や肉芽腫形成が多く、CD8T細胞が多い傾向である[15]。irAE腸炎の組織所見は、炎症性腸疾患に近いものが3割程度で様々な所見を有する[16]。irAE関節炎はRA（関節リウマチ）と比して自己抗体が陰性であることが多く、RAには非典型的な少関節炎型、関節エコーの所見は付着部炎所見を有する場合も多い[17] **表13-1** 。リウマチ性多発筋痛型はGCが有効であるが、その使用量が多くなる傾向にある[18]。irAEs-icca症候群はSjögren症候群と比して発症が突然であり、唾液腺病理組織でB細胞をほとんど認めない、抗SS-A抗体などの自己抗体は陰性であることが多い[19]。

以上より、irAEは多彩な病型をとり、既存の自己抗体が陽性にならない場合が多く、自己免疫疾患の典型像とは異なる印象である。但し、ICI投与前に自己抗体のみ陽性で無症状であり、ICI投与後に有症状となる場合や既存疾患に自己免疫疾患がある場合、自己免疫疾患そのものの発症（増悪）とするか、irAEとして診断するかは判断に難渋する。しかし、前述の様々なirAEと自己免疫疾患の差異に関する研究から、抗体陽性例については自己免疫疾患の範疇で考える方が適切ではないかと考えられる。

表13-1 RA と irAE 関節炎の差異

	RA	irAE 関連炎
疫学	女性＞男性（2～3倍） 30～50歳が多い	男性≧女性 ICI を受けた 30～80歳 発症までは数週間から年単位 自己抗体は大半が陰性
リスクファクター	喫煙、歯周病	大半は不明 長期間の ICI 治療 複数の irAE
関節分布	小、大関節（典型は MCP、PIP、手関節） C1-2 以外の体軸関節はまれ	多様な病型；多関節炎 大関節主体の少関節炎 体軸関節はまれ
画像所見	US：滑膜炎、小・大関節の関節水腫、膝滑膜炎 単純 X 線：びらん、関節裂隙狭小化	US：滑膜炎、小・大関節の関節水腫、付着部炎、付着部骨増生 単純 X 線：関節炎発症数か月で稀にびらんが出現
関節外病変	間質性肺炎は高い subclinical リンパ腫、肺がんのリスクが高い 強膜炎の合併	併用療法の際、irAE 腸炎と併発して報告がある 多発 irAE の合併 ぶどう膜炎と併発する可能性は低い
予後	慢性経過：長期間 DMARDs を要する 未治療の場合、2～3年で機能障害になる	経過は多様（過剰治療から遷延するものまで） 症状出現後数か月で骨破壊した例もある

🔍irAE心筋炎、筋炎、重症筋無力症

　irAEと自己免疫性疾患との相違性が大きく、かつ重症度が高い臓器障害として、心筋炎、筋炎、重症筋無力症がある。irAE筋炎は膠原病内科でも馴染み深い炎症性筋疾患と比して、特異抗体の陽性率が低く、眼瞼下垂や球症状といった重症筋無力症や心筋炎所見を高率に合併する[20]。ICI投与4週間程度で突然に発症を認めることが多い。irAE重症筋無力症はクリーゼや球症状が多く、急激に重症化しやすい、症状に日内変動はなく、電気生理検査に異常を認めないといった特徴がある。重症筋無力症で報告されている抗横紋筋抗体（抗 Titin抗体など）は、irAE筋炎、心筋炎で高率で陽性となることが報告されている[21]。irAE心筋炎は24時間以内のステロイドパルス投与が予後改善に影響する[22]。3つの病態はoverlapすることがあり、致死率が非常に高い。そのため、どれか一つでも疑えば他の合併を認

めないか検索し、早急な治療介入を行う必要がある。

irAEのモデルマウス

irAEの病態解明や予防薬の検討を行うためには、モデルマウスの作成が重要である。マウスにサイログロブリンの免疫、抗PD-1抗体を投与すると破壊性甲状腺炎を引き起こす。この病態にはCD8T細胞ではなく、細胞障害性CD4T細胞が重要な働きを示すことがわかった[23]。糖尿病を発症しないNODマウスに抗PD-L1抗体を投与すると発症するモデルを用いたところ、間葉系幹細胞は膵臓内のT細胞とCXCL9産生マクロファージの浸潤が抑制されており、糖尿病の発症が抑制された[24]。CXCL9はICI投与後1〜2週間後で上昇するirAE予測バイオマーカーとして報告されている[25]。しかし、担がんマウスにおけるirAEモデルの報告は多くない。老齢の担がんマウスに抗PD-1抗体薬を投与すると、腎臓や肺などの臓器障害が見られ、異所性リンパ組織が形成された。その発症にはIL-21やCXCL13が関与していることが示され、がん免疫応答で重要なIFN-γはirAEの発症には必須ではないことが明らかになった[26]。自己免疫疾患のモデルマウスにおいては、マウスにおける知見がヒトに当てはまらないということがしばしば起きる。irAEは病態が多彩であるということがヒトでの研究でわかってきたため、モデルマウスを使用する場合、真の病態を反映できているかについて注意深く検討する必要がある。

おわりに 〜 irAE診療の取り組み

最後に、京都大学医学部附属病院におけるirAE診療の取り組みについて少し触れておく。当院ではこれまでがん診療科が中心となり、各臓器障害の専門医とともに、治療とirAE診療を並行し、対策マニュアルもカルテ内で簡単に閲覧できる仕組みがあり、採血セットや副作用チェックシート、薬剤師による指導（薬剤説明パンフレットに、注意すべき症状と緊急連絡先が記載されている）によって、irAEの早期発見を行うシステムが存在していた。その後、京都大学大学院医学研究科附属がん免疫総合研究センターの村上孝作特定准教授（リウマチ専門医）と筆者が中心となり、2021年10月に東大病院がんセンターirAEユニットが発足した。このユニットはがん治療側とirAE対策側、薬剤師がともに情報を共有し、それぞれの治療方針について議論ができることである。最初は医師4人、薬剤師3人

のチームであったが、現在は医師22人（10科）、薬剤師5人の大所帯となり、月に2回カンファレンスを院内で行っている。緊急相談窓口も設置し、速やかな情報共有と対応を心がけている。irAEの診断は難しいことが多く、しばしば鑑別を要し、複合病態と判断するケースも経験する。がんとirAE、自己免疫疾患の治療の選択のバランスは決して単独で決めることができない大きな課題である。また患者も新たな疾患の発生や治療に対して、大きな不安を抱えることになる。チーム医療を行いながら、患者のirAEに対する理解やQOLに目を向けていくことを目標としている。京都大学医学部附属病院では、2022年時点で1,300例以上のICI使用歴がある。抗腫瘍免疫応答を維持しながら、安全にICIを使用するためのEvidence構築を行っていくことが使命であると考えている。

参考文献

1）Chen DS , et al. Immunity. 2013; 39: 1-10. PMID: 23890059
2）Schreiber RD, et al. Science. 2011; 331: 1565-1570. PMID: 21436444
3）Speiser DE, et al. Nat Rev Immunol. 2016; 16: 599-611. PMID: 27526640
4）de Visser KE,et al. Cancer Cell. 2023; 41: 374-403. PMID: 36917948
5）Triebel F, et al. J Exp Med. 1990; 171: 1393-1405. PMID: 1692078
6）Yanagida T, et al. JCI Insight. 2017; 2: e89140. PMID: 28097229
7）Ribas A. N Engl J Med. 2012; 366: 2517-2519. PMID: 22658126
8）Ramos-Casals M, et al. Nat Rev Dis Primers. 2020; 6: 38. PMID: 32382051
9）Esfahani K, et al. Nat Rev Clin Oncol. 2020; 17: 504-515. PMID: 32246128
10）Haratanai K, et al. JAMA Oncol. 2018; 4: 374-378. PMID: 28975219
11）Raschi E, et al. Target Oncol. 2020; 15: 449-466. PMID: 32725437
12）Michot JM, et al. Eur J Cancer. 2016; 54: 139-148. PMID: 26765102
13）日本臨床腫瘍学会 . がん免疫療法ガイドライン 第 3 版 . 金原出版 , 2023.
14）Esfahani K, et al. CMAJ. 2019; 191: E40-E46. PMID: 30642824
15）Coukos A, et al. J Immunother Cancer. 2022; 10: e005635. PMID: 36283734
16）Cheung VTF, et al. Br J Cancer. 2020; 123: 207-215. PMID: 32418993
17）Cappelli LC, et al. Immunol Rev. 2020; 294: 106-123. PMID: 31930524
18）Calabrese C, et al. RMD Open. 2019; 5: e000906. PMID: 31168414
19）Warner BM, et al. Oncologist. 2019; 24: 1259-1269. PMID: 30996010
20）Hamada N, et al. Front Immunol. 2021; 12: 803410. PMID: 34938300
21）Seki M, et al. J Autoimmun. 2019; 100; 105-113. PMID: 30862448
22）Zhang L, et al. Circulation . 2020; 141: 2031-2034. PMID: 32539614
23）Yasuda Y, et al. Sci Transl Med. 2021; 13: eabb7495. PMID: 33980577
24）Kawada-Horitani E, et al. Diabetologia. 2022; 65: 1185-1197. PMID: 35511238
25）Nuñez NG, et al. Med. 2023; 10: 113-129. e7. PMID: 36693381
26）Tsukamoto H, et al. Proc Natl Acad Sci U S A. 2022; 119: e2205378119. PMID: 35858347

（白柏 魅怜）

索引

日本語索引

あ

アクチビン受容体 II A-Fc 融合タンパク質
　ソタテルセプト……………………………96

アプレミラスト……………………………180

アポリポ蛋白 H……………………………58

アミノ酸代謝………………………………44

異所性リンパ濾胞…………………………83

イタコン酸…………………………………53

一酸化炭素肺拡散能………………………92

イムノミクス解析……………………………3

インフラマソーム…………………………212

遠位尿細管性アシドーシス………………84

エンハンサー領域……………………………6

黄色ブドウ球菌……………………………166

オビヌツズマブ……………………………228

か

核酸センサー………………………………37

カスパーゼリクルートドメイン…………114

活性酸素値…………………………………101

間質性肺疾患………………………………90

関節リウマチ…………………………………2

がん微小環境………………………………232

がん免疫サイクル…………………………231

がん免疫編集説……………………………232

関連血管炎…………………………………150

巨細胞性動脈炎……………………………22

筋炎関連自己抗体…………………………128

筋炎特異自己抗体…………………………128

筋線維芽細胞………………………………108

筋無症候性皮膚筋炎………………………113

クエン酸回路………………………………46

グルコーストランスポーター……………48

グルタミン代謝……………………………50

クローン性造血……………………………26

形質細胞様樹状細胞…………………35, 84

ゲノムワイド解析……………………………4

ケメリン……………………………………93

抗 3-hydroxy-3-methylglutaryl coenzyme
　A reductase 抗体………………………139

抗 GBM 抗体………………………………153

抗 M3R 抗体………………………………71

抗 MDA5 抗体陽性皮膚筋炎……………113

抗 NMDAR 抗体……………………………41

抗 signal recognition particle 抗体……139

抗 SRP 抗体 / 抗 HMGCR 抗体移入モデル
　………………………………………134

抗 SS-A/Ro 抗体……………………………70

抗アクアポリン 4 抗体関連脊髄視神経炎
　…………………………………………85

好中球細胞外トラップ…………………56, 62

好中球細胞質抗体…………………150, 165

抗リン脂質抗体症候群……………………55

コエンザイム Q10…………………………65

コルヒチン…………………………………179

さ

次亜塩素酸…………………………………101

シェーグレン症候群………………………68

脂質代謝……………………………………51

脂質ラフト…………………………………51

脂肪酸酸化…………………………………46

脂肪酸代謝…………………………………44

スシドメイン······60
制御性 B 細胞······110
成人 Still 病······185
脊椎関節炎······208
セリンプロテアーゼ······60
全身性エステマトーデス······34
全身性強皮症······90, 98
組織因子······58
組織常在性メモリー CD4 陽性 T 細胞······25
ゾヌリン······213

た

タイトスキン -1 マウス······103
高安動脈炎······22
多発筋炎······113
単クローン性高 γ グロブリン血症······82
デュピルマブ······229
トランスクリプトーム解析······119

な

尿細管間質性腎炎······84
ネオセルフ抗体······63

は

肺動脈性肺高血圧症······90
ヒト白血球抗原······15
皮膚筋炎······113
フィブリリン - マイクロフィブリル······103
フェリチン······189, 200
ブレオマイシン誘発性皮膚硬化症モデル······100
プログラム細胞死······140
ベーチェット病（症候群）······173
ヘルパー T 細胞······39
ヘルパー T17 細胞······19
便中カルプロテクチン······213
ホスファチジルセリン依存性抗プロトロン

ビン抗体······55
ホスホジエステラーゼ······96
補体カスケードの活性化······61

欧文・数字ほか

age-associated B cells（ABCs）······39
ANCA······151
ANCA 関 連 血 管 炎（ANCA-associated vasculitis: AAV）······150, 165
aquaporin-4（AQP4）抗体関連脊髄視神経炎······85
arthritis-associated osteoclastogenic macrophage（AtoM）······18
autoimmune-associated B cells（age-associated B cell: ABCs）······9
Autoimmune regulator（Aire）欠損マウスモデル······76
Avacopan······167
Behcet's disease（BD）······173
Behcet's spectrum disorder（BSD）······176
Breg······110
Cancer immunoediting······232
CARD······114
CCR1······175
CD19 標的キメラ抗原受容体 T 細胞療法······95
CD40······86
CD40 リガンド······86
chimeric antigen receptor（CAR）T 細胞療法······95
CTLA-4······233
CX3CR1+CD4+CTL······226
CX3CR1+CD8+CTL······226
CXCL10（IP-10）······120
CXCL10 遺伝子······120
diffusing capacity of the lung for carbon

monoxide（DLCO）⋯⋯⋯⋯⋯⋯⋯92

distal renal tubular acidosis（dRTA）⋯⋯84

DLCO⋯⋯⋯⋯⋯⋯⋯⋯⋯⋯⋯⋯⋯⋯93

endoplasmic reticulum aminopeptidase 1
（ERAP1）⋯⋯⋯⋯⋯⋯⋯177, 211

epitope spreading⋯⋯⋯⋯⋯⋯⋯⋯⋯8

eQTL⋯⋯⋯⋯⋯⋯⋯⋯⋯⋯⋯⋯⋯⋯5

EULAR SS Disease Activity Index
（ESSDAI）⋯⋯⋯⋯⋯⋯⋯⋯⋯79

Fli1+/- ; KLF5+/- マウス⋯⋯⋯⋯⋯105

follicular helper T（Tph）⋯⋯⋯9, 18, 25

Fra2- トランスジェニックマウス⋯⋯⋯104

G 蛋白質共役受容体 56（GPR56）⋯⋯169

Geneset enrichment 解析⋯⋯⋯⋯⋯⋯118

genome-wide association study（GWAS）
⋯⋯⋯⋯⋯⋯⋯⋯⋯⋯⋯⋯⋯⋯4

glucose phosphate isomerase（Gpil）⋯49

GM-CSF⋯⋯⋯⋯⋯⋯⋯⋯⋯⋯⋯⋯28

GVHD 宿主病モデル⋯⋯⋯⋯⋯⋯⋯102

GZMK+CD4 陽性 T 細胞⋯⋯⋯⋯⋯⋯226

Histydil tRNA synthetase（HRS）マ ウ ス
⋯⋯⋯⋯⋯⋯⋯⋯⋯⋯⋯⋯⋯133

HLA⋯⋯⋯⋯⋯⋯⋯⋯⋯⋯⋯⋯⋯15

HLA-A*26⋯⋯⋯⋯⋯⋯⋯⋯⋯⋯⋯177

HLA-B*51⋯⋯⋯⋯⋯⋯⋯⋯⋯⋯⋯176

HLA-B27⋯⋯⋯⋯⋯⋯⋯⋯⋯⋯⋯210

HLA-DQB1*0602⋯⋯⋯⋯⋯⋯⋯⋯198

HLA-DR⋯⋯⋯⋯⋯⋯⋯⋯⋯⋯⋯167

HLA-DRB1⋯⋯⋯⋯⋯⋯⋯⋯⋯⋯⋯4

HLA-DRB1*0101/*0405⋯⋯⋯⋯⋯117

HLA-DRB1*14⋯⋯⋯⋯⋯⋯⋯⋯⋯198

HLA-DRB1*1501⋯⋯⋯⋯⋯⋯⋯⋯198

HMGCR 抗体⋯⋯⋯⋯⋯⋯⋯⋯⋯⋯139

HOCl⋯⋯⋯⋯⋯⋯⋯⋯⋯⋯⋯⋯⋯101

Ianalumab⋯⋯⋯⋯⋯⋯⋯⋯⋯⋯⋯87

IFN- γ⋯⋯⋯⋯⋯⋯⋯⋯⋯⋯⋯⋯28

IgG4-related disease（IgG4-RD）⋯⋯⋯223

IgG4 関連疾患⋯⋯⋯⋯⋯⋯⋯⋯⋯⋯223

IL-1 β⋯⋯⋯⋯⋯⋯⋯⋯⋯⋯⋯⋯187

IL-2⋯⋯⋯⋯⋯⋯⋯⋯⋯⋯⋯⋯⋯86

IL-6⋯⋯⋯⋯⋯⋯⋯⋯⋯⋯⋯⋯28, 91

IL-8⋯⋯⋯⋯⋯⋯⋯⋯⋯⋯⋯⋯⋯120

IL10⋯⋯⋯⋯⋯⋯⋯⋯⋯⋯⋯⋯⋯175

IL-10⋯⋯⋯⋯⋯⋯⋯⋯⋯⋯⋯120, 205

IL-12⋯⋯⋯⋯⋯⋯⋯⋯⋯⋯⋯⋯⋯28

IL-12B⋯⋯⋯⋯⋯⋯⋯⋯⋯⋯⋯⋯28

IL-18⋯⋯⋯⋯⋯⋯⋯⋯⋯⋯⋯⋯188

IL-21⋯⋯⋯⋯⋯⋯⋯⋯⋯⋯⋯⋯120

IL-38⋯⋯⋯⋯⋯⋯⋯⋯⋯⋯⋯⋯205

ILC3⋯⋯⋯⋯⋯⋯⋯⋯⋯⋯⋯⋯217

immune checkpoint inhibitors（ICI）⋯231

interstitial lung disease（ILD）⋯⋯⋯⋯90

invariant natural killer T（iNKT）⋯⋯⋯217

JAK-signal transducer and activator of
transcription（STAT）経路⋯⋯⋯⋯27

LAG-3⋯⋯⋯⋯⋯⋯⋯⋯⋯⋯⋯⋯233

LAMP-2 に対する免疫反応による血管炎
モデル⋯⋯⋯⋯⋯⋯⋯⋯⋯⋯⋯155

LDL Receptor Related Protein8⋯⋯⋯⋯57

low density granulocytes（LDGs）⋯⋯⋯38

lymphocytic interstitial pneumonia（LIP）
⋯⋯⋯⋯⋯⋯⋯⋯⋯⋯⋯⋯⋯83

lysobiphosphatidic acid（LBPA）⋯⋯⋯59

M 蛋白⋯⋯⋯⋯⋯⋯⋯⋯⋯⋯⋯⋯82

MAIT 細胞⋯⋯⋯⋯⋯⋯⋯⋯⋯⋯217

MALT リンパ腫⋯⋯⋯⋯⋯⋯⋯⋯⋯81

Mammalian/mechanistic target of
rapamycin complex 1（mTORC1）⋯50

mavrilimumab⋯⋯⋯⋯⋯⋯⋯⋯⋯⋯29

Membranoproliferative
glomerulonephritis（MPGN）⋯⋯⋯⋯84

MHC class Ⅰ高発現マウス⋯⋯⋯⋯133

MHC-Ⅰ-opathy⋯⋯⋯⋯⋯⋯⋯⋯178

molecular mimicry⋯⋯⋯⋯⋯⋯⋯⋯15

MP0-ANCA 産生を伴う自然発症血管炎モデル……………………………155
myofibroblast（MF）………………………108
Myositis associated antibodies（MAAs）………………………………128
Myositis specific antibodies（MSAs）…128
Myxovirus resistance protein 1（MxA）………………………………130
NETs………………………………56, 167
NETs 受動免疫伝達モデル……………155
NLRP3………………………………188
PADI4………………………………15
PD-1………………………………233
pDC………………………………35, 84
peripheral helper T（Tfh）………9, 18, 25
placenta-specific 8（PLAC8）…………203
precision medicine………………………8
pre-inflammatory mesenchymal（PRIME）cell………………………………10
programmed cell death（PCD）…………140
Programmed death 1（PD-1）……………24
Programmed death ligand 1（PD-L1）…24
pulmonary arterial hypertension（PAH）………………………………90
Remibrutinib………………………………87
RF………………………………13
RIGI" 様 " ウイルスセンサー……………114
ROS………………………………101
Sjögren's syndrome（SS）………………68
specific pathogen free（SPF）…………214
spondyloarthriris（SpA）………………208
SPR 抗体………………………………139
systemic lupus erythematosus（SLE）………………………………34, 44
systemic sclerosis（SSc）……………90, 98
T follicular regulatory（Tfr）……………75
Tfh2………………………………224

TGF- β………………………………91, 109
Th1 細胞………………………………73
Th2 細胞………………………………73
Th17 細胞………………………………74
Thf 細胞………………………………74
TIF1- γ 誘発性筋炎モデル………………134
TIGHT………………………………233
TIM-3………………………………233
tissue inhibitor of metalloproteinases-1（TIMP-1）………………………………160
TLR7………………………………37
TNFAIP3 遺伝子………………………83
Toll-like receptor（TLR）ファミリー……35
TOP2A+T 細胞………………………224
Tph 細胞………………………………39, 75
Treg………………………………74
Tsk-1 マウス………………………………103
tubulointerstitial nephriris（TIN）………84
tumor microenvironment（TME）………232
type 3 immunity………………………217
WDYF 4 遺伝子………………………117
16S rRNA シーケンシング………………7
I 型 IFN………………………………28, 92

245

リウマチ・膠原病診療フロンティア
Bench to Bedside
基礎と臨床をつなぐ13章

2025年3月31日　　第1版第1刷 ©

監　修 ………… 森信暁雄　MORINOBU, Akio
編　著 ………… 吉田常恭　YOSHIDA, Tsuneyasu
発行者 ………… 宇山閑文
発行所 ………… 株式会社金芳堂
　　　　　　　　〒606-8425 京都市左京区鹿ケ谷西寺ノ前町34 番地
　　　　　　　　振替　01030-1-15605
　　　　　　　　電話　075-751-1111（代）
　　　　　　　　https://www.kinpodo-pub.co.jp/
組版・装丁 …… naji design
印刷・製本 …… モリモト印刷株式会社

落丁・乱丁本は直接小社へお送りください．お取替え致します．

Printed in Japan
ISBN978-4-7653-2049-8

JCOPY ＜(社)出版者著作権管理機構 委託出版物＞
本書の無断複写は著作権法上での例外を除き禁じられています．複写される場合は，そのつど事前に，(社) 出版者著作権管理機構（電話 03-5244-5088，FAX 03-5244-5089，e-mail：info+jcopy.or.jp）の許諾を得てください．

●本書のコピー，スキャン，デジタル化等の無断複製は著作権法上での例外を除き禁じられています．本書を代行業者等の第三者に依頼してスキャンやデジタル化することは，たとえ個人や家庭内の利用でも著作権法違反です．